1 リハビリテーション医学・医療の概念 ... 3
2 リハビリテーション医学に必要な基礎科学 ... 8
3 リハビリテーション診断 ... 28
4 リハビリテーション治療 ... 39
1 脳血管障害・頭部外傷 ... 51
2 運動器疾患 ... 81
3 脊髄損傷 ... 113
4 神経筋疾患 ... 120
5 切断 ... 136
6 小児疾患 ... 143
7 リウマチ性疾患 ... 161
8 循環器疾患 ... 167
9 呼吸器疾患 ... 180
10 腎疾患 ... 187
11 内分泌代謝性疾患 ... 190
12 集中治療室におけるリハビリテーション診療 ... 192
13 摂食嚥下障害 ... 193
14 リハビリテーション診療における栄養管理 ... 196
15 がん ... 197
16 スポーツ障害・外傷 ... 203
17 骨粗鬆症 ... 204
18 熱傷 ... 209
19 その他の重要事項 ... 210
20 社会貢献 ... 225
21 リハビリテーション医療の展開 ... 226
1 脳血管障害・頭部外傷 ... 233
2 切断 ... 236

リハビリテーション医学・医療コアテキスト準拠

リハビリテーション医学・医療 Q&A

●監修
公益社団法人 日本リハビリテーション医学会

●総編集

久保　俊一	公益社団法人 日本リハビリテーション医学会・理事長 一般社団法人日本リハビリテーション医学教育推進機構・理事長
Toshikazu KUBO	

●編集

佐浦　隆一	大阪医科薬科大学総合医学講座リハビリテーション医学教室・教授
芳賀　信彦	国立障害者リハビリテーションセンター自立支援局・局長
酒井　良忠	神戸大学大学院 医学研究科 外科系講座 リハビリテーション機能回復学・特命教授
篠田　裕介	埼玉医科大学病院リハビリテーション科・教授

●編集協力（50音順）

荒川　英樹	宮崎大学医学部リハビリテーション科・講師
上野　高明	JR東京総合病院リハビリテーション科・部長
内山　侑紀	兵庫医科大学リハビリテーション科・講師
梅本　安則	和歌山県立医科大学みらい医療推進センター・講師
城戸　顕	奈良県立医科大学リハビリテーション科・病院教授
幸田　剣	和歌山県立医科大学リハビリテーション医学・講師
小林　恭代	奈良県立医科大学リハビリテーション科・助教
沢田光思郎	京都府立医科大学集学的身体活動賦活法開発講座・准教授
中原　康雄	帝京大学医学部リハビリテーション科・准教授
宮田知恵子	東京医療センター緩和ケア内科・科長／リハビリテーション科・医長

●イラスト作画・編集

徳永　大作	京都府立城陽リハビリテーション病院・院長

医学書院

リハビリテーション医学・医療コアテキスト準拠
リハビリテーション医学・医療 Q&A

発　行	2019年1月1日　第1版第1刷Ⓒ
	2021年8月1日　第1版第2刷
監　修	公益社団法人　日本リハビリテーション医学会
総編集	久保俊一（くぼとしかず）
編　集	佐浦隆一（さうらりゅういち）・芳賀信彦（はがのぶひこ）・酒井良忠（さかいよしただ）・篠田裕介（しのだゆうすけ）
発行者	株式会社　医学書院
	代表取締役　金原　俊
	〒113-8719　東京都文京区本郷1-28-23
	電話　03-3817-5600（社内案内）
印刷・製本	三報社印刷

本書の複製権・翻訳権・上映権・譲渡権・貸与権・公衆送信権（送信可能化権を含む）は株式会社医学書院が保有します．

ISBN978-4-260-03819-5

本書を無断で複製する行為（複写，スキャン，デジタルデータ化など）は，「私的使用のための複製」など著作権法上の限られた例外を除き禁じられています．大学，病院，診療所，企業などにおいて，業務上使用する目的（診療，研究活動を含む）で上記の行為を行うことは，その使用範囲が内部的であっても，私的使用には該当せず，違法です．また私的使用に該当する場合であっても，代行業者等の第三者に依頼して上記の行為を行うことは違法となります．

JCOPY〈出版者著作権管理機構　委託出版物〉
本書の無断複製は著作権法上での例外を除き禁じられています．複製される場合は，そのつど事前に，出版者著作権管理機構（電話 03-5244-5088, FAX 03-5244-5089, info@jcopy.or.jp）の許諾を得てください．

公益社団法人 日本リハビリテーション医学会

理事長

久保　俊一　　京都府立医科大学・特任教授

副理事長(50音順)

安保　雅博	東京慈恵会医科大学・教授		田島　文博	和歌山県立医科大学・教授
才藤　栄一	藤田医科大学・学長		芳賀　信彦	国立障害者リハビリテーションセンター自立支援局・局長
佐浦　隆一	大阪医科薬科大学・教授			

理事(50音順)

浅見　豊子	佐賀大学・教授		下堂薗　恵	鹿児島大学・教授
上月　正博	東北大学・教授		菅本　一臣	大阪大学・教授
小林　龍生	防衛医科大学校・教授		千田　益生	岡山大学・教授
近藤　和泉	国立長寿医療研究センター・副院長		津田　英一	弘前大学・教授
近藤　國嗣	東京湾岸リハビリテーション病院・院長		中村　健	横浜市立大学・教授
佐伯　覚	産業医科大学・教授		花山　耕三	川崎医科大学・教授
島田　洋一	秋田県立療育機構・理事長		正門　由久	東海大学・教授

監事(50音順)

川手　信行	昭和大学・教授		和田　郁雄	愛知淑徳大学・教授
道免　和久	兵庫医科大学・教授			

事務局幹事(50音順)

緒方　直史	帝京大学・教授		角田　亘	国際医療福祉大学・教授

執筆者一覧

執筆者（50音順）

荒川	英樹	宮崎大学医学部リハビリテーション科・講師
石田	和也	済生会和歌山病院リハビリテーション科・部長
伊藤	倫之	京都田辺記念病院リハビリテーション科・部長
上野	高明	JR東京総合病院リハビリテーション科・部長
内山	侑紀	兵庫医科大学リハビリテーション科・講師
梅本	安則	和歌山県立医科大学みらい医療推進センター・講師
大橋	鈴世	京都府立医科大学附属病院リハビリテーション部・講師
岡田	薫佳	兵庫医科大学リハビリテーション科
小川	博之	京都武田病院運動器リハビリテーション科・部長
河﨑	敬	京都府立医科大学大学院医学研究科リハビリテーション医学・講師
城戸	顕	奈良県立医科大学リハビリテーション科・病院教授
幸田	剣	和歌山県立医科大学リハビリテーション医学・講師
小嶋	晃義	京都武田病院リハビリテーション科・部長
小林	恭代	奈良県立医科大学リハビリテーション科・助教
佐浦	隆一	大阪医科薬科大学総合医学講座リハビリテーション医学教室・教授
酒井	良忠	神戸大学大学院 医学研究科 外科系講座 リハビリテーション機能回復学・特命教授
相良亜木子		木村病院リハビリテーション科
沢田光思郎		京都府立医科大学集学的身体活動賦活法開発講座・准教授
篠田	裕介	埼玉医科大学病院リハビリテーション科・教授
遠山	将吾	大阪済生会吹田病院整形外科・部長
徳永	大作	京都府立城陽リハビリテーション病院・院長
中原	康雄	帝京大学医学部リハビリテーション科・准教授
芳賀	信彦	国立障害者リハビリテーションセンター自立支援局・局長
宮田知恵子		東京医療センター緩和ケア内科・科長/リハビリテーション科・医長
山崎	亜希	兵庫医科大学リハビリテーション科

はじめに

　2018年度から日本専門医機構による専門医養成教育が始まった．リハビリテーション科は19基本領域の1つであり，その研修プログラムを日本リハビリテーション医学会が日本専門医機構とともに管理している．

　全国の大学・医科大学の医学部のなかで，リハビリテーション医学の講座があるのは半数に満たない状況であり，医学生のうちの半数以上はリハビリテーション医学の基本的な教育を受けないまま卒業する．卒後臨床研修においても，リハビリテーション科は必修ではない．また，急性期，回復期，生活期のリハビリテーション医療施設はそれぞれ独立していることが多く，一貫した教育体制が取りにくくなっている．リハビリテーション医学に基づく質の担保されたリハビリテーション医療を行っていくためには，リハビリテーション科専門医の教育体制の整備が喫緊の課題になっており，日本リハビリテーション医学会の役割は従来にも増して大きくなっている．

　本邦におけるリハビリテーション医学・医療の原点は戦前の急性灰白髄炎（脊髄性小児麻痺：ポリオ），骨・関節結核，脳性麻痺などの肢体不自由児に対する療育にあるとされている．戦中は戦傷により，戦後と高度成長期には労働災害や交通事故により対象となる患者が増加した．その際には四肢の切断・骨折，脊髄損傷のリハビリテーション医学・医療が大きな課題となった．そして，超高齢社会となった現在，リハビリテーション医学・医療の対象として，小児疾患や切断・骨折・脊髄損傷に加え，中枢神経・運動器（脊椎・脊髄を含む）・循環器・呼吸器・腎臓・内分泌代謝・神経筋疾患，リウマチ性疾患，摂食嚥下障害，がん，スポーツ外傷・障害などの疾患や障害が積み重なり，さらに周術期の身体機能障害の予防・回復，フレイル，サルコペニア，ロコモティブシンドロームなども加わり，ほぼ全診療科に関係する疾患，障害，病態を扱う領域になっているといっても過言ではない．しかも，疾患，障害，病態は複合的に絡み合い，その発症や増悪に加齢が関与している場合も少なくない．

　日本リハビリテーション医学会では2017年度から，リハビリテーション医学について「機能回復」「障害克服」「活動を育む」の3つのキーワードをあげている．すなわち，疾病・外傷で低下した身体・精神機能を回復させ，障害を克服するという従来の解釈のうえに立って，ヒトの営みの基本である「活動」に着目し，その賦活化を図る過程がリハビリテーション医学の中心であるという考え方を示している．日常での「活動」としてあげられる，起き上がる，座る，立つ，歩く，手を使う，見る，聞く，話す，考える，衣服を着る，食事をする，排泄する，寝る，などが組み合わさって有機的に行われることにより，家庭での「活動」，学校・職場・スポーツなどにおける社会での「活動」につながっていく．

　リハビリテーション医学・医療の専門家がリハビリテーション科医である．リハビリテーション診療において，リハビリテーション科医は的確なリハビリテーション診断のもと，適切なリハビリテーション治療を行わなければならない．その際，患者および家族にface to faceでその効用と見通しを説明しながら患者の意欲と家族の協力を高める努力は欠かせない．また，

理学療法士，作業療法士，言語聴覚士，義肢装具士，歯科医，看護師，薬剤師，管理栄養士，公認心理士/臨床心理士，社会福祉士/医療ソーシャルワーカー，介護支援専門員/ケアマネジャー，介護福祉士などの専門職からなるリハビリテーション医療チームの要として，専門職の特性を熟知したうえで，チーム内の意思疎通を図り，それぞれの医療機関において，リハビリテーション医療という資源をバランスよく差配する役目を担っている．さらに，近年，リハビリテーション科医の活躍の場は急性期病院，回復期リハビリテーション病棟，在宅など広い範囲にわたっている．加えて，国の施策として構築が急がれている地域包括ケアシステムの中核で大きく活躍を期待されているのもリハビリテーション科医である．

　専門医養成教育には学術的な裏付けのある知識や技能が必須であり，その道しるべとして基本となる書籍は不可欠である．すでに2018年4月に日本リハビリテーション医学会監修の『リハビリテーション医学・医療コアテキスト』が発刊されている．本書はそのコアテキストを基にリハビリテーション科の専門医試験および認定臨床医試験にあたって知識を整理するために企画されたテキストである．是非ともコアテキストとともに活用していただきたい．

　8か月で発刊というタイトなスケジュールにもかかわらず，快く担当をお引き受けいただいた編集者・執筆者の先生方に心から感謝致します．また，お世話になった医学書院の関係者に深謝致します．

2018年12月

公益社団法人　日本リハビリテーション医学会
理事長　久保　俊一

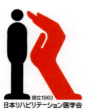

目 次

筆記試験

- 総論1 リハビリテーション医学・医療の概念 ... 3
- 総論2 リハビリテーション医学に必要な基礎科学 ... 8
- 総論3 リハビリテーション診断 ... 28
- 総論4 リハビリテーション治療 ... 39
- 各論1 脳血管障害・頭部外傷 ... 51
- 各論2 運動器疾患 ... 81
- 各論3 脊髄損傷 ... 113
- 各論4 神経筋疾患 ... 120
- 各論5 切断 ... 136
- 各論6 小児疾患 ... 143
- 各論7 リウマチ性疾患 ... 161
- 各論8 循環器疾患 ... 167
- 各論9 呼吸器疾患 ... 180

各論 10	腎疾患	187
各論 11	内分泌代謝性疾患	190
各論 12	集中治療室におけるリハビリテーション診療	192
各論 13	摂食嚥下障害	193
各論 14	リハビリテーション診療における栄養管理	196
各論 15	がん	197
各論 16	スポーツ障害・外傷	203
各論 17	骨粗鬆症	204
各論 18	熱傷	209
各論 19	その他の重要事項	210
各論 20	社会貢献	225
各論 21	リハビリテーション医療の展開	226

口頭試験

| 1 | 脳血管障害・頭部外傷 | 233 |
| 2 | 切断 | 236 |

索引 239

筆記試験

総論

筆記試験について

　筆記試験は専門医試験と認定臨床医の試験において全受験者を対象に行われます．筆記試験では，リハビリテーション科専門医として必要な知識を問います．専門医試験問題では150題，認定臨床医試験問題では100題が出題され，通常，認定臨床医試験の問題100題は，専門医試験の問題150題から選ばれています．試験時間は専門医試験3時間，認定臨床医試験2時間です．

　問題はリハビリテーション医学・医療に関係する広い分野から出題されています．出題形式にはAタイプ（5つの選択肢から1つを選ぶ）とX(2)タイプ（5つの選択肢から2つを選ぶ）があります．ア～オの5つの選択肢が示され，(1)ア，イ (2)ア，オ (3)イ，ウ (4)ウ，エ (5)エ，オ の中から1つ正解を選ぶ問題も出題されていますが，本書ではこれはX(2)タイプに変えてあります．

　本書では過去に専門医試験で出題された問題（一部改訂した問題を含む）と新作問題，合わせて211問を解説，解答とともに掲載しています．掲載の順序は，日本リハビリテーション医学会監修の「リハビリテーション医学・医療コアテキスト」に概ね合わせてあります．

リハビリテーション医学・医療の概念

問題 1 誤っている組合せはどれか．

① アルマ・アタ宣言 ——— プライマリーヘルスケアの定義
② リスボン宣言 ——— 患者の主要な権利の列挙
③ ニュルンベルク綱領 ——— 研究目的の医療行為に関する基本原則
④ ヘルシンキ宣言 ——— 医学研究の倫理的原則
⑤ ジュネーブ宣言 ——— 医療過誤予防に関する基本原則

解説

- アルマ・アタ宣言は，1978 年，カザフ共和国の首都であるアルマ・アタで開催された WHO 国際会議で採択された「プライマリーヘルスケア」の基本方針である．
- リスボン宣言は，1981 年，ポルトガルのリスボンで開かれた世界医師会総会で採択された，患者の権利に関する宣言である．
- ニュルンベルク綱領は，1947 年に行われたニュルンベルク裁判において提示された，研究目的での医療行為を行うにあたって守るべき原則である．
- ヘルシンキ宣言は，ニュルンベルク綱領をもとにして，1964 年にフィンランドのヘルシンキで開催された世界医師会総会で採択された，人間を対象とする医学研究の倫理的原則である．
- ジュネーブ宣言は，1948 年 9 月にスイスのジュネーブで開かれた世界医師会総会で採択された「医師の倫理」に関する宣言である．

解答 ⑤

問題 2 リハビリテーション医学・医療について適切でないのはどれか．

① リハビリテーション医学の意義である，「機能回復」と「障害克服」に，新たに「活動を育む」という視点が加えられている．
② 活動には「日常での（活動）」，「家庭での（活動）」，「社会での（活動）」などがある．
③ リハビリテーション診療は，回復期から始まる．
④ 各種専門職からなるリハビリテーション医療チームの要はリハビリテーション科医である．
⑤ リハビリテーション医学・医療は大規模災害支援や障がい者スポーツ振興に役立ち，inclusive society（寛容社会）の実現に貢献できる．

💬 解説

- わが国におけるリハビリテーション医学・医療の原点は戦前の急性灰白髄炎（脊髄性小児麻痺：ポリオ），骨・関節結核，脳性麻痺などの肢体不自由児に対する療育にあるとされている．戦中は戦傷により，戦後と高度成長期には労働災害や交通事故により対象となる患者が増加し，四肢の切断・骨折，脊髄損傷のリハビリテーション医学・医療が大きな課題であった．

    そして，超高齢社会となった現在，リハビリテーション医学・医療の対象として，小児疾患や切断・骨折・脊髄損傷に，中枢神経・運動器（脊椎・脊髄を含む）・循環器・呼吸器・腎臓・内分泌代謝・神経筋疾患，リウマチ性疾患，摂食嚥下障害，がん，スポーツ外傷・障害などの疾患や障害が積み上がり，周術期の身体機能障害の予防・回復，フレイル，サルコペニア，ロコモティブシンドロームなども加わり，ほぼ全診療科に関係する疾患，障害，病態を扱う領域になっているといっても過言ではない．しかも，疾患，障害，病態は複合的に絡み合い，その発症や増悪に加齢が関与している場合も少なくない（図1）．

- 公益社団法人日本リハビリテーション医学会では2017年度から，リハビリテーション医学について「機能回復」「障害克服」「活動を育む」の3つのキーワードをあげている．すなわち，疾病・外傷で低下した身体・精神機能を回復させ，障害を克服するという従来の解釈のうえに立って，ヒトの営みの基本である「活動」に着目し，その賦活化を図る過程がリハビリテー

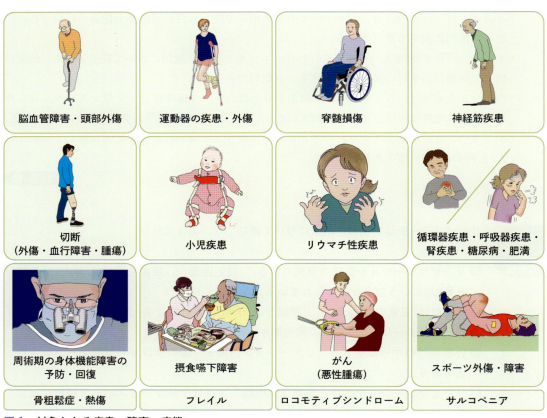

図1　対象となる疾患・障害・病態

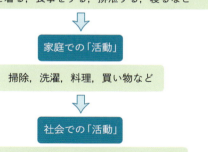

図2 活動を育む

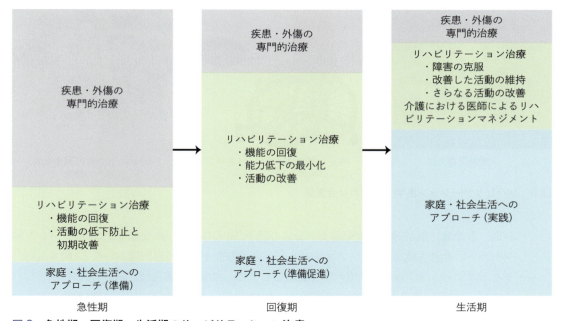

図3 急性期・回復期・生活期のリハビリテーション治療

ション医学の中心であるという考え方である．日常での「活動」としてあげられる，起き上がる，座る，立つ，歩く，手を使う，見る，聞く，話す，考える，衣服を着る，食事をする，排泄する，寝るなどが，組み合わさって有機的に行われることにより，家庭での「活動」，学校・職場・スポーツなどにおける社会での「活動」につながっていく(図2)．

- リハビリテーション科医の活躍の場は急性期病院，回復期リハビリテーション病棟，在宅など広い範囲にわたり，リハビリテーション診療には急性期，回復期，生活期などのフェーズがある(図3)．
- リハビリテーション医療チームは，理学療法士，作業療法士，言語聴覚士，義肢装具士，歯

```
理学療法士(PT)         各科の医師           薬剤師
作業療法士(OT)                             公認心理士/臨床心理士
言語聴覚士(ST)                             社会福祉士/
                    リハビリテーション科医      医療ソーシャルワーカー(MSW)
義肢装具士(PO)                             介護支援専門員/
                                          ケアマネジャー
看護師(NS)                                 介護福祉士
管理栄養士(RD)         歯科医              歯科衛生士など・その他の職種
```

図4　リハビリテーション医療チーム

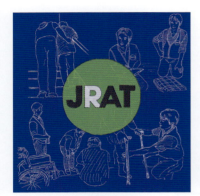
大規模災害支援

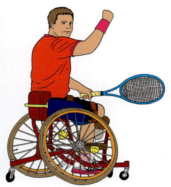
障がい者スポーツ・パラリンピックへの支援

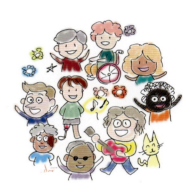
inclusive society(寛容社会)実現への提言

図5　リハビリテーション医学・医療の社会貢献

　科医，看護師，薬剤師，管理栄養士，公認心理士/臨床心理士，社会福祉士/医療ソーシャルワーカー，介護支援専門員/ケアマネジャー，介護福祉士などの専門職からなる(図4)．
- リハビリテーション医学・医療の社会貢献としては，大規模災害支援，障がい者スポーツ(パラスポーツ)・パラリンピックへの支援，inclusive society(寛容社会)実現への提言などがあげられる(図5)．

解答 ❸

文献
1) 日本リハビリテーション医学会(監)：リハビリテーション医学・医療コアテキスト．pp3-15, 医学書院, 2018

問題3 障害の受容で誤っているのはどれか.

① 社会受容が重要である.
② 価値観の転換を要することが多い.
③ 受容の過程に障害否認の段階がある.
④ 重度の身体障害者ほど受容が困難である.
⑤ 現実に対する積極性の獲得である.

解説

- 障害の受容には2つの要因がある.1つは個人的な要因で,身体的障害の内容や性格などに由来するものであり,もう1つは社会的な要因で,社会の側から障害のある個人に課せられるものである.前者を克服する「自己受容」,後者を克服する「社会受容」の両者より障害受容が完成するとされる.
- 上田は「障害の受容とはあきらめでも居直りでもなく,障害に対する価値観(感)の転換であり,障害をもつことが自己の全体としての人間的価値を低下されるものではないことの認識と体得をつうじて,恥の意識や劣等感を克服し,積極的な生活態度に転ずることである」と定義している[1].
- 障害受容の過程を論じたCohnの段階理論では「ショック」「回復への期待」「悲哀」「防衛」「適応」という5つの段階が仮定されている.Finkの理論においては,「ショック」「防衛的退行」「現実認識」「適応」の4段階,上田は「ショック」「否認」「混乱」「解決への努力」「受容」の5段階を示している.

解答 ④

文献

1) 上田　敏:リハビリテーションを考える—障害者の全人的復権(障害者問題双書).青木書店,1983
2) 日本リハビリテーション医学会(監):リハビリテーション医学・医療コアテキスト.p85,医学書院,2018

リハビリテーション医学に必要な基礎科学

手の内在筋はどれか．2つ選べ．

① 橈側手根屈筋
② 短母指外転筋
③ 母指内転筋
④ 小指伸筋
⑤ 長掌筋

- 手の内在筋は手の中に起始と停止があり，主に手指の細かい正確な運動をつかさどる．短掌筋，骨間筋，母指内転筋，母指球筋（母指対立筋，短母指外転筋，短母指屈筋），小指球筋（小指対立筋，小指外転筋，短小指屈筋），および虫様筋がある．
- 長掌筋と橈側手根屈筋の起始は上腕骨の内側上顆と前腕筋膜である．
- 小指伸筋の起始は，総指伸筋とともに上腕骨の外側上顆と近くの筋間中隔である．

解答 ❷❸

文献
1) 塩田浩平, 他（監訳）：グレイ解剖学 原著第3版. pp646, 653, 669-671, ELSEVIER, 2016

右大腿を後面から見た図を示す．筋の名称で誤っているのはどれか．

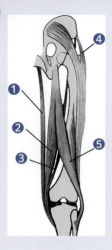

① 薄筋
② 長内転筋
③ 縫工筋
④ 大腿筋膜張筋
⑤ 大腿二頭筋

解説

- 薄筋は，大腿の内側区画で最も浅層にある筋で，大腿内側部をほぼ垂直に下行する．寛骨の坐骨恥骨枝外面から起こり，脛骨体近位部の内側面に停止する．股関節内転と膝関節屈曲に作用する．
- 図の ❷ は半腱様筋である．半腱様筋は，大腿の後区画の中で，大腿二頭筋の内側にある．大腿二頭筋の長頭とともに坐骨結節上部の下内側部から起こる．腱は鵞足の一部として脛骨内側面に停止する．膝関節屈曲，股関節の伸展，内旋に作用する．
- 半膜様筋は，大腿の後区画の中で，半腱様筋の深層にある．坐骨結節上外側部の圧痕から起こり，脛骨内側顆の内側面に停止する．
- 長内転筋は，大腿内側にある筋で，起始は恥骨体の外面である．股関節内転，内旋に作用する．
- 縫工筋は，大腿の前区画の中で最も浅層にある筋である．起始は上前腸骨棘で，腱は鵞足の一部として脛骨に付着する．股関節屈曲と膝関節屈曲を補助する．股関節を外転して外旋する作用もある．
- 大腿筋膜張筋は，殿部の浅層筋の中で最も前方にある筋で，上前腸骨棘から腸骨結節あたりまでの腸骨稜外縁から起こる．寛骨臼に大腿骨頭を保持して股関節を安定させ，伸展位で膝を安定させる．
- 大腿二頭筋は，大腿の後区画の中で外側にあり，長頭の起始は坐骨結節上部の下内側部である．膝関節屈曲，股関節の伸展と外旋に作用する．

解答 ❷

文献
1) 塩田浩平，他（監訳）：グレイ解剖学 原著第 3 版．pp484，497-501，ELSEVIER，2016

問題 6

足根管を通るのはどれか．2 つ選べ．

❶ 後脛骨筋腱
❷ 長母趾屈筋腱
❸ 前脛骨筋腱
❹ 短母趾伸筋腱
❺ 長腓骨筋腱

解説

- 足根管は，足の内側面で，内果と踵（踵骨隆起）の間の溝とその上に張る屈筋支帯によって形成される．
- 後脛骨動脈と脛骨神経が足根管を通って足に入る（図）．
- 後脛骨筋，長趾屈筋，長母趾屈筋のそれぞれの腱が，足根管の中の屈筋支帯の中隔によって形成される区画の中を通る．
- 足根管で脛骨神経が絞扼され，足底に放散する疼痛やしびれを生じるもの，足根管症候群と

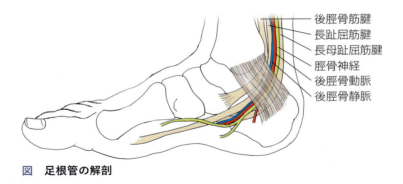

図　足根管の解剖

いう．原因としてはガングリオンによる圧迫が多い．

解答 ❶❷

● 文献
1) 塩田浩平, 他(監訳)：グレイ解剖学, 原著第3版. pp556-557, ELSEVIER, 2016
2) 中村利孝, 他(監)：標準整形外科学, 第3版. p700, 医学書院, 2017

問題 7　スカルパ三角の三辺を構成するのはどれか．2つ選べ．

❶ 大腿直筋
❷ 恥骨筋
❸ 大腿筋膜張筋
❹ 長内転筋
❺ 縫工筋

● 解説

・スカルパ三角は大腿三角とも呼ばれる．股関節部を前方よりみたとき，鼠径靱帯と縫工筋と

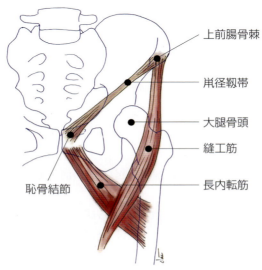

図　スカルパ三角

長内転筋内縁で囲まれた大腿前面の三角形状のくぼみである．そのほぼ中央に大腿骨頭が存在する（図）．
- 成人，乳幼児において大腿骨頭が正常な位置にあるか否かの判定に用いられる．
- 股関節に関節液の貯留があるときなどに，この部の圧痛を認めることがある．
- 同部には内側から順に大腿静脈，大腿動脈，大腿神経が走行する．

解答 ❹❺

文献
1) 中村利孝, 他(監)：標準整形外科学, 第 13 版. p608, 医学書院, 2017

問題 8 肩関節と肘関節の屈曲作用をもつ筋はどれか．

❶ 三角筋
❷ 烏口腕筋
❸ 上腕筋
❹ 上腕二頭筋
❺ 上腕三頭筋

解説
- 選択肢❶〜❺の肩，上腕の筋の起始と停止を表に示す．
- 三角筋は，棘上筋による最初の 15°を超えた範囲の肩関節の外転筋である．
- 烏口腕筋の作用は，肩関節の屈曲である．
- 上腕筋は，肘関節の強力な屈筋である．
- 上腕二頭筋は，肘関節の強力な屈筋で，前腕の回外筋である．また，肩関節における補助的な屈筋である．
- 上腕三頭筋の作用は肘関節の伸展で，長頭は，肩関節の伸展と内転にも関与する．

解答 ❹

文献
1) 塩田浩平, 他(監訳)：グレイ解剖学, 原著第 3 版. pp594, 626-628, ELSEVIER, 2016

表　肩，上腕の筋の起始と停止

筋	起始	停止
三角筋	肩甲棘下縁，肩峰外側縁，鎖骨の外側 1/3	上腕骨の三角筋粗面
烏口腕筋	烏口突起先端	上腕骨体中央部内側の線状の粗面
上腕筋	上腕骨の前面および近隣の筋間中隔	尺骨粗面，鉤状突起
上腕二頭筋	長頭：肩甲骨の関節上結節 短頭：烏口突起の先端	橈骨粗面
上腕三頭筋	長頭：肩甲骨の関節下結節 内側頭：上腕骨の後面 外側頭：上腕骨の後面	肘頭

橈骨神経完全麻痺患者の筋力テストにおいて，前腕中間位で回外を指示したところ，患者は肘関節屈曲を伴い回外した．この代償動作を行っている筋はどれか．

① 肘筋
② 上腕筋
③ 上腕二頭筋
④ 尺側手根屈筋
⑤ 長橈側手根伸筋

解説

- 肘筋の作用は，肘関節の伸展の補助である．
- 上腕筋は，肘関節の強力な屈筋である．

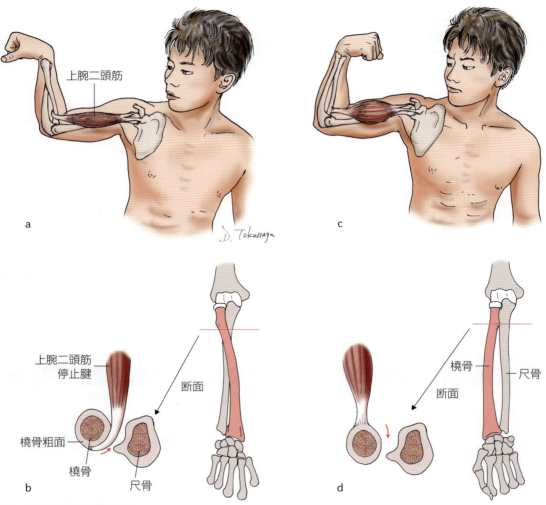

図　上腕二頭筋の回外作用
a：肘屈曲位で前腕を回内，b：前腕回内での橈骨粗面の高さでの断面．上腕二頭筋は橈骨粗面に停止する，
c：肘屈曲位で前腕を回外，d：前腕回外での橈骨粗面の高さでの断面．

- 上腕二頭筋は，肘関節の強力な屈筋で，前腕の回外筋である．橈骨粗面に付着するため，肘関節屈曲に伴い前腕が回外する（図）．
- 尺側手根屈筋の作用は，手関節の屈曲と尺屈である．
- 長橈側手根伸筋の作用は，手関節の背屈と橈屈である．

解答 ❸

文献
1) 塩田浩平，他（監訳）：グレイ解剖学 原著第3版．pp628, 644-646, 651-653, ELSEVIER, 2016
2) 坂井建雄，他（監訳）：プロメテウス解剖学アトラス解剖学総論／運動器系，第3版．p312, 医学書院，2017

問題 10
足部の外がえしに作用する筋はどれか．
❶ 前脛骨筋
❷ 後脛骨筋
❸ 長趾屈筋
❹ 長腓骨筋
❺ 長母趾屈筋

解説
- 足関節および横足根関節に対する腱の作用を図に示す．
- 内がえしに作用する筋は，下腿三頭筋，長母趾屈筋，長趾屈筋，後脛骨筋，前脛骨筋，長母趾伸筋である．
- 外がえしに作用する筋は，短腓骨筋，長腓骨筋，第三腓骨筋，長趾伸筋である．

解答 ❹

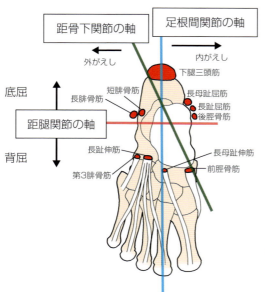

図　足関節および横足根関節に対する腱の作用
〔淺山滉：脳卒中足部変形の手術療法と装具療法―術後安静不要の術式を求めて．Jpn J Rehabil Med 44：517-521, 2007 より〕

文献
1) 淺山溙：脳卒中足部変形の手術療法と装具療法—術後安静不要の術式を求めて．Jpn J Rehabil Med 44：517-521, 2007

問題 11

多関節筋はどれか．2つ選べ．

1. 三角筋
2. 腓腹筋
3. 大腿直筋
4. 上腕筋
5. 腕橈骨筋

解説

- 多関節筋とは，起始と停止が2つ以上の関節をまたぐ筋である．
- 腓腹筋は内側頭の起始が大腿骨遠位部の後面で大腿骨内側顆の直上，外側頭が大腿骨外側顆の上後外側面で，停止はアキレス腱を介して踵骨の後面である．したがって，腓腹筋は足関節を底屈し，膝関節を屈曲する．
- 大腿直筋は，2つの腱様の筋頭が寛骨から起こり，股関節と膝関節の両方を越える筋である．

解答 ❷❸

文献
1) 塩田浩平，他(監訳)：グレイ解剖学 原著第3版．pp495-496, 519-521, ELSEVIER, 2016

問題 12

可動関節の分類の組合せで正しいのはどれか．

1. 平面関節 ── 上橈尺関節
2. 蝶番関節 ── 環軸関節
3. 顆状関節 ── 肩関節
4. 球関節 ── 膝関節
5. 鞍関節 ── 母指手根中手関節

解説

- 可動性を有する関節が可動関節と分類され，平面関節，蝶番関節，球関節，楕円関節，顆状関節，車軸関節，鞍関節という種類がある．
- 平面関節の例は椎間関節(図a)で，上橈尺関節(図b)は車軸関節．
- 蝶番関節の例は肘関節(図c)で，環軸関節は車軸関節．
- 肩関節は球関節で，膝関節(図d)は顆状関節である．他に球関節の例は股関節(図e)，顆状関節には橈骨手根関節(図f)がある．
- 鞍関節の例は母指手根中手(carpometacarpal joint；CM)関節(図f)，胸鎖関節である．

解答 ❺

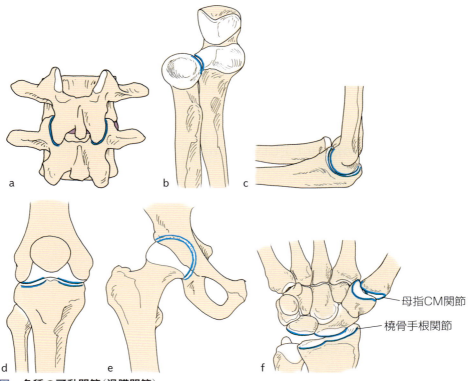

図　各種の可動関節（滑膜関節）
a：椎間関節，b：上橈尺関節，c：肘関節，d：膝関節，e：股関節，f：橈骨手根関節，母子CM関節．

文献
1) 中村利孝，他（監）：標準整形外科学 第13版．pp48-49，医学書院，2017

問題 13

計測部位の組合せで正しいのはどれか．

❶ 上肢長　　　　　　肩関節裂隙から中指先端
❷ 上腕長　　　　　　上腕骨大結節から上腕骨内側上顆
❸ 前腕長　　　　　　上腕骨内側上顆から母指先端
❹ 下肢長（TMD）　　大転子上端から脛骨内果
❺ 下肢長（SMD）　　上前腸骨棘から脛骨内果

解説

- 上肢長とは肩峰から橈骨茎状突起までの距離である．
- 上腕長とは肩峰から上腕骨外側上顆までの距離である．
- 前腕長とは前腕回外位での上腕骨外側上顆と橈骨茎状突起，または肘頭から尺骨茎状突起までの距離である．
- 下肢長には，大腿骨の大転子から外果までの距離（trochanter malleolar distance；TMD），上前

腸骨棘突起から内果までの棘果間距離(spina malleolar distance；SMD)などがある．SMDは股関節を含めた下肢長であり，TMDは下肢のみの長さである．

解答 ❺

● 文献
1) 中村利孝，他(監)：標準整形外科学，第13版．pp120-121，医学書院，2017

問題 14

神経と感覚領域の組合せで正しいのはどれか．

❶ 大腿神経 ——— 大腿外側
❷ 閉鎖神経 ——— 大腿内側
❸ 伏在神経 ——— 下腿外側
❹ 総腓骨神経 ——— 下腿内側
❺ 脛骨神経 ——— 下腿前面

解説

- 末梢神経によって支配される皮膚の領域は，図1，2のとおりである．
- 大腿神経は，感覚神経としては大腿前面を支配する．大腿遠位部でHunter管を越えると伏在神経に名称を変え，下腿から足関節内側の皮膚を支配する．大腿外側は外側大腿皮神経が支配する．
- 閉鎖神経は大腿の内側面を支配する．
- 総腓骨神経は下腿の外側面と足背の皮膚を支配する．

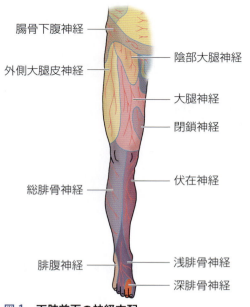

図1　下肢前面の神経支配

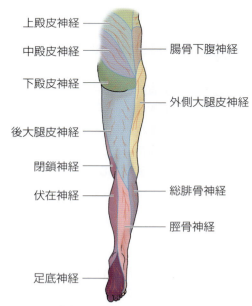

図2　下肢後面の神経支配

- 脛骨神経は下腿の後面と足底の皮膚を支配する．

解答 ❷

文献
1) 塩田浩平, 他(監訳)：グレイ解剖学, 原著第3版. pp504-506, ELSEVIER, 2016

問題 15

γ運動神経について正しいのはどれか．2つ選べ．

❶ 脊髄前根線維の約1/3を占める．
❷ 錘外筋を収縮させる．
❸ 筋紡錘のIa群線維のインパルスを減少させる．
❹ 静的γ線維は筋伸張速度に対する感受性を制御する．
❺ 筋紡錘のⅡ群線維は静的γ線維で興奮する．

解説

- 骨格筋線維には錘外筋線維と錘内筋線維があり，錘外筋線維は筋の大部分を占める骨格筋線維にあたり，運動神経線維の支配下で筋収縮をつかさどる．錘内筋線維はいわゆる筋紡錘で，γ運動神経線維に支配され，筋の伸展感覚受容器として筋線維と並行に配列している．脊髄前根線維の約30％が筋紡錘支配である．
- 筋紡錘は長さ4～10 mm，直径0.20～0.35 mmの感覚受容器である．核袋線維と核鎖状線維とに区別される．
- Ia群線維は筋緊張の速度に敏感に反応し，Ⅱ群線維は静的な筋の長さの変化に応答する．これらの線維は脊髄でα運動ニューロンまたは介在ニューロンにシナプス結合する．
- 錘内筋への遠心性線維はγ運動ニューロンが主体となり，伸展受容器としての感度を調節している．
- 動的γ線維は核袋線維を，静的γ線維は静的核袋および核鎖状線維を支配している．筋が収縮すると錘内筋も緩んだ状態になるので筋紡錘の感度は低下する．

解答 ❶❺

文献
1) 木村 淳, 他：神経伝導検査と筋電図を学ぶ人のために 第2版. pp36-45, 医学書院, 2010

問題 16

H波について誤っているのはどれか．

❶ 混合線維を刺激して誘発する．
❷ Ia線維が興奮する．
❸ 単シナプス性に前角細胞が興奮する．
❹ α運動ニューロンを介して支配筋が収縮する．
❺ すべての筋で導出可能である．

解説

- H波は最も簡便に脊髄反射を記録することができる誘発筋電図である．
- その波形は，電気刺激により筋紡錘に起始をもつIa線維を直接刺激し，これが腱反射と同様に脊髄でシナプスを介して前角ニューロンを興奮させる結果出現する電位である．感覚神経と運動神経の両者が関与する．
- 健常成人では，安静状態では筋紡錘の多い一部の筋（ヒラメ筋，大腿四頭筋と橈側手根屈筋など）からのみ導出可能である．

解答 ⑤

文献
1）木村　淳，他：神経伝導検査と筋電図を学ぶ人のために，第2版．pp97-101，医学書院，2010

問題17 末梢神経伝導速度で正しいのはどれか．2つ選べ．

❶ 軸索が太いほど速い．
❷ 無髄神経は有髄神経より速い．
❸ 測定部位の温度が低いほど速い．
❹ 感覚神経は運動神経より約2倍速い．
❺ 新生児では成人の40〜50％の速さである．

解説

- 神経線維の分類を**表**に示す．
- 有髄神経は，局所電流が1つのRanvier絞輪より次の絞輪に流れる跳躍伝導の機構により，無髄神経に比べてはるかに伝導速度が速い．
- 軸索が太いほど伝導速度は速い．伝導速度は軸索の直径と髄鞘の厚さとの比率で決まり，軸索の直径が一定であれば髄鞘が厚いほど絶縁が良好となり，伝導速度が増大する．
- 測定部位の皮膚温度が上昇すると，伝導速度は直線的に増加する．
- 成熟新生児における神経伝導速度は成人の約半分で，生後数年で神経の有髄化とともに伝導速度が急速に増大し，3〜5歳の間でほぼ成人の値に達する．
- 固有感覚，位置感覚，触覚をつかさどる感覚線維や運動神経は直径が大きく，伝導速度が速い．一方，痛覚，温度覚に携わる線維や自律神経線維は，有髄，無髄のいずれも直径が小さく伝導速度が遅い．

解答 ❶❺

表　成人の神経線維の種類と伝導速度

髄鞘	伝導速度 (m/s)	直径 (μm)	分類		対応する神経線維
			Gasserと Erlangerの分類	Lloydの分類*	
あり	70〜120	15〜20	Aα		骨格筋を支配する運動神経線維
				Ia	筋紡錘の一次感覚神経線維
				Ib	Golgi臓器官の感覚神経線維
	30〜70	5〜10	Aβ	II	触圧覚を担う皮膚感覚神経線維
					筋紡錘の二次感覚神経線維
	10〜30	3〜6	Aγ		筋紡錘の運動神経線維
	12〜30	2〜5	Aδ	III	自由終末を有する皮膚感覚神経線維，温度感覚，痛覚を担う皮膚感覚神経線維
	3〜15		B		自律神経節前線維
なし	0.5〜2.0	0.5〜1.0	C		自律神経節後線維
				IV	皮膚の温度感覚，痛覚の感覚神経線維

*Lloydの分類は，感覚神経にのみ使われ，受容器との対応に注目された分類である．そのため運動神経には適用しない．
〔岡村康司：有髄神経線維における跳躍伝導．小澤瀞司，他（監）：標準生理学，第8版．p68，医学書院，2014〕

文献

1) 木村　淳，他：神経伝導検査と筋電図を学ぶ人のために，第2版．pp23-24，医学書院，2010
2) 小澤瀞司，他（監）：標準生理学，第8版．p68，医学書院，2014

問題18

呼吸について<u>適切でない</u>のはどれか．

❶ 胸鎖乳突筋は吸気筋である．
❷ 横隔膜は吸気筋である．
❸ 腹筋は呼気筋である．
❹ 外肋間筋は呼気筋である．
❺ 随意的呼吸の中枢は，大脳皮質である．

解説

- 呼吸を制御する神経機構の1つは随意性調節で，随意的呼吸の中枢は大脳皮質に存在する．
- 横隔膜が最大の吸気筋であり，もう1つの重要な吸気筋は，肋骨から肋骨へ斜め下前方へ走行する外肋間筋である．頚部にある斜角筋および胸鎖乳突筋は補助吸気筋であり，大きな努力呼吸を行う際に胸郭を挙上させる動きを補助する．
- 安静時呼吸時における呼息は，呼吸筋の活動を伴わない受動的なものである．呼気を補助する呼気筋は腹筋と内肋間筋である．

解答 ❹

文献

岡田泰伸（監訳）：ギャノング生理学，原書25版．pp740-741，丸善出版，2017

問題 19

横隔膜について正しいのはどれか．2つ選べ．

① 平滑筋である．
② 左右同じ高さである．
③ 支配神経は横隔神経である．
④ 横隔膜の収縮は通常呼気に関与する．
⑤ 横隔膜が下降すると胸腔内容積は増加する．

解説

- 横隔膜は胸腔と腹腔との間に存在するドーム状の形をした膜状の筋肉で，横紋筋である．
- 横隔膜は左右両側で上方に膨らみ，右側のドームは左側より高い．
- 横隔膜が収縮することで胸腔の拡大と腹腔の圧迫が発生する．胸腔の拡大が胸腔内圧を強く陰圧にし，肺を伸展させる．
- 横隔膜の面積は約 270 cm^2 であり，安静時には約 1.5 cm の下降があるので，その容積変化は約 400 mL となる．
- 横隔膜の収縮は頸髄C3〜C5の前角から出る運動ニューロン，横隔神経によって支配される．
- 平滑筋は，血管，消化管，気管，気管支，尿管，膀胱，子宮などの中空臓器に存在し，その収縮にたずさわるほか，皮膚の立毛筋や眼球の毛様体筋としても存在する．

解答 ③⑤

1) 小澤 瀞司，他(監)：標準生理学，第8版．pp675-683，医学書院，2014
2) 塩田浩平，他(監訳)：グレイ解剖学，原著第3版．pp309-312，ELSEVIER，2016

問題 20

健常人の呼吸で正しいのはどれか．

① 安静呼吸時の1回換気量は 100 mL 前後である．
② 予備呼気量と予備吸気量の和が肺活量である．
③ 最大呼気時に肺内に残るガス量が残気量である．
④ 1秒率の正常値は 80％以上である．
⑤ 1回換気量と死腔量の和が肺胞換気量である．

解説

- 安静時の呼吸で肺を出入りするガス量を1回換気量(tidal volume)と呼び，健常成人男子で約 500 mL である．
- 肺活量(vital capacity)は最大吸気位から最大呼気位までの排気量で，健常成人男子で約 4,600 mL である．
- 残気量(residual volume；RV)は肺と胸郭を最大限に縮小させる努力をしてもなおかつ肺内に残る一定のガスのことで，通常のスパイロメーターで測定することはできない．
- 肺活量の測定では最大吸気位から最大呼気位までゆっくりと呼出させるが，それをできるだけ速く一気に呼出させることによって，最初の1秒間に呼出される量を1秒量(FEV$_{1.0}$)と呼

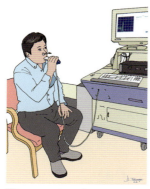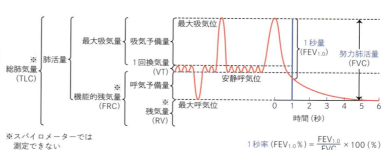

図　スパイログラム

スパイログラムの軌跡のうち一番高い位置の軌跡を描いているときが，呼吸運動のなかで横隔膜が一番上に上がっており，そのときの胸郭内の体積が総肺気量（TLC）である．また，スパイログラムの軌跡のうち一番低い位置の軌跡を描いているときが，呼吸運動のなかで横隔膜が一番下に下がっており，そのときの胸郭内の体積が残気量（RV）である．そしてその間に機能的残気量（FRC）がある．つまり，TLC, FRC, RV は横隔膜の高さを示した量と考えてもよい．

骨格筋としての横隔膜の立場で考えてみると，横隔膜が TLC の位置にあるときが横隔膜長が一番短く，横隔膜が RV の位置にあるときが横隔膜長が一番長い．健常者では，横隔膜が FRC の位置にあるときが横隔膜が至適の長さであり，このとき一番楽に呼吸運動ができる．

ぶ．1秒量の努力肺活量に対する割合（$FEV_{1.0}/FVC \times 100$）を1秒率（％）と呼ぶ（図）．1秒率は70％以上が正常である．

- 1回換気量と呼吸数の積を分時換気量（minute ventilation；VE）という．分時換気量は，肺胞に達してガス交換にあずかる分の肺胞換気量（alveolar ventilation；VA）と，ガス交換に関与しない死腔換気量（dead space；VD）の和である．

解答 ❸

文献
1）小澤瀞司，他（監）：標準生理学，第8版．pp675-683，医学書院，2014

問題 21　活動とそれに相当する運動強度の組合せで誤っているのはどれか．

❶ 洗面　　　　　　　　　1〜2メッツ
❷ 座位入浴　　　　　　　2〜3メッツ
❸ 時速4kmの歩行　　　　3〜4メッツ
❹ ラジオ体操（立位）　　　4〜5メッツ
❺ 卓球　　　　　　　　　4〜5メッツ

解説

- 日常生活や労作時のエネルギー消費の単位は，通常熱量のカロリー，あるいはエネルギー代謝率としてメッツ（METabolic equivalents）が用いられる．安静時の酸素摂取は約 3.5 mL/kg/min であり，これが1メッツと一致する．

表 3メッツ未満と3メッツ以上に分けた生活活動と運動の例

メッツ	3メッツ未満の生活活動の例
1.8	立位(会話,電話,読書),皿洗い
2.0	ゆっくりした歩行(平地,非常に遅い＝53 m/分未満,散歩または家の中),料理や食材の準備(立位,座位),洗濯,子どもを抱えながら立つ,洗車・ワックスがけ
2.2	子どもと遊ぶ(座位,軽度)
2.3	ガーデニング(コンテナを使用する),動物の世話,ピアノの演奏
2.5	植物への水やり,子どもの世話,仕立て作業
2.8	ゆっくりした歩行(平地,遅い＝53 m/分),子ども・動物と遊ぶ(立位,軽度)

メッツ	3メッツ以上の生活活動の例
3.0	普通歩行(平地,67 m/分,犬を連れて),電動アシスト付き自転車に乗る,家財道具の片付け,子どもの世話(立位),台所の手伝い,大工仕事,梱包,ギター演奏(立位)
3.3	カーペット掃き,フロア掃き,掃除機,電気関係の仕事:配線工事,身体の動きを伴うスポーツ観戦
3.5	歩行(平地,75〜85 m/分,ほどほどの速さ,散歩など),楽に自転車に乗る(8.9 km/時),階段を下りる,軽い荷物運び,車の荷物の積み下ろし,荷づくり,モップがけ,床磨き,風呂掃除,庭の草むしり,子どもと遊ぶ(歩く/走る,中強度),車椅子を押す,釣り(全般),スクーター(原付)・オートバイの運転
4.0	自転車に乗る(≒16 km/時未満,通勤),階段を上る(ゆっくり),動物と遊ぶ(歩く/走る,中強度),高齢者や障がい者の介護(身支度,風呂,ベッドの乗り降り),屋根の雪下ろし
4.3	やや速歩(平地,やや速めに＝93 m/分),苗木の植栽,農作業(家畜に餌を与える)
4.5	耕作,家の修繕
5.0	かなり速歩(平地,速く＝107 m/分),動物と遊ぶ(歩く/走る,活発に)
5.5	シャベルで土や泥をすくう
5.8	子どもと遊ぶ(歩く/走る,活発に),家具・家財道具の移動・運搬
6.0	スコップで雪かきをする
7.8	農作業(干し草をまとめる,納屋の掃除)
8.0	運搬(重い荷物)
8.3	荷物を上の階へ運ぶ
8.8	階段を上る(速く)

メッツ	3メッツ未満の運動の例
2.3	ストレッチング,全身を使ったテレビゲーム(バランス運動,ヨガ)
2.5	ヨガ,ビリヤード
2.8	座って行うラジオ体操

(次頁へつづく)

表　つづき

メッツ	3メッツ以上の運動の例
3.0	ボウリング，バレーボール，社交ダンス(ワルツ，サンバ，タンゴ)，ピラティス，太極拳
3.5	自転車エルゴメーター(30〜50ワット)，自体重を使った軽い筋力トレーニング(軽・中等度)，体操(家で，軽・中等度)，ゴルフ(手引きカートを使って)，カヌー
3.8	全身を使ったテレビゲーム(スポーツ・ダンス)
4.0	卓球，パワーヨガ，ラジオ体操第1
4.3	やや速歩(平地，やや速めに＝93 m/分)，ゴルフ(クラブを担いで運ぶ)
4.5	テニス(ダブルス)*，水中歩行(中等度)，ラジオ体操第2
4.8	水泳(ゆっくりとした背泳)
5.0	かなり速歩(平地，速く＝107 m/分)，野球，ソフトボール，サーフィン，バレエ(モダン，ジャズ)
5.3	水泳(ゆっくりとした平泳ぎ)，スキー，アクアビクス
5.5	バドミントン
6.0	ゆっくりとしたジョギング，ウェイトトレーニング(高強度，パワーリフティング，ボディビル)，バスケットボール，水泳(のんびり泳ぐ)
6.5	山を登る(0〜4.1 kgの荷物を持って)
6.8	自転車エルゴメーター(90〜100ワット)
7.0	ジョギング，サッカー，スキー，スケート，ハンドボール*
7.3	エアロビクス，テニス(シングルス)*，山を登る(約4.5〜9.0 kgの荷物を持って)
8.0	サイクリング(約20 km/時)
8.3	ランニング(134 m/分)，水泳(クロール，ふつうの速さ，46 m/分未満)，ラグビー*
9.0	ランニング(139 m/分)
9.8	ランニング(161 m/分)
10.0	水泳(クロール，速い，69 m/分)
10.3	武道・武術(柔道，柔術，空手，キックボクシング，テコンドー)
11.0	ランニング(188 m/分)，自転車エルゴメーター(161〜200ワット)

*試合の場合

- 3メッツ未満と3メッツ以上に分けた生活活動と運動の例を表に示す．
- セルフケアのうち，座位または立位で身支度をするのは2.0メッツ，座位での入浴は1.5メッツ，立位でシャワーを浴びる・タオルで拭くは2.0メッツに相当する．

解答 ❷

文献

1) Ainsworth BE et al：2011 Compendium of Physical Activities：a second update of codes and MET values. Med Sci Sports Exerc 43：1575-1581, 2011
2) 健康づくりのための身体活動基準2013．厚生労働省(https://www.mhlw.go.jp/stf/houdou/2r9852000002xple-att/2r9852000002xpqt.pdf)

問題22 代謝性アシドーシスを呈したときにアニオンギャップが高値を示すのはどれか.

① 下痢症
② 副腎不全
③ 甲状腺機能亢進症
④ 乳酸アシドーシス
⑤ 近位尿細管性アシドーシス

解説

- 体液中の電気的中性を保つために陽イオンと陰イオンの濃度は等しい.血漿中の主要な陽イオンと陰イオンの差〔$[Na^+]-([Cl^-]+[HCO_3^-])$〕をアニオンギャップという.正常値は約12 mEq/Lである.
- 代謝性アシドーシスは血漿$[HCO_3^-]$の低下で起こるアシドーシスである.
- アニオンギャップが増大することは,HCl以外の酸が添加されたことを意味し,糖尿病性ケトアシドーシスや激しい運動時の急激な乳酸増加,薬物中毒(サリチレート,メタノール),尿毒症などが原因となる.
- 消化管からHCO_3^-を喪失する下痢や,腎臓疾患でのHCO_3^-再吸収障害(近位尿細管性アシドーシス)の場合では,HCO_3^-に変わってCl^-が増加して高Cl^-性アシドーシスになり,アニオンギャップは変化しない.

解答 ④

文献
1) 小澤瀞司,他(監):標準生理学,第8版.pp492-498,医学書院,2014

問題23 運動と代謝の関係で**誤っている**のはどれか.

① 習慣的な有酸素運動はインスリン抵抗性を改善する.
② 長時間の運動により脂質のエネルギー源としての比率が増加する.
③ 激しい運動では呼吸商が1.0より大きくなる.
④ 皮下脂肪は内臓脂肪よりもエネルギーに転換されやすい.
⑤ 最大酸素摂取量の50%を超える運動では,ノルアドレナリンの分泌が増加する.

解説

- 中等度の強度の有酸素運動を習慣的に行うことでブドウ糖,脂肪酸の利用を促進し,インスリン抵抗性を改善する効果がある.
- 運動の主なエネルギー源は糖質と脂質であり,運動強度により利用される割合が異なる.短時間の激しい運動では主に糖質が利用され,長時間の軽度から中等度の運動は脂質の利用率が高くなる.
- 呼吸商(respiratory quotient;RQ)は定常状態における単位時間内に生じたCO_2量と消費されたO_2量の比である(RQ=単位時間当たりのCO_2排出量/単位時間当たりのO_2消費量).激し

- い運動では過呼吸によってCO_2の呼出量が増加する一方，嫌気性解糖で生じた乳酸がCO_2に変換されるため，呼吸商が1.0より大きくなる．
- 内臓脂肪のほうが皮下脂肪よりも代謝が早く，エネルギーに変換されやすい．
- 中等度以上の強度の運動時には，交感神経系の興奮の結果としてノルアドレナリンの分泌が増加し，脈拍，心拍出量，血圧などの心血管系のみならず，種々の代謝に作用する．

解答 ❹

文献
1) 日本糖尿病対策推進会議（編）：糖尿病治療のエッセンス 2017年版（http://dl.med.or.jp/dl-med/tounyoubyou/essence2017.pdf）
2) 日本リハビリテーション医学会（監）：リハビリテーション医学・医療コアテキスト．pp37-38，医学書院，2018
3) 岡田泰伸（監）：ギャノング生理学，原書25版．pp579-583，丸善出版，2017

問題 24
代謝量について**誤っている**のはどれか．

❶ 糖質 1 g は約 7 kcal の熱量を産生する．
❷ 脂質 1 g は約 9 kcal の熱量を産生する．
❸ 蛋白質 1 g は約 4 kcal の熱量を産生する．
❹ 糖質の呼吸商は 1.0 である．
❺ 脂質の呼吸商は 0.7 である．

解説
- エネルギー代謝は生体活動の直接のエネルギー源であるアデノシン三リン酸（adenosine triphosphate；ATP）を産生するための過程である．
- 糖質はエネルギー代謝経路として，解糖系，TCA回路，電子伝達系における酸化的リン酸化でグルコース1分子あたり38分子のATPが生成され，1gあたり約4kcalのエネルギーが産生される．
- 脂質は脂肪酸からβ酸化によりアセチルCoAに変換された後，TCA回路，電子伝達系における酸化的リン酸化を経てATPを生成する．脂肪酸の種類により生成されるATPの分子数は異なるが，脂質1g当たり約9kcalのエネルギーが産生される．
- 糖質や脂質からだけで，エネルギー消費量を補うことができないときは，蛋白質を崩壊させ，グルタミンやアラニンなどのアミノ酸を動員する．これらのアミノ酸は糖新生により肝臓でグルコースに変換され，蛋白質1g当たり約4kcalのエネルギーが産生される．
- 呼吸商（respiratory quotient；RQ）とは，ある時間において生体内で栄養素が分解されてエネルギーに変換されるまでの酸素消費量に対する二酸化炭素排出量の体積比のことであり，どの栄養素がどの割合で体内で代謝されているか推定できる．
- RQは定常状態では約0.8である．この値は，エネルギー代謝に使用される栄養素に依存しており，脂質は0.7で糖質は1.0である．
- 安静時は脂質代謝優位にエネルギー代謝が起こっており，運動強度の増加に従い，糖代謝優位となる．さらに運動強度が増加すると乳酸の蓄積で代謝性アシドーシスとなり，代償性に

CO_2排出量が増加し，RQ が 1.0 を超えることもある．

解答 ❶

📖 文献
1) 日本リハビリテーション医学会(監)：リハビリテーション医学・医療コアテキスト．pp36-38, 医学書院, 2018

問題 25

ある疾患の母集団内の有病率は 1％である．感度 90％，特異度 98％のスクリーニングテストを実施した場合に，検査陽性の患者のうち真の陽性である確率(陽性的中率)は次のどれか．

❶ 2％
❷ 31％
❸ 72％
❹ 90％
❺ 98％

解説

- 有病率とは，ある時点(検査時)において集団の中で疾病に罹患している人の割合のことである(表).
- 感度とは，特定の病気に罹患している集団に対してある検査を行ったとき，陽性(異常値)を示す割合のことである．
- 特異度は，特定の病気に罹患していない集団に対してある検査を行ったとき，陰性(正常値)を示す割合である．

表　検査の精度に関する 2×2 表

	罹患している	罹患していない	合計
検査陽性(＋)	a	b	a＋b
検査陰性(－)	c	d	c＋d
合計	a＋c	b＋d	a＋b＋c＋d

・「有病率」：(a＋c)/(a＋b＋c＋d)
集団の中で実際にその病気に罹患している人の割合のこと．
・「感度(真陽性率)」：a/(a＋c)
実際にその病気に罹患している人の中で，検査で陽性になった人の割合のこと．
・「特異度(真陰性率)」：d/(b＋d)
その病気に罹患していない人の中で，検査で陰性になった人の割合のこと．
・「陽性的中率(PPV)」：a/(a＋b)
検査で陽性になった人の中で実際にその病気に罹患している人の割合のこと．
・「陰性的中率(NPV)」：d/(c＋d)
検査で陰性になった人の中でその病気には罹患していない人の割合のこと．
・「偽陽性率」：b/(b＋d)
その病気に罹患していない人の中で，検査で陽性になった人の割合のこと．
・「偽陰性率」：c/(a＋c)
実際にその病気に罹患している人の中で，検査で陰性になった人の割合のこと．

- 陽性の患者のうち真の陽性である確率は陽性的中率と呼び，
陽性的中率＝感度×有病率／〔感度×有病率＋（1－有病率）×（1－特異度）〕で表される．
- 一方，陰性の患者のうち真の陰性である確率は陰性的中率と呼び
陰性的中率＝特異度×（1－有病率）／〔特異度×（1－有病率）＋有病率×（1－感度）〕で表される．
- 本問題の場合，真の陽性である確率（陽性的中率）は $0.9×0.01/(0.9×0.01＋0.99×0.02)＝0.3125$ となる．

解答 ❷

問題 26

脳梗塞片麻痺患者40人の歩行速度を測定した．麻痺側下肢 Brunnstrom StageⅥが12人，Ⅴが15人，Ⅳが13人であった．それぞれの Brunnstrom Stage 群における歩行速度の平均値に差があるかどうかを調べたい．各群の歩行速度は正規分布しているとする．適切な検定法はどれか．

❶ t 検定
❷ Mann-Whitney U 検定
❸ Wilcoxon 順位和検定
❹ 一元配置分散分析
❺ χ 二乗検定

解説

- 一般的に，比較するデータ間の対応の有無（対応ありの例：体重の時系列変化），変数の種類（連続変数，順序変数，2値変数など），変数の正規性（変数が正規分布に従うか），比較する群数，サンプル数などの組み合わせにより，どの統計手法を用いるかが決定される．
- t 検定は2つのデータが正規分布（パラメトリック）と仮定されるとき，2群の平均値の比較に用いられる．
- Mann-Whitney U 検定は2つのデータが非正規分布（ノンパラメトリック）と仮定されるとき，2群の比較に用いられる．
- Wilcoxon 順位和検定は2つのデータが非正規分布（ノンパラメトリック）と仮定されるとき，2群の代表値（中央値）に差があるかどうかを検定する．主にサンプル数が少なく得られたデータに正規性を仮定できないときに用いられる．
- 一元配置分散分析は3つ以上のデータの平均を比較するために用いられる．
- χ 二乗検定は，2つの事象 A，B について，独立かどうかを検定するために用いられる．
- 当研究は3群間の検定であり，一元配置分散分析が用いられる．

解答 ❹

3 リハビリテーション診断

問題 27

意識障害の評価について**誤っている**のはどれか.

❶ JCS（Japan Coma Scale）の 1 桁では，刺激しないでも覚醒している.
❷ JCS の 30 では，呼びかけを繰り返すとかろうじて開眼する.
❸ JCS の 3 桁では，刺激しても覚醒しない.
❹ GCS（Glasgow Coma Scale）で圧迫刺激により開眼するのは E2 と表される.
❺ GCS で圧迫刺激により急速な屈曲がみられるのは M1 と表される.

解説

- 意識障害は意識混濁と意識変容に分類される.
- 意識混濁は覚醒・清明度の低下を指し，重さの順に，昏睡・嗜眠・傾眠・昏蒙・失見当識状態となる.
- 意識混濁の評価として，JCS（Japan Coma Scale：3-3-9 度方式）や GCS（Glasgow Coma Scale）が使用される.
- JCS は，日本で主に使用されている評価で，純粋に覚醒の評価として使用されている（表 1）.

表 1 Japan Coma Scale（JCS）

Ⅰ．刺激しないでも覚醒している状態（1 桁で表現）	
1	だいたい意識清明だが，今ひとつはっきりしない
2	見当識障害がある
3	自分の名前，生年月日が言えない
Ⅱ．刺激すると覚醒する状態―刺激をやめると眠り込む（2 桁で表現）	
10	普通の呼びかけで容易に開眼する 合目的な運動（たとえば，右手を握れ，離せ）をするし，言葉も出るが，間違いが多い
20	大きな声または体を揺さぶることにより開眼する 簡単な命令に応ずる．例えば離握手
30	痛み刺激を加えつつ呼びかけを繰り返すとかろうじて開眼する
Ⅲ．刺激をしても覚醒しない状態（3 桁で表現）	
100	痛み刺激に対し，払いのけるような動作をする
200	痛み刺激で少し手足を動かしたり，顔をしかめる
300	痛み刺激に反応しない

表2 Glasgow Coma Scale (GCS)

開眼 (Eye opening ; E)

評価基準	評価	スコア(E)
刺激する前から開眼	自発開眼	4
話しかけ，大声での呼びかけで開眼	音声刺激で開眼	3
指先への圧迫刺激により開眼	圧迫刺激で開眼	2
常に開眼せず，開眼を妨げる干渉要素なし	開眼なし	1
局所原因のために閉眼状態	検査不能	NT

言語反応 (Verbal response ; V)

評価基準	評価	スコア(V)
名前，場所，日付が正しく言える	見当識あり	5
見当識障害はあるが明瞭な会話が可能	混乱	4
理解できる単語	単語レベル	3
うめき声，あえぎ声のみ	音声	2
聞き取れない，発声を妨げる干渉要素なし	なし	1
コミュニケーションを妨げる要因あり	検査不能	NT

最良の運動反応 (Motor response ; M)

評価基準	評価	スコア(M)
命令（2段階の動作命令）に従って運動ができる*	命令に従う	6
頭頸部への圧迫刺激で鎖骨より上に手を運ぶ	局所へ動かす	5
痛み刺激に対して急速に肘を屈曲するが，概して異常とはいえない	正常屈曲	4
肘を屈曲するが，明らかに異常な運動	異常屈曲	3
上肢を肘で伸展する	伸展	2
干渉要素がないにもかかわらず上下肢を動かさない	なし	1
麻痺があるか，その他の制限要素がある	検査不能	NT

*下記のビデオでは，手を握って手を離す，あるいは，開口して舌を突き出すなどの，2段階の動作の命令に従えるかどうかで判断している．評価は最良の反応で行い，たとえば，「E2V3M5」というように記載する．評価法の詳細な説明は，下記サイトの記載とビデオを参照のこと．
http://glasgowcomascale.org/

〔水野美邦（編）：神経内科ハンドブック，第5版，p143，医学書院，2016より〕

1桁〜3桁の数字で評価される．
- JCS 1桁は開眼して覚醒している状態で，0は意識清明，1は清明でないが見当識が保たれている．2は日時が言えない．3は自分の名前・生年月日が言えない状態である．
- JCS 2桁は刺激に応じて一時的に開眼して，覚醒する状態である．10は普通の呼びかけで開眼し，20は大声で呼びかけたり，強く揺するなどで開眼し，30は痛み刺激を加えつつ，呼びかけを続けるとかろうじて開眼する状態である．
- JCS 3桁は刺激しても閉眼し，覚醒しない状態である．100は痛みに対して払いのけるなどの動作を行い，200は痛み刺激で手足を動かしたり，顔をしかめたりする状態で，300は痛み刺激に対し全く反応しない状態である．

- GCS は世界的に使用されている意識障害の評価法である(表2)．開眼(Eye opening；E)・言語(Verbal response；V)・運動(Motor response；M)の3項目に分けて評価する．
- E, V, M はそれぞれ最低点は1点で最高点はそれぞれ4, 5, 6点である．点数が低いほど障害が強い．
- 具体的には，圧迫刺激で開眼すると E2 となり，圧迫刺激に対して四肢の逃避的で急速な屈曲があれば M4 となる．

解答 ❺

文献
1) 日本リハビリテーション医学会(監)：リハビリテーション医学・医療コアテキスト．pp52-54, 医学書院, 2018

問題 28

Daniels らによる徒手筋力検査法(MMT)について正しいのはどれか．

❶ 0〜4 までの5段階評価である．
❷ 肢位の影響を受けない．
❸ MMT の段階1では重力に抗して全可動域を動かせる．
❹ MMT の段階0では筋の収縮が全く認められない．
❺ 四肢以外の測定方法は規定されていない．

解説

- 徒手筋力検査(Manual Muscle Testing；MMT)は，四肢・体幹の筋力を徒手的に測定する方法である．
- MMT で測定する筋力は肢位の影響を受ける．各筋力測定には，被検者の体位や検者の抵抗の掛け方が厳密に決まっている．
- MMT は各筋に対して決められた肢位で行い，筋力を 0〜5 の6段階で評価する．
- MMT 0 は筋収縮が全く認められない状態である．
- MMT 1 は関節は動かないが，筋膜・腱の視診・触診によって筋の収縮を軽度認める状態である．
- MMT 2 は，重力を除けば，全可動域を完全に動かせる状態である．
- MMT 3 は，抵抗を与えなければ，重力に打ち勝って全可動域を完全に動かせる状態である．
- MMT 4 は，いくらか抵抗を加えても，重力にも打ち勝って全可動域を完全に動かせる状態である．
- MMT 5 は，強い抵抗を加えても，重力にも打ち勝って全可動域を完全に動かせる状態である．
- 頸部・体幹の筋力も徒手筋力検査で測定可能である．

解答 ❹

文献
1) 日本リハビリテーション医学会(監)：リハビリテーション医学・医療コアテキスト．pp52-54, 医学書院, 2018

問題29

疾患と異常歩行の組合せで正しいのはどれか．2つ選べ．

1. 脳卒中片麻痺 ──── 分回し歩行
2. 脊髄小脳変性症 ──── 鶏歩
3. Charcot-Marie-Tooth病 ──── 小刻み歩行
4. 筋ジストロフィー ──── 酩酊歩行
5. 腰部脊柱管狭窄症 ──── 間欠性跛行

解説

- 異常歩行をきたす原因疾患は，神経・筋疾患（中枢性疾患，末梢神経疾患，筋疾患），運動器疾患および精神疾患などがある．
- 歩容の異常が疑われるとき，その特徴を歩行周期に合わせて評価することで，異常歩行を診断することができ，原因疾患を推測することができる．
- 脳卒中片麻痺の障害側下肢は，筋力低下と痙性による尖足となっており，立脚期には反張膝が認められ，遊脚期には股関節が外転位となり分回し歩行となる．
- 脊髄小脳変性症では，純粋小脳型であれば失調性歩行となり，酩酊歩行や踵打歩行がみられる．
- 鶏歩は腓骨神経麻痺などで前脛骨筋の筋力低下により，足関節の背屈が困難な場合にみられる．
- Charcot-Marie-Tooth病では遠位優位の筋力低下や感覚障害により，初期には鶏歩などがみられ，進行するとさまざまな異常歩行が認められる．
- 小刻み歩行は，Parkinson病などの錐体外路徴候で認められる異常歩行である．
- 筋ジストロフィーでは，近位筋の筋力低下により，立脚期のバランスが取れないため，動揺性歩行となる．
- 腰部脊柱管狭窄症の特徴的な症状である間欠性跛行は，神経性間欠性跛行である．すなわち，姿勢を変える（体幹を屈曲したり，しゃがみ込む）ことにより，下肢に出現した症状が速やかに消失する．

解答 ①⑤

文献
1) 千野直一（監）：現代リハビリテーション医学，改訂第4版．pp66-67，金原出版，2017
2) ，他（監）：標準整形外科学，第13版．pp557-561，医学書院，2017

問題30

歩容の異常の中で原因が痙縮とは考えられないのはどれか．

1. 反張膝
2. 内反尖足
3. 分回し歩行
4. 中殿筋歩行
5. はさみ歩行

- 痙縮は「腱反射亢進を伴った緊張性伸張反射（tonic stretch reflex）の速度依存性増加を特徴とする運動障害で，伸張反射の亢進の結果生じる上位運動ニューロン症候群の一徴候」と定義され，脳血管障害，脳性麻痺，頭部外傷，無酸素脳症，脊髄損傷，多発性硬化症など，さまざまな病態が原因となって発症する．
- 痙縮は歩行時などの動作時に四肢の筋緊張が亢進し，異常歩行の原因となる．
- 痙縮側の下肢において，歩行周期の立脚期初期には，内反尖足となり接地の障害が起こる．また，立脚中期には膝が過伸展する反張膝が認められる．
- 脳卒中に多い，片麻痺に伴う下肢痙縮では，歩行周期の遊脚期に，尖足によるクリアランス低下の代償のための分回し歩行が認められる．
- 脳性麻痺や頸髄損傷による両側の下肢痙縮では，両大腿の内転筋の筋緊張上昇によるはさみ歩行が認められる．
- 中殿筋歩行は中殿筋の筋力低下によって起こる異常歩行である．中殿筋の筋力低下側の立脚期に反対側の骨盤が沈下する歩行はTrendelenburg歩行と呼ばれる．反対に筋力低下側の立脚期に反対側の骨盤が上がる歩行はDuchenne歩行と呼ばれる．原因疾患は，中殿筋力が低下する股関節疾患や神経筋疾患，不動による下肢近位筋力低下など多岐にわたるが，痙縮は原因とならない．

解答 ❹

文献
1）江藤文夫，他（監修）：最新リハビリテーション医学，第3版．pp75-82，医歯薬出版，2016

問題 31　FIM の採点について**誤っている**のはどれか．

❶ 総得点は18点から126点の間に入る．
❷ 清拭で10か所の身体部位のうち，4か所で介助を要すれば3点である．
❸ トイレ動作で服を上げることにのみ介助を要すれば4点である．
❹ 移乗で2人介助を要すれば1点である．
❺ 歩行で介助者なしに50 m以上歩けるが，補装具が必要であれば6点である．

解説

- 機能的自立度評価法（Functional Independence Measure；FIM）は13の運動項目と5つの認知項目で構成され，それぞれを介助の必要度により1点（最も自立度が低い）から7点（完全な自立）で採点する．合計点は18〜126点になる（表）．
- 運動項目は共通して，7点は完全自立，6点は時間がかかる・安全性の配慮が必要であるが介助が不要な状態である．5点は監視・準備など介助者が必要であるが，直接の手助けは不要な状態である．4，3，2，1点は直接の手助けが必要な状態であり，それぞれ75％以上，50％以上75％未満，25％以上50％未満，25％未満を自身で行う状態である．
- FIMにおける清拭の評価は，身体を①胸部，②右上肢，③左上肢，④腹部，⑤右大腿部，⑥

表 機能的自立度評価法（Functional Independence Measure ; FIM）

大項目	中項目	小項目
運動項目	セルフケア	食事
		整容
		清拭
		更衣（上半身）
		更衣（下半身）
		トイレ
		小計（42-6）
	排泄	排尿コントロール
		排便コントロール
		小計（14-2）
	移乗	ベッド，椅子，車椅子
		トイレ
		浴槽・シャワー
		小計（21-3）
	移動	歩行・車椅子
		階段
		小計（14-2）
	運動項目合計（91-13）	
認知項目	コミュニケーション	理解（聴覚・視覚）
		表出（音声・非音声）
		小計（14-2）
	社会認識	社会的交流
		問題解決
		記憶
		小計（21-3）
	認知項目合計（35-5）	
合計（126-18）		

運動項目の採点基準

点数	介助者	手助け	手助けの程度
7	不要	不要	自立
6	不要	不要	時間がかかる．装具や自助具が必要．投薬している．安全性の配慮が必要．
5	必要	不要	監視・準備・指示・促しが必要．
4	必要	必要	75％以上自分で行う．
3	必要	必要	50％以上75％未満自分で行う．
2	必要	必要	25％以上50％未満自分で行う．
1	必要	必要	25％未満しか自分で行わない．

認知項目の採点基準

点数	介助者	手助け	手助けの程度
7	不要	不要	自立
6	不要	不要	時間がかかる．投薬している．安全性の配慮が必要．
5	必要	不要	監視・準備・指示・促しが必要．介助は10％未満
4	必要	必要	75％以上90％未満自分で行う．
3	必要	必要	50％以上75％未満自分で行う．
2	必要	必要	25％以上50％未満自分で行う．
1	必要	必要	25％未満しか自分で行わない．

〔千野直一（編）：脳卒中患者の機能評価―SIASとFIMの実際．シュプリンガー・フェアラーク東京，1997より〕

左大腿部，⑦右下腿部，⑧左下腿部，⑨陰部，⑩殿部の10か所に分けて，身体を洗う，すすぐ，乾かす（拭く）で評価する．10か所のうち4か所で介助を要していれば60％自身で行っているため，3点である．
- FIMにおけるトイレ動作の評価は，ズボン・下着の「①着脱」「②陰部を清潔にする」を評価する．服を上げることのみに介助を要していれば，66％自身で行っており，3点である．
- FIMにおける移乗の評価は，「座面から立ち上がる」「方向転換」「座る」動作を評価する．移乗で2人介助を要すれば，自身で移乗動作は行っておらず1点となる．
- FIMにおける移動（歩行）の評価は，15 mおよび50 mの歩行を評価する．補装具を装着し50 m以上歩ければ6点である．

解答 ❸

文献
1) 日本リハビリテーション医学会(監)：リハビリテーション医学・医療コアテキスト．pp55-56, 医学書院，2018

問題 32

FIM の項目で食事が 5 点と評価されるのはどれか．

❶ 配膳前におかずをきざんでもらう．
❷ 胃瘻のチューブを自分で管理できる．
❸ エプロンをつけてもらう．
❹ お皿の上の食べ残しを集めてもらう．
❺ 口の中に食べ物がたまっていないか介助者が指で確認する．

解説

- 機能的自立度評価法(Functional Independence Measure；FIM)は運動項目と認知項目で構成されている．
- 食事は FIM の運動項目のセルフケア中の 6 項目中の 1 項目である(表，→33 頁)．
- FIM の食事項目も，他の項目と同じように介助の必要度に応じて 1〜7 点で採点する．
- FIM における食事の評価は，食事が適切に用意された状態で①適切な食器・道具を使って，②食べ物を口に運ぶ動作から，③咀嚼し，嚥下するまでの 3 つの工程を評価する．
- 7 点は，食事動作が完全に自立した状態で，具体的にはすべての食事形態の食べ物をお皿から口まで運び，咀嚼して嚥下できる状態である．
- 6 点は，食事動作に時間がかかったり，装具や自助具が必要であったり，安全性の配慮が必要な状態である．具体的には，部分的に非経口栄養に頼るが，自分で準備，片付けができたり，きざみ食や嚥下食など食事形態で安全面の工夫をしている状態である．
- 5 点は，食事動作に監視や準備が必要な状態である．具体的には，配膳後におかずを切ったり，ふたを開けるなど準備が必要な状態であったり，万能カフやエプロンなどを装着してもらう必要がある状態である．
- 4 点は，食事動作の「75％以上」を自分で行う状態である．具体的には，口の中に食べ物が詰まっていないか，手で軽く触れる程度の介助を行う状態である．
- 3 点は，食事動作の「50〜75％未満」を自分で行う状態である．具体的には，自助具をとりつけ，スプーンに食べ物を乗せると後は自分で食べられる状態である．
- 2 点は，食事動作の「25〜50％未満」を自分で行う状態である．具体的には，食べ物をスプーンで口元まで運ぶまで介助が必要だが，飲み込みは自分でできる状態である．
- 1 点は，食事介助の「25％未満」しか行えない状態である．完全に経管栄養の場合も含まれる．

解答 ❸

文献
1) 日本リハビリテーション医学会(監)：リハビリテーション医学・医療コアテキスト．pp55-56, 医学書院，2018

問題 33

IADL として誤っているのはどれか．

❶ 服薬を管理する．
❷ 電話をかける．
❸ 電子レンジで食品を温める．
❹ 家計を管理する．
❺ 電動車椅子で移動する．

解説

- ADL は大きく，基本的 ADL（basic ADL）と手段的 ADL（instrumental ADL；IADL）に分けられる．
- IADL は，基本的 ADL に加えて，独居するために必要な，道具などを使用した難易度の高い活動である．
- 具体的には調理，洗濯，整理整頓，電話の使用，服薬，近隣への外出，家計管理がある．
- 近隣への外出での評価は公共交通機関や自動車の利用に関してであり，電動車椅子の利用は評価対象とはならない．
- IADL の評価尺度に Frenchay 拡大 ADL 尺度（Frenchay Activities Index；FAI）がある．

解答 ❺

文献

1) 日本リハビリテーション医学会（監）：リハビリテーション医学・医療コアテキスト．pp55-56，医学書院，2018
2) 千野直一（監）：現代リハビリテーション医学，改訂第 4 版．pp216-217，金原出版，2017

問題 34

QOL 評価法はどれか．2 つ選べ．

❶ AIMS（Arthritis Impact Measurement Scale）
❷ FAM（Functional Assessment Measure）
❸ FIM（Functional Independence Measure）
❹ SF-36®（MOS 36-Item Short-Form Health Survey）
❺ BI（Barthel Index）

解説

- QOL（quality of life）は「生活の質」である．
- QOL は宗教，経済的状態，信条，所属する社会など，健康と関連が薄い領域も含むため，医療に関連して影響を受ける領域を限定する場合は健康関連 QOL（Health-Related QOL；HRQOL）と呼ばれる．
- HRQOL の評価には，疾患特異的尺度と対象とする疾患を特定しない包括的尺度がある．
- 包括的尺度の代表的なものとして Euro-QOL や SF-36®（MOS 36-Item Short-Form Health Survey）がある．
- 疾患特異的尺度はさまざまあるが，関節炎の HRQOL の評価に AIMS（Arthritis Impact Mea-

surement Scale）がある．

- FIM（Functional Independence Measure）は，機能的自立度評価法と呼ばれ，13の運動項目，5つの認知項目から構成されたADL（activities of daily living）の評価方法であり，QOLの評価法ではない．
- FAM（Functional Assessment Measure）は，FIM 18項目に新たに12項目を追加したもので，当初は頭部外傷患者における能力低下評価法としてHallらにより作成された評価法であり，QOLの評価法ではない．
- BI（Barthel Index）は，食事，車椅子からベッドへの移動，整容，トイレ動作，入浴，歩行，階段昇降，着替え，排便，排尿の10項目の遂行能力をそれぞれ5〜15点満点で評価し，合計100点になるように調整されているADLの評価方法である．点数が高いほどADLが高い．

解答 ❶ ❹

文献
1) 日本リハビリテーション医学会（監）：リハビリテーション医学・医療コアテキスト．pp55-57，医学書院，2018

問題 35

尿流動態検査（urodynamic study）に含まれないのはどれか．

❶ 尿流量測定
❷ 尿道抵抗測定
❸ 膀胱内圧測定
❹ 括約筋筋電図
❺ 前立腺容積測定

解説

- 脊髄損傷・脳血管障害・糖尿病性ニューロパチーなどにより，膀胱や尿道括約筋が神経原性に障害された状態を神経因性膀胱と呼ぶ．
- 神経因性膀胱の病態や排尿障害の程度を客観的に評価するために，尿流動態検査（urodynamic study；UDS）が実施される．
- UDSには，非侵襲性の尿流量測定・残尿量測定，侵襲性の膀胱内圧測定・外尿道括約筋筋電図・尿道内圧測定・内圧尿流測定が含まれる．
- 尿流量測定は，1回の尿量と排尿時間より算出される．
- 残尿量測定は，排尿直後に導尿することで行われるが，エコー検査を利用した計測法も行われる．
- 尿流量・残尿量は，膀胱の排尿筋の収縮力や膀胱出口部の抵抗や尿道抵抗を反映する．
- 膀胱内圧測定は，膀胱内に水を注入しながら，膀胱内の圧力を連続的に計測する方法である．初期尿意時の膀胱容量，最大尿意時の膀胱容量，排尿時の膀胱内圧，膀胱のコンプライアンスなどを測定する．
- 括約筋筋電図は，理想的には尿道括約筋に電極を刺入して測定するのが好ましいが，手技的な問題からは肛門括約筋上に表面電極を設置し，前述の膀胱内圧測定と同時に測定する．尿道の機能障害を詳細に評価する．

- 膀胱内圧測定と括約筋筋電図検査の結果から，詳細な膀胱・尿道の機能障害を評価することができる．
- 前立腺容積測定には一般的にエコー検査が用いられている．

解答 ❺

1) 千野直一(監)：現代リハビリテーション医学，改訂第4版．pp190-193, 金原出版，2017

問題 36

健常者の T_1 強調 MR 画像で高信号を示すのはどれか．

❶ 脂肪
❷ 浮腫
❸ 関節液
❹ 脳脊髄液
❺ 椎間板髄核

解説

- MR画像検査は，強力な磁場におかれた生体内の水素原子にラジオ波を照射して共鳴現象を生じさせ，照射終了時に発生した電波をデータに変換し画像を構成する検査である．
- ラジオ波の照射終了時に組織内のプロトンが元の状態に戻ることを緩和と呼び，緩和には縦緩和と横緩和がある．
- 縦緩和速度を T_1（縦緩和時間），横緩和速度を T_2（横緩和時間）と呼ぶ時定数で表し，各組織や病変を T_1 強調 MR 画像，T_2 強調 MR 画像で識別することができる．
- 主な組織と病変の信号強度を表に示す．

表 MRI における信号強度

	T_2強調MR画像低信号	T_2強調MR画像等信号	T_2強調MR画像高信号
T_1強調MR画像高信号	血腫(7日以内：赤血球内メトヘモグロビン) 遅い流れ		血腫(14日以内：赤血球外メトヘモグロビン) 脂肪 脂肪髄(海綿骨)
T_1強調MR画像等信号	血腫(急性期：デオキシヘモグロビン) 硝子軟骨 脊髄 赤核・淡蒼球・黒質	筋 脳白質($T_1>T_2$) 脳灰白質($T_2>T_1$)	
T_1強調MR画像低信号	血腫(慢性期：ヘモジデリン) 皮質骨 石灰化 線維性組織(腱，靱帯) 速い流れ		水・関節液・脳脊髄液 椎間板 浮腫・炎症 囊胞 脱髄性疾患 大部分の腫瘍

〔篠田裕介：腫瘍性疾患．田中　栄，他(編)：整形外科レジデントマニュアル．p349，医学書院，2014 より一部改変〕

- MR画像上，白くみえる部分を高信号(high intensity)，黒くみえる部分を低信号(low intensity)と表現する．
- 脂肪は T_1 強調 MR 画像，T_2 強調 MR 画像ともに高信号を示す．
- 浮腫・関節液・脳脊髄液や椎間板髄核などの水成分が多い組織や病変は T_1 強調 MR 画像で低信号，T_2 強調 MR 画像で高信号を示す．

解答 ①

文献
1) 日本リハビリテーション医学会(監)：リハビリテーション医学・医療コアテキスト．pp59-60，医学書院，2018

問題 37

筋電図について正しいのはどれか．2つ選べ．

❶ 表面筋電図によって個々の運動単位の異常がわかる．
❷ 針筋電図によって個々の筋の短縮や延長がわかる．
❸ 刺入時電位は正常筋では針の停止と同時に消失する．
❹ 正常筋で随意収縮を強めていくと，干渉波が増加する．
❺ 針筋電図検査後に血清 CK 値は上昇しない．

解説

- 筋電図検査は，筋内の活動電位を測定する検査で，皮膚表面で活動電位を測定する表面筋電図と筋内に針電極を挿入し活動電位を測定する針筋電図に分類される．
- 表面筋電図は，針筋電図に比べ，侵襲が少ない，同時に多部位を測定することができる，運動中の測定も容易という利点がある．しかし，単一の筋の活動電位の測定は不可能であり，個々の運動単位の異常は検出できない．
- 針筋電図は，針電極を筋に刺入し，自然収縮や随意収縮により引き起こされる活動電位を記録し，病変の性質や部位を検索する検査である．
- 針筋電図検査は，運動単位(前角細胞，軸索，運動神経線維，神経終板，支配筋肉)の電気生理学的異常を検出する方法のため，筋の短縮や延長などの解剖学的異常は検出できない．
- 針電極を筋内に刺入した際に，一時的に生じる活動電位を刺入時電位(insertional activity)と呼び，針の停止と同時に消失し，電気的静止状態となる．
- 針筋電図検査で，正常筋を微小収縮させると，単一の運動単位活動電位(motor unit action potential；MUP)が検出できる．その後，筋の随意収縮を強めていくと複数の MUP を記録するため，MUP が互いに重なり合い，個々の MUP は区別できなくなる．この状態の活動電位を干渉波と呼び，収縮を強めると干渉波は増加する．
- 針筋電図検査では，筋内に針電極を挿入するため，筋の軽微な損傷を引き起こし，血清 CK 値が上昇する原因となることもある．

解答 ❸❹

文献
1) 日本リハビリテーション医学会(監)：リハビリテーション医学・医療コアテキスト．pp59-60，医学書院，2018

4 リハビリテーション治療

問題 38

物理療法と適応疾患との組合せで適切でないのはどれか．

1. パラフィン浴 ―― 関節リウマチ
2. 水中運動浴 ―― 変形性膝関節症
3. 近赤外線 ―― 肩手症候群
4. 極超短波 ―― 関節内出血
5. 交代浴 ―― 複合性局所疼痛症候群

解説

- 物理療法は大きく，温熱，寒冷，物理刺激に分類される．
- パラフィンは熱伝導率が低いため，湯と比較して高い50℃程度での温熱刺激が期待でき，関節リウマチのような慢性疾患に有効である．
- 水中運動浴は浮力による荷重関節や結合組織への負担軽減が期待でき，変形性膝関節症患者に負担の少ない抵抗運動訓練を提供できる．
- 肩手症候群は，外傷や片麻痺後に肩関節と手指の疼痛と腫脹，運動制限などを示す疾患で，現在は複合性局所疼痛症候群（complex regional pain syndrome；CRPS）に含まれる疾患である．疼痛緩和と局所血流の増加を目的に，近赤外線や交代浴が薬物療法と併用される．
- 近赤外線と同じ光線療法に含まれる極超短波は，照射部位の血流を増加し出血を悪化させるため，関節内出血のような出血またはその可能性がある部位に対しては禁忌である．

解答 ④

文献

1) 日本リハビリテーション医学会（監）：リハビリテーション医学・医療コアテキスト．pp75-77，医学書院，2018

問題 39

装具とその効果で誤っているのはどれか．

1. SOMI装具 ―― 頚椎の前後屈を制限
2. Halo（ハロー）装具 ―― 頚椎の強固な固定
3. Taylor（テーラー）型装具 ―― 胸腰椎の屈曲を制限
4. Jewett（ジュエット）型装具 ―― 胸腰椎の屈曲を制限
5. Williams（ウィリアムス）型装具 ―― 腰椎の屈曲を制限

> 解説

- SOMI装具（sternal occiput mandibular immobilization brace）（図1）は頭頸部と体幹を固定する金属支柱付頸椎装具である．既製装具であるが，支柱の長さ調節が可能で，アライメント調節も比較的容易であり，ある程度の通気性も保たれる．前方支柱で下顎部を支える顎受けは，前屈に対する制動効果は優れるが，装着したままでは咀嚼しにくい．また，後頭部を支える支柱が前方に向かって前胸部の胸骨プレートに固定されているため，臥位で装着できるが，後屈および側屈への制動能は前屈に比べやや劣る．
- Halo（ハロー）装具（図2）は，体外式脊椎固定術に用いられる，最も固定力のある頸椎固定器具である．経皮的に頭蓋骨に刺入したピンでハローリングを固定し，バーでベストと接続・固定する．頭部と胴部で固定するため，全運動方向への強固な固定が可能で，頸椎を外部から牽引を加えて固定することもできる．
- Taylor（テーラー）型装具（図3）は，上部腰椎から胸椎部を支持する胸腰仙椎装具である．後方の金属支柱と腋窩バンド，前面の腹部パッドで胸腰椎を伸展位に保持する．胸部を圧迫しない構造で，胸腰椎の屈曲，伸展，回旋を制限する．
- Jewett（ジュエット）型装具（図4）は，前方の胸骨部（胸骨パッド）と恥骨部（恥骨パッド），後方

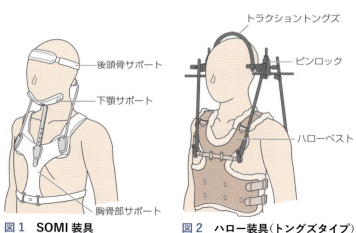

図1　SOMI装具

図2　ハロー装具（トングズタイプ）

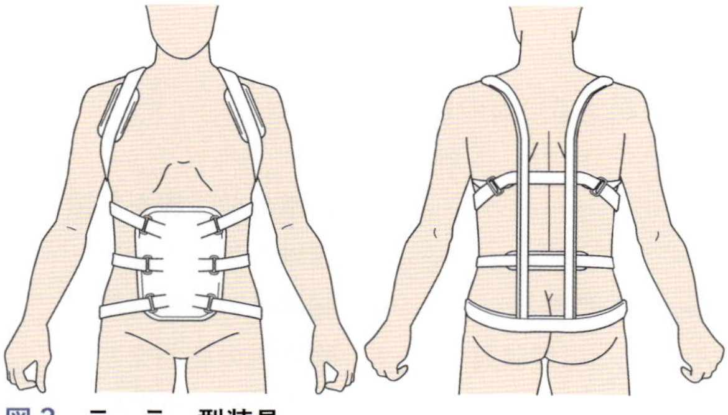

図3　テーラー型装具
胸椎屈曲：×

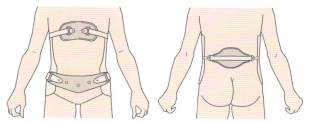

図4 ジュエット型装具
体幹屈曲：×，伸展：○

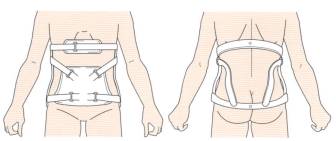

図5 ウィリアムス型装具
体幹屈曲：○，伸展：×

の胸腰椎移行部（胸腰椎パッド）の3点で固定する胸腰仙椎装具である．屈曲を制限するが，伸展は可能で，胸腰椎を伸展位に保持する．

- Williams（ウィリアムス）型装具（図5）は，過度の前弯を減少させて腰仙椎を屈曲位に保持する腰仙椎装具である．後方および側方の金属支柱と腹部パッドで，伸展と側屈を制限する．屈曲は制限されない．

解答 ❺

文献
1) 久保俊一，田島文博：イラストと写真でわかる実践装具療法―装具の選択と疾患別使用例―．金芳堂，2015
2) 日本整形外科学会／日本リハビリテーション医学会（監）：義肢装具のチェックポイント，第8版．pp240-253，医学書院，2014

問題40 下肢の症状と装具療法との組合せで適切でないのはどれか．

❶ 膝屈曲拘縮 ── ダイヤルロック式膝継手付き KAFO
❷ 膝折れ ── リングロック式膝継手付き KAFO
❸ 反張膝 ── 足関節背屈制限付き AFO
❹ 内反尖足 ── 金属支柱付き AFO
❺ 下垂足 ── プラスチック AFO

解説

- 長下肢装具（knee ankle foot orthosis；KAFO）は膝関節を含めて下肢の支持性が最も得られる

- 装具である．
- 短下肢装具(ankle foot orthosis；AFO)は主に足関節と足部に用いられる．
- 一般に金属支柱を用いたものは剛性が高く拘束力や矯正力が強いのに対し，プラスチック製のものは材質のたわみにより制動を行うため，剛性が低く拘束力や矯正力も弱い．
- ダイヤルロック式膝継手付き KAFO は，任意の角度に膝関節を固定できるため，拘縮に対して有効である．
- リングロック式膝継手付き KAFO は，膝関節を伸展位に固定することができる装具であるが，ダイヤルロック式膝継手のように調整機能はない．
- 内反尖足のような痙縮を伴う場合，痙縮にうち勝って矯正しなければならないため金属支柱付き AFO を用いることがある．
- 下垂足に対しては，足部の重量に抵抗するのみでよいため，プラスチック AFO を選択することが多い．
- 反張膝に対しては，足関節底屈制限を行うことで膝関節の過伸展を防止する．

 解答 ❸

📁 文献
1) 久保俊一，田島文博：イラストと写真でわかる実践装具療法―装具の選択と疾患別使用例―．pp103-107，金芳堂，2015
2) 日本整形外科学会/日本リハビリテーション医学会(監)：義肢装具のチェックポイント，第 8 版．pp216-218，222-228，医学書院，2014

 問題 41　靴べら式短下肢装具(shoe horn brace)で正しいのはどれか．2 つ選べ．
❶ 背屈角度が大きすぎると立脚期に膝折れが生じる．
❷ 内外反のコントロールは金属支柱付きと同等である．
❸ 靴の踵の高さに影響されずに使用できる．
❹ 金属支柱付きと比較すると耐用年数が長い．
❺ トリミングにより可撓性を調節する．

💬 解説
- 短下肢装具(ankle foot orthosis；AFO)には，プラスチック短下肢装具，継手付き短下肢装具，金属支柱付き短下肢装具などがあり，それぞれの基本的な機能特性を理解したうえで処方しなければならない．靴べら式短下肢装具(shoe horn brace)は代表的なプラスチック短下肢装具である．
- 短下肢装具では，立脚期に足関節の背屈を制動することで，下腿の前方への傾斜を制限して膝関節の屈曲を制御し，膝折れを軽減させることができる．
- 現在使われている短下肢装具の中で，内外反の矯正力が最も強力なものは両側金属支柱付き短下肢装具であり，将来の内反尖足変形の悪化にも対応しやすい．プラスチック短下肢装具にも内外反の矯正力はあるが，金属支柱には劣る．
- 装着時に使用する履物に大きな影響を受ける．たとえば，装具に合わせた履物より踵が高くなると膝関節屈曲方向に，踵が低くなると膝関節伸展方向への力が生じる．

- プラスチック短下肢装具は，軽量，外見がよい，汚れにくい，装具の上から靴が履きやすいなどの利点があるが，耐久性や調整性は金属支柱付き短下肢装具に劣っている．
- プラスチックは熱可塑性で，種類によって材料特性が異なるが，ポリプロピレンが主流である．プラスチックの厚さやトリミングの個所と量によって可撓性を設定することができ，矯正力の調整も可能である．

解答 ❶ ❺

文献
1) 久保俊一，田島文博：イラストと写真でわかる実践装具療法—装具の選択と疾患別使用例—．pp103-107，金芳堂，2015
2) 日本整形外科学会/日本リハビリテーション医学会(監)：義肢装具のチェックポイント，第8版．pp222-227，256-270，医学書院，2014

問題 42

次に挙げる下肢装具，義足，靴の構成要素のうち，足部内反矯正のために取り付けるのはどれか．

❶ T-strap
❷ Thomas heel
❸ Heel cushion
❹ Metatarsal bar
❺ Klenzak ankle joint

解説

- T-strap：足部内反矯正に使用する．外側から水平方向に内側支柱に向かって牽引するT字型のストラップである(図1)．
- Thomas heel：扁平足用の靴型装具に使用する．パッドやアーチサポートで支持し，側方の腰革を月型しんの延長で強化したうえで，靴のふまず部分の支持性の増強を目的としてその部分の直下にヒールを延長するものである(図2)．
- Heel cushion：踵接地の際の衝撃吸収や踏み返しを容易にするために用いる(図3)．

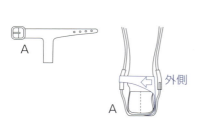

図1 T-strapによる矯正

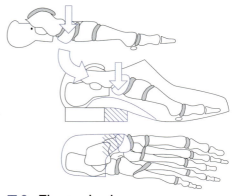

図2 Thomas heel

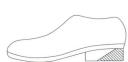 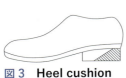 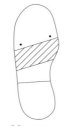 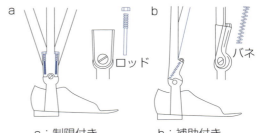

図3　Heel cushion　　図4　Metatarsal bar　　図5　金属支柱装具用の足継手

- Metatarsal bar：第1〜5中足骨頭のやや後方に1.5〜2 cmの幅で取り付ける．中足骨頭の免荷，足関節の可動域制限や疼痛のあるときの保護などを目的に使用する（図4）．
- Klenzak ankle joint：金属支柱付き下肢装具の足継手に使用する部品である（図5）．ロッドを調整することで，足関節の可動域を設定する．コイルスプリングにより背屈補助機能をもたせることもできる．

解答 ❶

1）日本整形外科学会/日本リハビリテーション医学会(監)：義肢装具のチェックポイント，第8版．pp221, 235, 医学書院, 2014

問題43

車椅子の写真を示す．使われて**いない**部品はどれか．

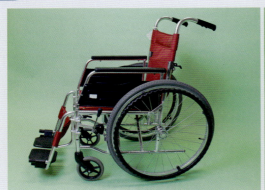 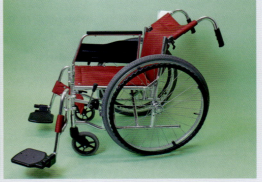

❶ ハンドリム
❷ キャリパーブレーキ
❸ 着脱式アームサポート
❹ 開閉式フット・レッグサポート
❺ 背折れ式バックサポート

解説

- 車椅子は大別すると，1）手動車椅子，2）介助型車椅子，3）電動車椅子などの種類があり，ほかにはスポーツ用，入浴用などの特殊なものがある．手動車椅子は，一般的に駆動輪（後輪）（図の j）に設置されたハンドリム（図の i）を利用者自身が操作して駆動する．
  介助型車椅子は，介助者が駆動および操作を行うことを前提にしているため後輪にはハンドリムがなく，直径も手動車椅子のものに比べて小さい．電動車椅子はモーターを使った駆動装置を搭載し，ジョイスティックなどのコントロール部分を操作して使用する．問題の写真は手動車椅子であり，後輪が大きく，その外側にハンドリムがついている．
- アームサポート（図の b）はいわゆる肘掛けであるが，姿勢を維持したり，起立・着座時の支持物となるなどの役割もある．側方移乗を行う場合には妨げとなるため，開き式，跳ね上げ式，落とし込み式，横倒し式，着脱式などの可動式のものを用いる．写真の車椅子は，着脱式のアームサポートであり，写真右において左のアームサポートが外されている．
- フットサポート（図の f）およびレッグサポート（図の e）は，それぞれ足部，下腿を支持する装置である．移乗時に移乗先に車椅子をできるだけ近付けたいときなどには，着脱式や開き式のものが便利である．開き式では，写真右のようにフット・レッグサポートを左右に回転させて側方に移動させることができる．
- 背折れ式バックサポートでは，背もたれ部分を折り曲げることが可能であり，コンパクトに折りたたんで収納・運搬することができる．
- 車椅子のブレーキとしては，一般的にトグルブレーキまたはレバーブレーキが用いられている．いずれも金属バーを駆動輪に押し付けることで制動を行う．左右両方にあり，停車しておく際には安全のために必ず左右両方のブレーキをかけるようにする（図の h）．介助型車椅子のブレーキとしては，自転車などでよく用いられているキャリパーブレーキが使用されることが多い．手押しハンドル部分に装着されたブレーキレバーを握ることで，駆動輪を挟んで制動する（図の k）．

解答 ❷

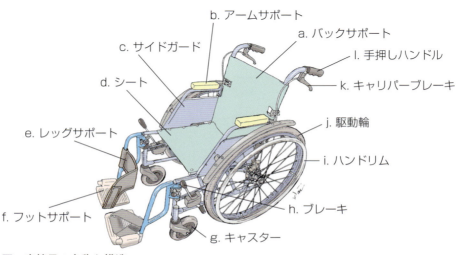

図　車椅子の名称と構造

文献
1) 日本整形外科学会/日本リハビリテーション医学会(監)：義肢装具のチェックポイント，第8版．医学書院，2014
2) 久保俊一，田島文博：イラストと写真でわかる実践装具療法—装具の選択と疾患別使用例—．金芳堂，2015

問題 44

車椅子のチェックポイントで誤っているのはどれか．

❶ バックサポートの高さは，腋窩の下方約10cmが標準である．
❷ 座位保持時に，膝窩部にはシート前縁から3〜5cmの余裕がある．
❸ アームサポートの高さは，肩0°，肘90°屈曲して前腕尺側と一致させる．
❹ 座幅は大転子部で両側とも2〜3cmの間隔を置くようにする．
❺ フットサポートの高さは，床面より5cm以上とする．

解説

- バックサポートの高さは，腋下高(シート面から腋の下までの垂直距離)の値を基準にする場合，クッションによるシート高の増加分を考慮したうえで，それより5〜10cm低く設定する．
- シートの奥行きは，長すぎるとシート前端が膝窩に当たり褥瘡を作る原因ともなる．バックサポートに殿部がつく状態で膝窩部とシート前端の距離が2.5〜5cmとなることが基本である．
- アームサポートの高さは，肘頭高(肩0°，肘90°屈曲にした際のシート面から肘下縁までの垂直距離)よりも1〜2cm高く設定するのが基本である．低いと姿勢保持時に体幹への負担が大きくなる．
- 座幅(シート幅)は，座位をとったときの殿幅(殿部における左右に最も突出した部位間の水平距離で，両大転子間の距離となることが多い)に2cmを加えた長さを基本とする．幅が広すぎると自走する場合に駆動しにくく，幅が狭いと大転子部の褥瘡の原因となりうる．
- フットサポート高は，床からフットサポート最下端までの垂直距離であり，障害物に移動が妨げられないよう，5cmの高さに設定するのが基本である．

解答 ❸

文献
1) 日本整形外科学会/日本リハビリテーション医学会(監)：義肢装具のチェックポイント，第8版．医学書院，2014
2) 久保俊一，田島文博：イラストと写真でわかる実践装具療法—装具の選択と疾患別使用例—．金芳堂，2015

問題 45

両松葉杖歩行について正しいのはどれか．2つ選べ．

① 腋窩で体重を支持する．
② 握りは大転子の位置とする．
③ 最も速いのは大振り歩行である．
④ 4点歩行では左松葉杖の次に左下肢を出す．
⑤ 2点歩行では左松葉杖と左下肢を同時に出す．

解説

- 松葉杖は脇あてと2本の側弓，握り，支柱および先ゴムからなる松葉形の杖で固定型と伸縮型があり，材質には木製と金属製とがある．
- 松葉杖の使用は上肢機能が良好である必要があり，腋窩で支持するのではなく，上肢と体幹ではさみこんで固定し握り手に体重をのせる．腋窩で体重を支持すると腋窩での圧迫性神経障害が生じる恐れがあるため，腋窩は脇あてからは2,3横指あけるようにする．握り手が大転子の高さに一致し，肘は20〜30°屈曲するように調整する．
- 両松葉杖歩行は基本となる4点歩行とその進化形の2点歩行があり，両松葉杖では体重の80％の支持が可能とされている．4点歩行では「右松葉杖-左下肢-左松葉杖-右下肢」の順に，2点歩行では「右松葉杖と左下肢-左松葉杖と右下肢」の順に前進する．
- 両松葉杖による大振り歩行では，正常歩行と比較して強い身体的努力が必要となり，遊脚相においては両上肢と肩甲帯の筋系で一歩ごとに身体全体を持ち上げて前方へ振り出さねばならないため，生理的労力は高くなるが，速度は速い．一方，交互歩行は肩への負担が少なく下肢への部分荷重支持を維持するが，速度は遅くなる．

解答 ②③

文献

1) 日本整形外科学会/日本リハビリテーション医学会（監）：義肢装具のチェックポイント，第8版．pp366-368，医学書院，2014
2) Perry J, et al：Gait Analysis：Normal and Pathological Function, 2nd ed. Slack Incorporated, New Jersey, 2010

問題 46

疾患別リハビリテーションの算定日数上限の除外対象でないのはどれか．

① 高次脳機能障害
② 重度の頚髄損傷
③ 大腿骨頚部骨折
④ 多部位外傷
⑤ 慢性閉塞性肺疾患

解説

- 疾患別リハビリテーションの算定日数の上限の除外対象患者は，回復期リハビリテーション病棟入院料を算定する患者，回復期リハビリテーション病棟入院料を算定し退院後から3か

月以内の患者，難病患者リハビリテーション料に規定する患者，障害者リハビリテーション料に規定する患者，先天性または進行期の神経・筋疾患の患者，疾患別リハビリテーションに規定する患者でリハビリテーション治療の継続が必要と認められる患者など以外には，次のような疾患の患者が該当する．
○失語症，失認及失行症の患者
○高次脳機能障害の患者
○重度の頸髄損傷の患者
○頭部外傷及多部位外傷の患者
○慢性閉塞性肺疾患(COPD)の患者
○心筋梗塞の患者，狭心症の患者
○軸索断裂の状態にある末梢神経損傷(発症後1年以内のものに限る)の患者
○外傷性の肩関節腱板損傷(受傷後180日以内のものに限る)の患者

解答 ❸

文献
1) 医科点数表の解釈　平成30年4月版．社会保険研究所，2018

筆記試験

各論

1

脳血管障害・頭部外傷

問題 47

脳血管と支配領域の組合せで正しいのはどれか．2つ選べ．

1. 前大脳動脈 ── 内包
2. 中大脳動脈 ── 尾状核
3. 後大脳動脈 ── 視床
4. 前下小脳動脈 ── 中脳
5. 後下小脳動脈 ── 延髄

解説

- 大脳基底核周辺は，前大脳動脈(anterior cerebral artery；ACA)，中大脳動脈(middle cerebral artery；MCA)，後大脳動脈(posterior cerebral artery；PCA)，内頚動脈(internal carotid artery；ICA)といったさまざまな血管の分枝により血流を得る．内包後脚，尾状核，視床の血管支配を覚えておくことが臨床上でも役立つポイントとなる．
- 内包前脚および被殻は外側線条体動脈(MCA からの穿通動脈)より血流を得る．
- 内包後脚は前脈絡叢動脈領域(ICA からの穿通動脈)より血流を得る．
- 尾状核は内側線条体動脈(ACA からの穿通動脈)より血流を得る．
- 視床は主に PCA の穿通枝より（一部は後交通動脈より）血流を得る．
- 中脳は正中領域には脳底動脈から分枝する動脈が分布する．外側領域，背側領域では PCA からの枝が分枝し，一部には前脈絡叢動脈からの枝も分布する．
- 脳幹，小脳に分布する血管は椎骨脳底動脈とそこから分岐する左右の上小脳動脈(superior

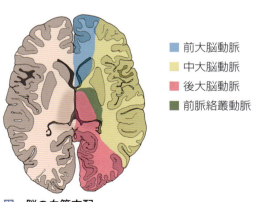

図　脳の血管支配

cerebellar artery；SCA），前下小脳動脈（anterior inferior cerebellar artery；AICA），後下小脳動脈（posterior inferior cerebellar artery；PICA）の 3 本の動脈より主に構成される（図）．
- 延髄に分布する血管は前内側延髄枝，前外側延髄枝，外側延髄枝，後延髄枝の 4 本が知られている．前内側延髄枝は椎骨動脈と前脊髄動脈から，前外側延髄枝は前内側延髄枝から分枝する．外側延髄枝は PICA，椎骨動脈，脳底動脈の枝で形成される．後延髄枝は AICA から形成される．
- 橋は脳底動脈から分枝する 3 本の穿通枝である傍正中動脈，短回旋動脈，長回旋動脈によって橋腹側部と橋被蓋が栄養される．他には AICA や SCA も関与している．

解答 ③⑤

問題 48

高血圧性脳出血で最も多い部位はどれか．

① 小脳
② 橋
③ 皮質下
④ 被殻
⑤ 視床

解説

- わが国では，毎年約 30 万人が脳血管障害を発症しており，脳血管障害の既往をもつ患者は約 130 万人と推定される．
- 脳血管障害は，以前はわが国における死因の第 3 位であったが，2018 年の時点では第 4 位であり，要介護状態となる原因疾患の第 1 位である．
- 脳血管障害は，脳梗塞，脳出血，くも膜下出血の 3 つに分類され，脳出血のうち約 80％は高血圧性であり，その他の原因としてはアミロイドアンギオパチー（高齢者の皮質下出血として発症する），脳腫瘍，脳動静脈奇形，もやもや病，抗凝固薬投与によるものなどがある．
- 脳出血は被殻，視床，脳幹，小脳，皮質下などに発症するが，最も多いのは被殻である．

解答 ④

文献
1) 日本リハビリテーション医学会（監）：リハビリテーション医学・医療コアテキスト．p94，医学書院，2018

問題 49

ラクナ梗塞で正しいのはどれか．2 つ選べ．

① 症候性てんかんの原因となりやすい．
② 高次脳機能障害を高率に伴う．
③ 画像上，一般的には直径 15 mm 以下の梗塞巣として認められる．
④ 危険因子のひとつに高血圧がある．
⑤ 再発予防にワルファリンカリウムが用いられる．

解説

- 脳梗塞は，ラクナ梗塞，アテローム血栓性脳梗塞（脳主幹動脈のアテローム硬化性狭窄・閉塞による），心原性脳塞栓症（心房細動が原因の70％を占める），その他の脳梗塞（脳動脈解離，血管炎，凝固線溶系の異常などによる），原因不明の脳梗塞に分類される．
- ラクナ梗塞は一般的には15 mm以下の小梗塞で，大脳基底核，視床，内包，放線冠，橋などの穿通枝領域に生じる．
- 発症機序としては，細小動脈の脂肪硝子変性（lipohyalinosis）や小粥腫（microatheroma），穿通枝近位部である主幹動脈からの分岐部に存在するアテローム血栓があげられる．Lipohyalinosisは高血圧と関連が強く，5 mm以下の梗塞を生じ，microatheromaは10 mm以上の病変を形成する．前者は無症候性のことが多く，後者は症候性となりやすい．
- 発症様式の多くは，数時間から数日にかけて進行する血栓性様式であるが，突発完成の塞栓性様式のこともある．
- 症状は比較的単純なことが多く，pure motor hemiparesis，ataxic hemiparesis などが多い．基本的に意識障害，高次脳機能障害（失語，失行など），症候性てんかんを生ずることはなく，これらがあれば主幹動脈の梗塞を考える．
- 非心原性脳梗塞の再発予防には，抗凝固薬よりも抗血小板薬の投与を行うよう勧められ，❺のワルファリンカリウムは抗凝固薬であるため誤りである．

解答 ❸❹

文献
1) 日本リハビリテーション医学会（監）：リハビリテーション医学・医療コアテキスト．p94，医学書院，2018
2) 水野美邦（編）：神経内科ハンドブック―鑑別診断と治療，第3版．p532，医学書院，2002
3) 日本脳卒中学会ガイドライン委員会（編）：脳卒中治療ガイドライン2015［追補2017対応］．協和企画，2017

問題 50

外傷性脳損傷に関して誤っているのはどれか．

❶ びまん性軸索損傷では前頭葉眼窩面の損傷が多い．
❷ 脳実質へのせん断力によってびまん性軸索損傷が起こる．
❸ 注意障害が高率に認められる．
❹ 社会的行動障害の1つに感情コントロール低下がある．
❺ 意識障害の期間と予後に相関がある．

解説

- 頭部外傷は，頭皮挫傷や頭皮下出血など軽微なものと，脳に損傷が及ぶ脳外傷（traumatic brain injury；TBI）に大別される．
- 脳外傷には，急性硬膜外血腫，急性硬膜下血腫，脳挫傷，脳内血腫，びまん性軸索損傷などが含まれ，局所性損傷とびまん性損傷に分けられる．若年者は交通外傷によるびまん性損傷，高齢者では転倒・転落による局所性損傷が多い．
- びまん性軸索損傷の障害部位として頻度が高いのは中脳・橋被蓋部，脳梁，傍矢状部，海馬

回，脳室周囲などである．
- びまん性軸索損傷では頭部の回転性加速，減速による脳実質へのせん断力によって損傷が生じる．頭蓋内に明らかな占拠性病変がみられないのにもかかわらず外傷直後より意識障害が続くことがあり，意識障害の期間と予後に相関がある．
- びまん性軸索損傷の症状は部位や程度によってさまざまであるが，運動失調や片麻痺のほか，認知機能障害，注意障害，易怒性やうつ状態などの情動障害や脱抑制といった感情コントロールの低下，アパシー，遂行機能障害などがみられる．

解答 ❶

 文献
1) 日本リハビリテーション医学会(監)：リハビリテーション医学・医療コアテキスト．p103, 医学書院, 2018
2) 水野美邦(編)：神経内科ハンドブック—鑑別診断と治療, 第3版．p601, 医学書院, 2002

問題 51

Wallenberg 症候群（延髄外側症候群）の特徴として正しいのはどれか．2つ選べ．

❶ 病巣側への舌偏倚
❷ 病巣側の Horner 症候群
❸ 非病巣側の顔面神経麻痺
❹ 非病巣側の上下肢小脳失調
❺ 非病巣側の上下肢温痛覚障害

解説

- Wallenberg 症候群（延髄外側症候群）は，後下小脳動脈あるいは椎骨動脈の血行障害が原因となることが多い．
- 臨床症状としては，下小脳脚の障害による病巣側の上下肢小脳失調，網様体の障害による病巣側の Horner 症候群（縮瞳，眼裂狭小，眼球陥凹），外側脊髄視床路の障害による病巣側の顔面および非病巣側の体幹・上下肢温痛覚障害，疑核の障害による嚥下障害，嗄声，構音障害などがみられる．初期には前庭神経が刺激を受けるため回転性めまいを伴うこともある．
- 延髄外側の障害であるため，内側を通る錐体路（運動系の経路）や内側毛帯（深部覚の経路）は障害されないことが特徴である．舌下神経麻痺も伴わないのが特徴であり，病巣側の舌萎縮と麻痺は Dejerine 症候群（延髄内側症候群）でみられる．

解答 ❷❺

脳血管障害・頭部外傷

問題 52

Gerstmann症候群に含まれる症状はどれか．2つ選べ．

1. 失算
2. 失読
3. 失行
4. 失語
5. 失書

解説

- Gerstmann症候群は優位半球の角回を中心とする病変で，手指失認，左右失認，失算，失書の4徴候を呈するが，4徴候がすべてそろうことはあまり多くない．
- 手指失認は，自分の指の呼称ができず，また名前を言われても指すことができない症状であり，右手にも左手にもみられる．他人の指についても同様の現象がみられる．
- 左右失認は，左右の概念の弁別障害で，"左手を挙げる""右の耳を指す"などの指示に正確に応じることができない．"右手で左の耳に触る"など2つの体部位を含む課題では症状がより明らかとなる．
- 失算は，暗算でも筆算でも障害がみられる．失算の内容は多彩で，1)数の概念の理解・表出が障害されて数字のもつ意味が分からなくなる場合，2)数の概念の障害はなく，計算の概念も保たれているにも関わらず数配列が混乱し，位取りもできなくなる空間性失算がみられる場合，3)数の概念は障害されないが，計算の概念が障害され，繰り上げ，位取りなどの異常がみられる場合などが知られている．
- 失書には，錯書が前景にでる言語障害性(失語性)失書，文字の形がくずれる構成失書がみられる．

解答 ①⑤

文献

江藤文夫，他（編）：Clinical Rehabilitation 別冊　高次脳機能障害のリハビリテーション Ver. 2．pp58-59，医歯薬出版，2004

問題 53

Broca失語の言語症状で誤っているのはどれか．

1. 喚語困難
2. 復唱の障害
3. 音読の障害
4. 非流暢な発話
5. 聴覚理解の障害

解説

- 失語症は，脳の言語中枢の損傷によって，それまでは正常に機能していた言語機能が低下あるいは障害された状態である．言語中枢としては，Broca野(運動性言語中枢)と呼ばれる優位半球下前頭回(Brodmann野44と45)と，Wernicke野(感覚性言語中枢)と呼ばれる優位半

表　失語症のタイプ分類

	病巣部位	自発言語	聴覚理解	呼称	復唱	書字	読字	備考
Broca 失語	Broca 野（左下前頭回）	× 非流暢性	○〜△	△〜×	×	×	△〜×	発話量は減少．発話は努力性．
Wernicke 失語	Wernicke 野（左上側頭回）	× 流暢性	×	×	×	×	×	錯語，語健忘，ジャルゴンあり．
全失語	左シルビウス裂周囲の大病巣	× 非流暢性	×	×	×	×	×	数語の残語，発声が残る程度．
伝導失語	左頭頂葉（縁上回，弓状束）	× 流暢性	○〜△	×	×	×	△	音韻性錯語がみられる．
健忘失語	局在なし（左角回，前部側頭葉）	△ 流暢性	○	×	○	△	○〜△	語健忘，迂言がみられる．
アナルトリー（純粋語唖）	左中心前回	△ 非流暢性	○	○〜△	×	○	△	構音の誤りには一貫性がない．

球上側頭回（Brodmann 野 22）の 2 領域がある．

- 自発言語，聴覚理解，呼称，復唱，書字，読字などそれぞれの言語機能を評価し，その結果から失語症のタイプ分類が行われる（表）．わが国では標準失語症検査（Standard Language Test of Aphagia；SLTA）や WAB 失語症検査日本語版を用いて評価されることが多い．
- Broca 失語では．発話が努力性で非流暢となり，句の長さは短く音のゆがみがみられ，呼称の障害である喚語困難，復唱の障害，音読の障害を呈する．聴覚理解は比較的良好に保たれる．
- Wernicke 失語では，聴覚理解が著しく障害される．発話は流暢であるが，錯語が頻発して会話が空疎で内容に乏しくなるジャルゴンがみられる．
- 全失語とは，最も重度な失語症のタイプであり，全般的に言語機能が障害される．
- 伝導失語では，復唱の障害が顕著であり，健忘失語（失名詞失語）では，喚語困難が中核となる．

解答 ❺

📚 文献
1) 日本リハビリテーション医学会（監）：リハビリテーション医学・医療コアテキスト．pp107-108，医学書院，2018

問題 54 左半側空間無視について誤っているのはどれか．

❶ 見えていることを認識しない．
❷ 観念運動失行を合併することが多い．
❸ 半側身体失認を合併することが多い．
❹ 目印をつけて左側を向かせる方法が有効である．
❺ プリズム順応を起こさせるには空間が左へずれる眼鏡を使用する．

解説

- 半側空間無視(unilateral spatial neglect；USN)は，視覚や聴覚に異常がないにもかかわらず，左右どちらか一方にある対象物に気がつかなかったり，どちらか一方からの刺激に反応できない状態であり，同名半盲との鑑別が難しいこともある．半側空間失認(unilateral spatial agnosia)は同義語として用いられているが，厳密には「失認」ではなく，「注意障害」と考えられているため，半側空間無視の用語のほうが一般的である．
- 半側空間無視は，左大脳半球頭頂葉後部の病変による右半側空間無視もみられるが，通常は右大脳半球頭頂葉後部の病変による左半側空間無視のほうが多く，右半球の脳血管障害の約4割にみられる．同名半盲との鑑別は難しく，無視側の視野の同名半盲を伴っていることが多いが，半盲があれば半側空間無視を必ず生じているわけではなく，半側空間無視は半盲などの視野障害あるいは眼球運動障害が原因で起こるものではないと考えられている．半側身体失認を合併することも多い．
- 左半側空間無視では，左側に置かれた食事に手をつけない，テレビ画面に映る左側の画像を見落とす，新聞や雑誌を左側まで読み進められない，絵を描く際に左側だけ書き忘れてしまう，歩行時に左側の物体にぶつかるなどの症状がみられる．
- 評価の机上課題としては，線分二等分課題(20 cmの直線を二等分させる)，模写課題(時計や花の絵を模写させる)，抹消課題(図)がある．総合的な評価法としては，机上の検査と行動場面での検査から構成される行動性無視検査(Behavioral Inattention Test；BIT)がある．
- 半側空間無視の予後には，病巣の広がりが最も影響するといわれている．そのほかに，片麻痺などの運動障害や感覚障害，あるいは注意機能障害や認知機能障害の影響がこれに加わる．また，年齢的には高齢者のほうが予後不良となる．
- 訓練場面では目印をつけて左側を向かせる方法が有効である．感覚と運動の協調にアプローチする方法としてプリズム順応があり，左半側空間無視では空間が左へずれるプリズム眼鏡を使用する．標的を指し示す動作を繰り返すことで，眼鏡を外した後に半側空間無視の改善が数時間〜数週間継続したと報告されている．
- 観念運動失行では，病前に行うことができた習慣的行為を言語命令や模倣命令に応じて遂行

線分抹消課題

図形(星)課題

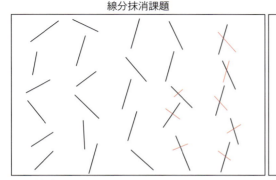
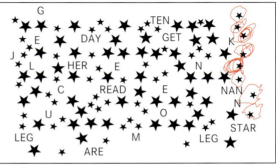

図　抹消課題
紙面上のターゲットに印をつけていく．紙面左側のターゲットにやり残しがあり，左半側空間無視があると診断する．

することができなくなる．たとえば，おいでおいでやバイバイの動作ができなくなる．左頭頂葉の縁上回がその責任病巣であるとされている．
- 左半側空間無視に観念運動失行の合併が多いということはない．

解答 ❷

文献
1) 日本リハビリテーション医学会(監)：リハビリテーション医学・医療コアテキスト．pp108-109，医学書院，2018
2) 小林一成，米本恭三：失行・失認．米本恭三(監)：最新リハビリテーション医学．pp133-139，医歯薬出版，1999
3) 武田克彦：半側空間無視と同名半盲．Clin Neurosci 16：24-25，1998

問題 55

片麻痺の上肢機能評価でBrunnstrom Stage Ⅳを規定する動作はどれか．2つ選べ．

❶ 腰の後ろに手を持っていくことが可能
❷ 肘伸展・前腕回内位で肩外転90°が可能
❸ 肘伸展位で手を頭上まで前方挙上可能
❹ 肘伸展位・肩屈曲位90°での回内外可能
❺ 肘を体幹につけ直角に屈曲し，前腕回内外可能

解説

- Brunnstrom Stageは脳血管障害による片麻痺の重症度を，上肢，手指，下肢体幹のそれぞれについて次のとおり6段階で評価する．
  Stage Ⅰ：随意運動なし(弛緩性麻痺)
  Stage Ⅱ：連合反応が誘発され，体の一部を強く動かすと，他の麻痺した部位まで筋収縮や運動が出現する．
  Stage Ⅲ：共同運動パターンの出現．屈筋と伸筋2種類の共同運動パターンがある．
  Stage Ⅳ：分離運動の出現．共同運動の支配は残存しているものの，それぞれの関節が分離して動くようになる．
  Stage Ⅴ：共同運動が消失し分離運動が全般的に可能となる．
  Stage Ⅵ：分離運動が自由にできるようになる
- 各ステージの検査課題を表にまとめた．
- Brunnstrom Stage Ⅳは共同運動パターンから分離しはじめた状態で，下記の運動が可能となる．
  1) 手を腰の後ろに動かせる．
  2) 肘伸展位で肩屈曲90°．
  3) 肘屈曲90°で前腕回内外．
- 腰の後ろに手を持っていくことが可能となるのはBrunnstrom Stage Ⅳである．
- 肘伸展・前腕回内位で肩外転90°が可能となるのはBrunnstrom Stage Ⅴである．
- 肘伸展位で手を頭上まで前方挙上可能となるのはBrunnstrom Stage Ⅴである．
- 肘伸展位・肩屈曲位90°での回内外可能となるのはBrunnstrom Stage Ⅴでは不可能であり，

表　Brunnstrom テスト（Brunnstrom Test/回復段階：recovery stage）

内容(Stage)	検査課題		
	上肢(Stage III以降は座位で施行)	手指(姿勢の指定なし)	体幹と下肢
I	・随意運動が認められない	・弛緩性麻痺	・弛緩性麻痺	・弛緩性麻痺
II	・共同運動が一部出現 ・連合反応が誘発される	・わずかな屈筋共同運動 ・わずかな伸筋共同運動	・わずかな指屈曲	・下肢のわずかな随意運動
III	・十分な共同運動が出現	・明らかな関節運動を伴う屈筋共同運動 ・明らかな関節運動を伴う伸筋共同運動	・指の集団屈曲で握ることが可能だが，離すことができない	・座位・立位：明らかな関節運動を伴う屈筋共同運動
IV	・分離運動が一部出現	・手を腰の後ろに動かせる ・肘伸展位で肩屈曲90° ・肘屈曲90°前腕回内外	・横つまみ可能で母指の動きで離すことも可能 ・わずかな指伸展	・座位：足を床上に滑らせながら膝屈曲90°以上 ・座位：踵接地での足背屈
V	・分離運動が全般的に出現	・肘伸展・前腕回内位で肩外転90° ・肘伸展位で上肢を屈曲して頭上まで挙上 ・肘伸展位で前腕回内外	・対向つまみ ・円筒握り，球握り ・指の集団伸展	・立位：股伸展位にて膝屈曲 ・立位：膝伸展位にて足背屈
VI	・分離運動が自由にできる． ・やや巧緻性にかける	・ステージVまでの課題がすべて可能で，健側と同程度にスムーズに動かせる	・ステージVまでの課題がすべて指の分離運動が可能 ・指伸展が全可動域で可能	・立位：股外転 ・座位：下腿の内外旋（足関節の内外返しを伴う）

すべての分離運動が可能となる必要があるため，Brunnstrom Stage VIである．
・肘を体幹につけ直角に屈曲し，前腕回内外可能となるのは Brunnstrom Stage IVである．

解答 ❶❺

問題 56

脳卒中片麻痺上肢のリハビリテーション診療で正しいのはどれか．2つ選べ．

❶ Modified Ashworth Scale は痙縮の評価に用いられる．
❷ 肩手症候群に対して関節可動域訓練は行わない．
❸ 肘の屈曲拘縮に対しアームスリングが用いられる．
❹ 上肢機能訓練に拘束運動療法（CI療法）がある．
❺ 発症から6か月間は利き手交換を行わない．

💬 解説

・改訂Ashworthスケール（Modified Ashworth Scale）は最も広く用いられている痙縮の評価ス

ケールである．0〜4に1＋を加えた6段階で（表，→次頁），徒手的に評価する．脳卒中の上肢機能評価尺度としては，ARAT（Action Research Arm Test），WMFT（Wolf Motor Function Test），脳卒中上肢機能検査（Manual Function Test；MFT）などがあり，脳卒中治療ガイドラインでは，評価は，汎用され，信頼性，妥当性が検証されている評価尺度を用いるように勧めている．

- 肩手症候群は，神経損傷を伴わない CRPS（complex regional pain syndrome）の type I である．脳卒中の重度運動麻痺に生じやすく，不用意な微小外傷が関与するといわれているため，適切なポジショニングが重要である．ステロイド内服治療にエビデンスがあり，関節可動域訓練は愛護的に実施する．
- 脳卒中片麻痺患者において臨床上しばしばみられる合併症の1つに肩関節亜脱臼があり，予防と矯正の目的で三角巾やアームスリングが用いられる．
- 拘束運動療法（CI療法）は非麻痺側上肢運動をスリングなどで制限して，麻痺側の運動を誘導しようとする治療法であり，RCTによりエビデンスも確立し，脳卒中治療ガイドラインにもグレードAとして記載されている．"麻痺側上肢を使わざるを得ない状況"におき，麻痺側上肢を試行錯誤のなかから意図通りに動かす方法と物品操作での患肢の使い方を学ぶことで，随意性と実用性の向上を目指す．
- 脳卒中片麻痺における上肢訓練ではペグボード，サンディング，プーリー，バイオフィードバックなどさまざまな訓練があり，ペグボードは手指巧緻性運動や協調運動訓練に使用され，サンディングやプーリーは上肢近位の筋力強化や関節可動域訓練に使用される．利き手が実用手まで回復しない場合，利き手交換に向けた訓練を取り入れていくことがあるが，"発症から6か月間は利き手交換を行わない"という決まりはない．利き手交換の書字訓練では，ひらがなはカタカナや漢字と比較して曲線が多く含まれるため難易度が高いものとなる．

解答 ❶❹

文献
1) 日本脳卒中学会ガイドライン委員会（編）：脳卒中治療ガイドライン2015［追補2017対応］．協和企画，2017

問題 57

Modified Ashworth Scale で「筋緊張の増加がほぼ全可動域を通して認められるが，容易に可動させることは可能である」はどれか．

❶ Grade 0
❷ Grade 1
❸ Grade 2
❹ Grade 3
❺ Grade 4

解説

- 改訂Ashworthスケール（Modified Ashworth Scale）は痙縮を有する患者における他動運動時の筋緊張の客観的評価法で，Ashworth ScaleのGrade 1を1と1＋に分け，次のとおり痙縮の強度を合計6段階に分類する（表）．

解答 ❸

表 Modified Ashworth Scale

スコア	Modified Ashworth Scale
0	筋緊張に亢進なし.
1	軽度の筋緊張の亢進あり．屈伸・伸展運動にて，引っかかりと消失，あるいは最終可動域に若干の抵抗感あり．
1+	軽度の筋緊張増加あり．引っかかりが明らかで，可動域の1/2以下の範囲で若干の抵抗感がある．
2	筋緊張の増加がほぼ全可動域を通して認められるが，容易に動かすことができる．
3	かなりの筋緊張の増加があり，他動運動は困難である．
4	固まっていて，屈曲あるいは伸展ができない．

問題 58 NIHSS（National Institute of Health Stroke Scale）の評価に<u>ない</u>項目はどれか．

❶ 運動失調
❷ 顔面麻痺
❸ 構音障害
❹ 意識障害
❺ 嚥下障害

 解説

- NIHSS（National Institute of Health Stroke Scale）は脳卒中重症度評価スケールの1つである．意識レベル，注視，視野，顔面麻痺，四肢麻痺，運動失調，感覚，言語，構音障害，消去/無視の項目について評価する．各項目ともに点数が高いほど重症度も高くなり最大で42点となるように設定されている（次頁の表）．
- 嚥下障害に関する項目はないため，解答は❺となる．

解答 ❺

文献
1) 日本脳卒中学会脳卒中ガイドライン委員会（編）：脳卒中治療ガイドライン2015[追補2017対応]．協和企画，2017

表 NIHSS（National Institute of Health Stroke Scale）

項目	スコア		番号
意識レベル	0＝覚醒 1＝簡単な刺激で覚醒	2＝反復刺激や強い刺激で覚醒 3＝（反射的肢位以外は）無反応	1A
意識レベル 質問	0＝2問とも正答 1＝1問に正答	2＝2問とも誤答	1B
意識レベル 従命	0＝両方の指示動作が正確に行える 1＝片方の指示動作のみ正確に行える	2＝いずれの指示動作も行えない	1C
注視	0＝正常 1＝部分的注視麻痺	2＝完全注視麻痺	2
視野	0＝視野欠損なし 1＝部分的半盲（四分盲を含む）	2＝完全半盲（同名半盲を含む） 3＝両側性半盲（皮質盲を含む全盲）	3
顔面麻痺	0＝正常 1＝軽度の麻痺	2＝部分的麻痺 3＝完全麻痺	4
左腕	0＝下垂なし（10秒間保持可能） 1＝10秒以内に下垂 2＝重力に抗するが10秒以内に落下	3＝重力に抗する動きがみられない 4＝全く動きがみられない	5a
右腕	0＝下垂なし（10秒間保持可能） 1＝10秒以内に下垂 2＝重力に抗するが10秒以内に落下	3＝重力に抗する動きがみられない 4＝全く動きがみられない	5b
左脚	0＝下垂なし（5秒間保持可能） 1＝5秒以内に下垂 2＝重力に抗するが5秒以内に落下	3＝重力に抗する動きがみられない 4＝全く動きがみられない	6a
右脚	0＝下垂なし（5秒間保持可能） 1＝5秒以内に下垂 2＝重力に抗するが5秒以内に落下	3＝重力に抗する動きがみられない 4＝全く動きがみられない	6b
運動失調	0＝なし 1＝1肢にあり	2＝2肢にあり	7
感覚	0＝正常 1＝軽度～中等度の障害	2＝高度の障害	8
言語	0＝正常 1＝軽度の失語	2＝高度の失語 3＝無言または全失語	9
構音障害	0＝正常 1＝軽度～中等度の障害	2＝高度の障害	10
消去/無視	0＝正常 1＝軽度～中等度の障害	2＝高度の障害	11

合計点＝ /42

（https://minds.jcqhc.or.jp/n/med/4/med0081/G0000262/0151 より）

問題 59

脳血流 SPECT の説明として誤っているのはどれか．

① γ線を利用した断層撮影である．
② 脳血流に関する情報が得られる．
③ 静脈注射を必要としない検査である．
④ 脳梗塞急性期の虚血性ペナンブラの診断に役立つ．
⑤ 脳梗塞慢性期の脳循環予備力の評価が可能である．

解説

- 放射性同位元素(radioisotope；RI)で標識された薬剤を静脈注射で体内に投与し，放出される放射線を画像化することによって薬剤の分布を調べる検査をシンチグラフィーといい，組織の機能や腫瘍の活動性などを表すことができる．
- 投与する RI の種類により検出器械が異なる．単一光子と呼ばれる放射線を出す RI を用い，2〜3方向の検出器から放射線信号(γ線)を読み取る断層撮影法を SPECT(single photon emission computed tomography，単一光子放射断層撮影)，陽電子放出核種を用いて360°のリング状の検出器で放射線計測を行う断層撮影法を PET(positron emission tomography，陽電子放射断層撮影)と呼ぶ．SPECT/CT や PET/CT は，検出器と CT が一体型で配置されており，CT による位置情報と計測された機能画像を組み合わせることにより，薬剤の集積部位がわかりやすくなる．
- 脳血流 SPECT では ^{123}I-IMP，^{99m}Tc-HMPAO，^{99m}Tc-ECD などの RI を用いる．これらは血流にのって脳組織に取り込まれる．Alzheimer 病などの認知症，脳変性疾患，脳梗塞，てんかんなどの疾患の診断に有用で，脳の機能低下の有無を判断することができ，脳梗塞急性期では虚血性ペナンブラの診断に役立つ．ダイアモックス負荷脳血流 SPECT では，脳循環予備能が測定できる．
- 虚血性ペナンブラとは，血流量が低下している領域にあって細胞死を免れている部分を指し，速やかな血管再開通により梗塞への移行を阻止できると期待される部位である．

解答 ③

文献
1) 日本リハビリテーション医学会(監)：リハビリテーション医学・医療コアテキスト．pp60-61，医学書院，2018

問題 60

脳梗塞の画像診断で誤っているのはどれか．

① 早期診断には拡散強調 MR 画像(DWI)が有用である．
② 急性期には MR 画像の T_1 強調 MR 画像で低信号領域を示すようになる．
③ 出血性梗塞の評価には CT 画像が有用である．
④ fogging effect は発症後数時間程度でみられる．
⑤ early CT sign の 1 つに脳溝の消失がある．

> **解説**

- MR 画像(magnetic resonance imaging)は，強力な磁場におかれた生体内の水素原子にラジオ波を照射して共鳴現象を生じさせ，照射終了時に発生した電波をデータに変換し画像を構成する検査である．脳梗塞の早期診断には拡散強調 MR 画像(diffusion weighted image；DWI)が有用である．MR 画像では超急性期には細胞性浮腫の出現により拡散が低下し，DWI では高信号(high intensity)になる．その後，血管性浮腫が出現して T_2 強調 MR 画像で高信号となり，T_1 強調 MR 画像で低信号(low intensity)を示すようになる．
- CT(computed tomography)は，X 線を使って身体の断面を撮影し，各部位の吸収率の差の分布をコンピューター処理したもので，通常は 5 mm 間隔の体の横断画像として出力される．画像は白黒の濃淡で表現され，水は CT 値 0 HU(Hounsfield unit)，空気は CT 値−1,000 HU，骨皮質は 1,000 HU と決められている．空気や脂肪など X 線が透過しやすい組織は，CT 値が低く(low density)，相対的に黒く描写される．骨や石灰化など X 線が透過しにくい部位は，CT 値が高く(high density)，相対的に白く描出される．脳出血は 50〜80 HU の高吸収域として出血部位が白く描写される．
- 脳梗塞の急性期は CT 画像での診断が難しいが，超急性期の脳梗塞の CT 所見として，early CT sign が重要である．Early CT sign では皮質-白質境界・島皮質の不明瞭化，レンズ核の輪郭不明瞭化，脳溝の消失，脳実質の低信号化，hyperdense MCA sign がみられ，塞栓性の超急性期脳梗塞における組織型プラスミノーゲンアクチベーター(tissue-plasminogen activator；t-PA)投与の適応を考えるうえでも重要な所見である．
- 超急性期の時期を過ぎると CT 画像では脳梗塞部位は低吸収として描出され，その後徐々に等吸収として描出される時期がある．発症からおよそ 2 週間前後で，浮腫の消退に伴い梗塞部位が周囲の正常脳実質と同程度の濃度を示し，あたかも正常のように見える時期があり，これを fogging effect と呼ぶ．その後は，徐々に再度低吸収として描出される．

解答 ❹

文献
1) 日本リハビリテーション医学会(監)：リハビリテーション医学・医療コアテキスト．pp58-60，医学書院，2018

問題 61 小脳性運動失調で正しいのはどれか．

❶ 断綴性構音障害を呈する．
❷ 歩行では，歩幅が広くなる．
❸ 右小脳半球病変では左側の小脳性運動失調を呈する．
❹ Romberg 徴候陽性であれば小脳性運動失調があると判定する．
❺ 軽微な小脳性運動失調を検出する診察手技に Barré 試験がある．

> **解説**

- 小脳性運動失調は，小脳腫瘍，血管性障害，変性疾患，小脳萎縮などの障害に伴う症状で，筋出力の正確なコントロールを欠き，敏速反復運動や運動の急速な抑制が不能になる病態で

ある．
- 小脳性運動失調により口腔・発声器官も障害され，失調性構音障害を呈する．失調性構音障害は断綴性(scanning)，爆発性(explosive)，スラー様(slurred)と表現される．
- 小脳性運動失調時は，重心が不安定で，四肢の測定障害による下肢のコントロール困難があるため，それを代償するように，歩隔が広くなり，歩幅は狭くなる．
- 小脳からの出力は同側の上下肢であるため，障害側の小脳半球病変で，同側の小脳運動失調が起こる．
- 運動失調の原因は，小脳性のほかに前庭性，脊髄性などがあげられる．これらを鑑別する方法としてRomberg試験がある．Romberg試験は，被検者を足を揃えて直立させ，閉眼させる．開眼時に安定しているが，閉眼時にふらつきがあれば，Romberg徴候陽性とする．陽性の場合，深部感覚障害による脊髄性の運動失調が疑われる．小脳性運動失調の場合，開眼時でもふらつきが強く，開眼時と閉眼時に大きな差はない．
- 軽微な小脳性運動失調を検出する手技として，指追い試験などがあるが，Barré徴候は軽微な錐体路徴候を検出する手技である．

解答 ❶

問題 62 小脳性運動失調に対する治療法で一般的でないのはどれか．

❶ 重錘負荷
❷ 弾性緊縛帯による圧迫
❸ 治療的電気刺激(TES)
❹ フレンケル(Frenkel)体操
❺ 固有受容性神経筋促通法(PNF)

解説

- 小脳性運動失調は脳血管障害，変性疾患，腫瘍などによる小脳の障害に伴う症状で，筋力の正確なコントロールを欠き，敏速な反復運動や運動の急速な抑制が困難となる．
- 失調症状に対する治療法では，運動に伴う末梢から中枢へのfeedback入力を増加させることにより，失調軽減の治療効果が増大すると考えられている．小脳性運動失調に対する治療法としては，重錘負荷，弾性緊縛帯，フレンケル(Frenkel)体操，固有受容性神経筋促通法(proprioceptive neuromuscular facilitation；PNF)がある．
- 四肢に重錘負荷(図)や弾性緊縛帯による圧迫により，筋紡錘から小脳への求心性入力が増大し，小脳による運動制御機能が改善すると考えられている．実際の重錘での負荷は0.5～1kg程度の軽めの重錘が用いられる．
- 治療的電気刺激(therapeutic electrical stimulation；TES)は筋への電気刺激法の1つで，脳卒中や脊髄損傷などの痙性による筋緊張の軽減，関節可動域の拡大，不動による筋萎縮の改善，鎮痛，創傷治癒，骨癒合促進などを目的として使用されるが小脳性運動失調に対しての効果はなく，❸以外の方法が有効である．
- フレンケル(Frenkel)体操の主な目的は，視覚フィードバックを用いて正しい動きを学習して

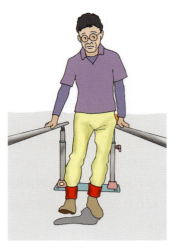

図　重錘負荷
重錘負荷によって，筋紡錘から小脳への求心性入力が増大し，小脳による運動制御機能が改善すると考えられている．実際の負荷は，0.5～1 kg 程度の軽めの重錘が用いられる．

いくことである．床に足型を描き，歩行訓練の際に足型を見ながら歩くなどがこれにあたる．簡単な訓練から開始して，より複雑な訓練へとつなげていくことが基本である．
- PNF は固有感覚受容器に刺激を与えることで随意運動の発達・回復を促進しようとする手技である．PNF の基本的な原理である最適な抵抗を用いて感覚フィードバックを与えていく．筋収縮様式には等尺性，求心性，遠心性があり，一連の運動の中で取り入れていく．

解答 ❸

文献
1) 日本リハビリテーション医学会(監)：リハビリテーション医学・医療コアテキスト．pp172-173, 医学書院, 2018

問題 63

記憶の検査で適切なのはどれか．2つ選べ．

1. TMT
2. WMS-R
3. Word Fluency Test
4. Wisconsin Card Sorting Test
5. Rey-Osterrieth Complex Figure Test

解説

- TMT (Trail Making Test) は 2 つのパートからなり，Part A では紙に示された 1～25 の数字を昇順に，Part B では，1～13 の数字と"あ"から"し"のひらがなを交互に昇順に線で結ぶことが求められる．注意の持続と選択，また視覚探索・視覚運動協調性などを調べる検査で，前頭葉損傷患者に鋭敏な検査といえる．Part B では，注意や概念の変換能力が必要とされるため，遂行機能検査としても利用される．
- ウェクスラー記憶検査改訂版 (Wechsler Memory Scale-Revised；WMS-R) は，言語性記憶，視覚性記憶の両者を総合的に評価する方法としてよく用いられる．この検査は 13 の下位検査

からなる．総合的知的能力検査である WAIS（Wechsler Adult Intelligence Scale）と比較することにより，知的能力と記憶能力の差を検出できる．エピソード記憶障害患者では WAIS の IQ が保たれているにもかかわらず WMS-R の"一般的記憶指標点"や"遅延再生指標点"が低値をとる．

- 言語流暢性課題（Word Fluency Test；WFT）は，神経心理学的検査の 1 つであり，言語機能や前頭葉機能を反映する検査である．WFT には，一定の時間内に意味カテゴリーより語想起を促す意味流暢性課題（Category Fluency Test；CFT）と，頭文字より語想起を促す文字流暢性課題（Letter Fluency Test；LFT）がある．臨床において認知症を評価する際，WFT は有用な神経心理学的検査の 1 つになると考えられている．

- Wisconsin Card Sorting Test は，概念ないしセットの転換障害，反応の柔軟性などを調べるカード分類検査で，前頭葉背外側皮質損傷例に鋭敏といわれている．注意の転換に関する能力は遂行機能を構成する重要なコンポーネントと考えられ，遂行機能障害患者では検査成績の低下がみられることが多い．

- Rey の複雑図形再生課題（Rey-Osterrieth Complex Figure Test）は視覚性記憶検査として用いられる．図形を被検者に見せ注意してできるだけ正確に模写してもらい（コピー），完成したところでオリジナルの図と模写した図を隠したうえで，できる限り正確に思い出して図を描いてもらう（即時再生）．さらに 30 分後にもう一度，想起描写をしてもらう（遅延再生）．描写してもらった図は 18 のブロックに分けられ，それぞれの形と位置をオリジナルの図形と比較採点することにより点数化することができる．コピーの点数は視覚構成能力の指標となり，即時再生の点数は視覚性短期記憶容量の指標となる．重要な点は健常者では即時再生と遅延再生では点数の低下がみられないことであり，エピソード記憶障害患者では，情報の保持，取り出しが障害されるため遅延再生で著明な点数低下がみられる．

解答 ❷❺

 文献

江藤文夫，他（編）：Clinical Rehabilitation 別冊　高次脳機能障害のリハビリテーション Ver. 2．医歯薬出版，2004

問題 64

失語症の影響を受けにくい神経心理学的検査はどれか．2 つ選べ．

❶ Benton 視覚記銘検査
❷ Wechsler 成人知能検査
❸ Rivermead 行動記憶検査
❹ Mini-Mental State Examination
❺ Raven 色彩マトリックス検査

解説

- Benton（ベントン）視覚記銘検査は，視覚認知・視覚記銘・視覚構成能力を評価する検査であり，言語記銘でなく図版記銘のテストとなる．1 つの図版形式は 10 枚の図版からできており，同質の図版形式が 3 種類あるため練習効果と習熟の可能性を避けて再検査ができる．心因性障害と器質性脳障害の鑑別にも有用である．

- ウェクスラー成人知能検査(Wechsler Adult Intelligence Scale；WAIS)は総合的知的能力検査である．「言語性IQ(VIQ)」，「動作性IQ(PIQ)」，「全検査IQ(FIQ)」の3つのIQに加え，「言語理解(VC)」，「知覚統合(PO)」，「作動記憶(WM)」，「処理速度(PS)」の4つの群指数が測定でき，一層多面的な把握や解釈が可能である．WAIS-R，WAIS-Ⅲ，WAIS-Ⅳと時代に合わなくなった問題内容の修正など種々の改良が加えられている．
- リバーミード行動記憶検査(Rivermead Behavioural Memory Test；RBMT)は，姓名，持ち物，約束，絵，物語，顔写真，道順，用件，見当識等，日常生活で要求される記憶の評価法で，この検査は言語性，視覚性，の学習の中に，3つの展望記憶に関する課題が挿入されているため，展望記憶の検査として有用である．展望記憶とは，"友人と約束の場所であうこと"など，予定された行動についての記憶であり，日常生活を営むうえで重要な役割を果たす．
- MMSE(Mini-Mental State Examination)は，時間の見当識，場所の見当識，3単語の即時再生と遅延再生，計算，物品呼称，文章復唱，3段階の口頭命令，書字命令，文章書字，図形模写の計11項目から構成される30点満点(カットオフ値23点)の認知機能検査である．23点以下であれば，認知症が疑われる．
- Raven(レーヴン)色彩マトリックス検査は知能検査のひとつである．問題は36問あり，標準図案の欠如部に合致するものを6つの選択図案の中から1つだけ被検者に選ばせる検査となる．言語を介さずに答えられるため，被検者に負担をかけずに推理能力(知的能力)が測定でき，文化的背景に影響されない．実施が簡単かつ短時間ですみ，スクリーニングとして用いられる．
- 以上より失語症の影響を受けにくい神経心理学的検査としては❶，❺が解答となり，その他，Kohs(コース)立方体組み合わせテストも主として非言語性の能力を測る知能検査である．

解答 ❶❺

文献
1) 江藤文夫，他(編)：Clinical Rehabilitation 別冊　高次脳機能障害のリハビリテーション Ver. 2. 医歯薬出版，2004

問題65

記憶障害へのアプローチで誤っているのはどれか．

❶ PQRST法
❷ PACE訓練
❸ 視覚イメージ法
❹ 携帯電話の活用
❺ メモリーノートの活用

解説

- PQRST法とは記憶の内的ストラテジーの方法の1つで，覚える事柄を深く解釈し記憶に残りやすくする手法である．(1)内容にざっと目を通す(Preview)，(2)自分で質問をつくる(Question)，(3)内容をじっくり読む(Read)，(4)質問に答える(State)，(5)答え合わせをする(Test)からなる．
- 記憶の内的ストラテジーとは，健常者でも日常利用している記憶術のことで，視覚イメージ

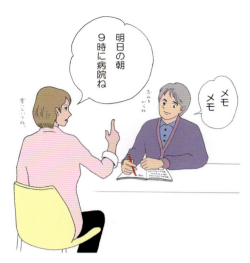

図　記憶障害に対するメモの活用
記憶することができない情報をメモに書き記し，再生する必要があるときにそれを確認する．高次脳機能障害に合併する記憶障害の補完手段として，いろいろな種類のメモが活用される．職場でのスケジュールや作業手順などの情報管理には，メモリーノートも用いられる．

法やペグ法といった視覚的ストラテジーと，手がかり消去法，語頭文字記憶術，脚韻法，物語作成法といった言語的ストラテジーがある．❶のPQRST法は言語的ストラテジーの範疇に入る手法であり，❸の視覚イメージ法は視覚的ストラテジーに対するアプローチとなる．
- PACE訓練とは，失語症に対する言語訓練法の1つであり，コミュニケーション手段を活かして他者に思いや考えを伝える手法である．PACE訓練実施にあたっての原則は(1)訓練者，患者は交互に話し手，聞き手となり，同等の役割を担う，(2)新しい情報の交換により患者からの新情報が訓練者に蓄積され治療関係が成立する，(3)患者はメッセージの伝達手段を言語・非言語共に駆使して自由に選択できる，(4)断片的にでも患者が伝達できたメッセージに基づき訓練者はフィードバックする，ことであり，残存するコミュニケーションの改善や他者とのコミュニケーションに対する喜びや意欲向上などの効果が期待できる．
- 他の記憶障害患者へのアプローチとしては，記憶障害が重度であったり，他の認知機能障害を合併する場合では，患者を取り巻く環境（病室，病棟，居室，自宅など）に手を加えて，学習すべき情報をより認識しやすい工夫を行ったり，メモリーノートやモバイル端末，約束や予定の時間を知らせるタイマー，日々のスケジュール確認のための日課表など記憶の補助具（memory aids）の活用も有効である（図）．

解答 ❷

文献
1) 江藤文夫，他（編）：Clinical Rehabilitation 別冊　高次脳機能障害のリハビリテーション Ver. 2. 医歯薬出版，2004
2) 日本リハビリテーション医学会（監）：リハビリテーション医学・医療コアテキスト．p109, 医学書院，2018

問題66

高次脳機能障害と評価法の組合せで**誤っている**のはどれか.

1. トークンテスト ——————— 喚語困難
2. Digit span（数唱）——————— 即時記憶
3. 線分二等分テスト ——————— 半側空間無視
4. Benton 視覚記銘テスト ——————— 視覚性記憶
5. Kohs 立方体組み合わせテスト ——— 構成障害

解説

- 失語症の検査には，標準失語症検査（SLTA），WAB 失語症検査，トークンテストなどがある．トークンテストは 2 種類の形，2 種類の大きさ，5 種類の色の組み合わせで合計 20 個のトークン（札）を用いる．口頭で，たとえば「小さい赤い四角と，大きい黒い丸をさわりなさい」と指示し，聴覚的言語理解と短期記憶の評価を行う検査である．喚語困難（呼称障害）は評価できない．
- 記憶は，その保持時間から即時記憶（数十秒以内程度），近時記憶（数日以内），遠隔記憶（数日以上）に分類される．数唱は聴覚言語性の即時記憶の代表的な検査である．検査者が 1 秒につき 1 つずつ数字を口頭にて呈示する．順唱は 3 桁，逆唱は 2 桁より開始し，直後に被検者に再生してもらう．
- 半側空間無視は，視覚や聴覚に異常がないにも関わらず，左右どちらか一方にある対象物に気づかない状態である．右下頭頂小葉を責任病巣とする左半側空間無視が多い．評価の机上課題としては，線分二等分課題（20 cm の直線を二等分させる），模写課題（時計や花の絵を模写させる），抹消課題がある．
- 記憶障害の評価法としては，定量化できるものとして，三宅式記銘力検査（2 つの単語を対で記憶させる），Benton 視覚記銘力検査，Rey の複雑図形再生課題などがある．Benton 視覚記銘力検査は視覚性注意，視覚性記憶，視覚認知，視覚構成能力の評価を目的とした検査である．単純な幾何学モデルを呈示し，隠した後でモデル図形を同じサイズ，同じ場所に描かせて，視覚認知や視覚記憶などを調べる検査である．
- 構成障害の評価方法には，図形模写試験（立方体などの模写），Kohs 立方体組み合わせテストなどがある．Kohs 立方体組み合わせテストは，1 辺 3 cm の木製立方体を組み合わせて難易度順に置かれた 17 種類の模様を作っていく課題を行い，完成するまでの時間と完成度を測定して知能指数を算出する．このテストの特徴としては失語症があっても行うことができる．

解答 ①

文献

1) 日本リハビリテーション医学会（監）：リハビリテーション医学・医療コアテキスト．pp104-109，医学書院，2018

脳血管障害・頭部外傷

問題67 未破裂脳動脈瘤を有する患者に左眼瞼下垂，外眼筋麻痺，散瞳が出現してきた．この患者の未破裂脳動脈瘤はどこに存在していると予想されるか．2つ選べ．

❶ 前大脳動脈
❷ 前交通動脈
❸ 脳底動脈先端部
❹ 中大脳動脈
❺ 内頚動脈後交通動脈分岐部

解説

- 内頚動脈と後交通動脈分岐部に生じた脳動脈瘤や脳底動脈と上小脳動脈分岐部に生じた脳動脈瘤では，瘤による圧迫で同側の動眼神経麻痺をきたす．
- 動眼神経麻痺の所見は(1)眼瞼下垂，斜視，複視（物が2つに見える），(2)散瞳，対光反射・調節反射の消失などである．
- 動脈瘤に伴う場合は，初期には散瞳や対光反射の消失など自律神経障害のみが生じ，眼瞼下垂などの外眼筋麻痺は必ず遅れて現れる．
- これらの脳動脈瘤が原因の動眼神経麻痺が出現してきた場合は，切迫破裂の状態と考え早期に治療が必要である．また，最大径が2.5 cm以上のいわゆる，巨大動脈瘤になると，動脈瘤の部位に応じた圧迫症状が生じる．

解答 ❸❺

問題68 47歳，男性．脳動脈瘤破裂によるくも膜下出血．脳動脈瘤頚部クリッピングが施行された．脳血管攣縮や水頭症を発症することなく経過したが，術後より記銘力障害，自発性の低下，行動異常，性格変化を呈した．どの部位の動脈瘤が最も考えられるか．

❶ 内頚動脈
❷ 前交通動脈
❸ 中大脳動脈
❹ 脳底動脈
❺ 椎骨動脈

解説

- くも膜下出血の原因の約85％は，脳動脈瘤の破裂である．その他の原因として，脳動静脈奇形，解離性脳動脈瘤などがある．UCAS Japan（Unruptured Cerebral Aneurysm Study of Japan）によると，未破裂脳動脈瘤の破裂率は総じて年間1％程度である．
- 脳動脈瘤の好発部位は，内頚動脈-後交通動脈の分岐部（ICPC），前交通動脈，中大脳動脈第一分岐部，眼動脈起始部，内頚動脈，脳底動脈，椎骨動脈である．頭部単純CT検査にて，くも膜下腔および脳槽に広がる高吸収域がみられれば診断は確定する．また，その広がりから発生部位も推定し得る．くも膜下出血と診断された場合，出血源としての脳動脈瘤の有無

表　脳動脈瘤の破裂部位と神経症状

破裂部位	神経症状
内頸動脈-後交通動脈分岐部	一側動眼神経麻痺
前交通動脈	一側または両側下肢の一過性麻痺，精神症状，無動性無言，無為
中大脳動脈	片麻痺，失語
眼動脈起始部の内頸動脈瘤	一側の失明や視力障害
海綿静脈洞部の内頸動脈瘤	眼の奥の痛み
脳底および椎骨動脈瘤	動眼・外転・滑車・三叉神経障害，下部脳神経障害

を診断する時に脳血管造影検査を用いる．
- くも膜下出血の臨床症状は，突然の激しい頭痛，嘔気，嘔吐を特徴とする．意識障害は約半数で出現し，急激に昏睡に陥る場合は予後不良であるが，一過性で数分〜1時間以内に回復することもまれではない．髄膜刺激徴候がみられるが，発症後24時間以内には明らかでない場合もある．脳実質内に血腫を形成した場合や，血管攣縮による脳梗塞を併発した場合は，片麻痺などの局所症状を呈することがある．動脈瘤の部位により，特徴的な症状が出現することがある(表)．
- 前交通動脈瘤破裂では精神症候が主体となることがあり，性格変化や無動性無言，無為，作話などがみられ，本患者の症状より❷が解答となる．前交通動脈瘤破裂後の健忘の特徴は，個別的な情報は覚えられるが，それらを関連のある事柄としては想起できず，覚えたことを時間配列できないとの報告もされている．

解答 ❷

文献
1) 日本リハビリテーション医学会(監)：リハビリテーション医学・医療コアテキスト．p94，医学書院，2018
2) 水野美邦(編)：神経内科ハンドブック―鑑別診断と治療，第3版．pp546-550，医学書院，2002
3) 江藤文夫，他(編)：Clinical Rehabilitation 別冊　高次脳機能障害のリハビリテーション Ver. 2．p101，医歯薬出版，2004

脳血管障害・頭部外傷

問題 69

58歳, 男性. 左上下肢の動きにくさを自覚し受診. 頭部MR画像では明らかな異常所見はなく, 3時間ほどで症状改善し経過観察となった. 翌日起床時より再び左上下肢の動きにくさを自覚, 点滴による治療を開始したが, その後左上下肢完全麻痺となった. この時点での頭部拡散強調MR画像を示す. 診断はどれか.

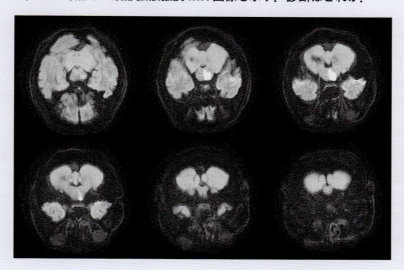

1. pontine hemorrahage
2. cardioembolic infarction
3. lacunar infarction
4. branch atheromatous disease
5. brainstem cavernous hemangioma

解説

- 一過性脳虚血発作(transient ischemic attack；TIA)は, 脳の虚血により生じた局所神経症候で24時間以内に遺残症状なく回復するが, 脳梗塞の警告発作として重要である. 原因としては頸動脈や脳動脈のアテローム硬化によるものが多く, TIAが脳梗塞へ移行する割合は20〜30%と報告されている. TIA初発から1か月以内に20%, 1年以内に50%が何らかの脳梗塞を発症する.

- アテローム血栓性脳梗塞の一亜型として, 主幹動脈から分岐した近傍で穿通枝が狭窄・閉塞することによって生じるBAD(branch atheromatous disease)があり, これは症状が進行性であることが特徴である.

- Cavernous hemangioma(海綿状血管腫)は, sinusoid様の血管腔の集まりで, 動脈成分はみられず内皮細胞のみからなる. 好発部位はテント上であり, 大脳皮質下が最も多いが, 脳幹(brainstem)や脊髄にも発生する. 無症候性で経過することが約20%にみられるが, 症候性ではてんかんが初発症状として多い. 出血をきたすことがあり, その部位の局所症状を呈する. テント下では橋が多く, 外転神経麻痺, 顔面の感覚低下などを呈する.

- 本症例は当初頭部MR画像では明らかな異常所見はなかったものの, その後症状再発とともに頭部拡散強調MR画像にてhigh intensityとなる病変が脳幹(橋)にみられ, TIAから移行し

た脳梗塞を発症したことがわかる．
- 選択肢の中で脳梗塞に該当するものは❷，❸，❹であるが，症状が進行性であるという BAD の特徴的な記載があるため，解答は❹となる．
- 橋の腹側部と橋被蓋は脳底動脈から分枝する 3 本の穿通枝によって栄養され，穿通枝の 1 つである傍正中動脈は，BAD の好発部位である．

解答 ❹

文献
1) 日本リハビリテーション医学会(監)：リハビリテーション医学・医療コアテキスト．p94，医学書院，2018
2) 水野美邦(編)：神経内科ハンドブック―鑑別診断と治療，第 3 版．pp551-552，医学書院，2002

問題 70

75 歳，男性．脳出血後に失語症をきたした．自発話は流暢だが字性錯語を伴う．聴覚理解は比較的良好であるが復唱が困難であった．考えられる失語症のタイプはどれか．

❶ Broca 失語
❷ Wernicke 失語
❸ 伝導失語
❹ 超皮質性感覚失語
❺ 健忘(失名詞)失語

解説

- 失語症は脳の言語中枢の損傷によって，それまでには正常に機能していた言語機能が低下あるいは障害された状態である．自発言語，聴覚理解，呼称，復唱，書字，読字などそれぞれの言語機能を評価し，その結果から失語症のタイプ分類が行われる(図，56 頁の表)．
- Broca 失語では，構音はぎこちなく，プロソディ障害を認める．使用できる語彙・文法構造は制約がある．非流暢で非常な努力をして表出を試みるが，話し方は「てにをは」の欠けた電文調となり，物の呼称ができない．聴覚理解は比較的良好に保たれる．文字言語についても

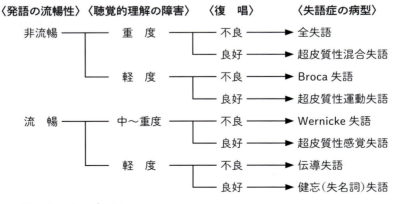

図　失語症のタイプ分類

読解力のほうが書字表現力より良好である．
- Wernicke失語では，構音はなめらかで，プロソディ障害は認めない．多弁であるが，失文法や錯語が目立ち，会話が空疎で内容に乏しい．聴覚理解が著しく障害される．読み書きの重度の障害がみられる．
- 伝導失語では，構音自体はなめらかだが適切な音を正しい順序に並べて話すことに障害があり，字性錯語が発話の流れを妨げる．聴覚理解は比較的良好に保たれる．復唱能力が他の能力に比べて，際立って低い．
- 超皮質性感覚失語では，言語理解の障害はWernicke失語と同様ではあるが，言語理解の悪さに比べて，復唱を行わせると，オウム返し的ではあるがとにかく正しく復唱できる．呼称は困難で，文字理解も障害されている．
- 健忘失語では，構音はなめらかで，文法的に正しく，錯語はない．喚語困難(呼称の障害)が著明で，そのため迂回表現が多く，内容的に空虚な情報量の乏しい発話になる．聴覚理解は比較的良好に保たれる．

解答 ❸

文献
1) リハビリテーション医学会(監)：リハビリテーション医学・医療コアテキスト．pp107-108，医学書院，2018
2) 藤田郁代・他(監)：標準言語聴覚障害学　失語症学，第2版．pp113-115，医学書院，2015
3) 木村彰男：言語障害の評価．千野直一(監)：現在リハビリテーション医学，第3版．p166，金原出版，2009

問題 71

19歳，男性．右利き．自転車乗車中に車との接触事故で受傷．近医脳神経外科で保存的治療後，リハビリテーション診療を施行．明らかな運動麻痺を認めず，歩行は自立し，受傷3か月後に自宅退院．退院前のMR画像(FLAIR)を示す．
症状としてよくみられるのはどれか．2つ選べ．

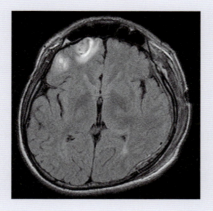

❶ 日常物品を見て名称を言えない．
❷ ジェスチャーの模倣ができない．
❸ 課題への取り組みが長続きしない．
❹ 自分では治療の必要性を感じていない．
❺ 移動場面で右側の物や人にぶつかりやすい．

解説

- 外傷性脳損傷後に，身体症状はほとんどなくADLは自立しているにもかかわらず，高次脳機能障害が残り，復学や就職の妨げになることがある．高次脳機能障害は，主に広汎な前頭葉障害を原因とする広義の高次脳機能障害（記憶障害，注意障害，遂行機能障害など）と，主に限局性の大脳皮質病変による古典的高次脳機能障害（失語症，半側空間無視など）に大別される．
- 物品呼称の障害は，すべてのタイプの失語症に出現するので，失語のスクリーニング検査としてよい．主な言語中枢としては，Broca野（優位半球下前頭回）とWernicke野（優位半球上側頭回）の2領域がある．
- 観念運動失行では，病前には行うことができた習慣的行為を言語命令や模倣命令に応じて遂行することができなくなる．たとえば，「バイバイ」の動作ができなくなる．責任病巣は左頭頂葉の縁上回であるとされている．
- 注意機能は，①持続性注意，②選択性注意，③転換性注意，④配分性注意の4つに分類される．生活上で，注意散漫で集中できない，課題を終わらせるのに長時間を要する，などとして明らかになることがある．注意障害は，大脳皮質のいずれの部分が障害された場合でも出現する可能性がある．
- 社会的行動障害には，意欲・発動性の低下，情動コントロールの障害，対人関係の障害，依存的行動，固執などが含まれる．病識の欠如がみられることもある．特に内側前頭前野の障害では意欲・発動性の低下が生じる．
- 半側空間無視は，視覚や聴覚に異常がないにもかかわらず，左右どちらか一方にある対象物に気づかない状態である．右下頭頂小葉を責任病巣とする左半側空間無視が多い．左半側空間無視では，左側に置かれた食事に手をつけない，歩行時に左側の物体にぶつかるなどの症状がみられる．左病変による右半側空間無視もある．
- 問題の写真は頭部MR画像のFLAIR，横断面像である．右前頭葉に比較的境界明瞭な高信号を呈する病巣があり脳挫傷部と考えられる．前頭葉障害が原因である症状は，❸と❹である．

解答 ③④

文献
1) 日本リハビリテーション医学会（監）：リハビリテーション医学・医療コアテキスト．pp104-112，医学書院，2018

問題 72

62歳，男性．脳出血後遺症による左片麻痺にてWernicke-Mann肢位を認め，ADLとして上衣の更衣動作が困難である．
ボツリヌス療法における施注筋として最も適当な筋はどれか．

❶ 大胸筋
❷ 三角筋
❸ 小円筋
❹ 上腕三頭筋
❺ 総指伸筋

> 💬 **解答**

- Wernicke-Mann 肢位は，痙性片麻痺でみられる肢位で，上肢の屈筋と下肢の伸筋に起こる強い痙縮によって生じる．上肢では，肩関節は内転・内旋，肘関節は屈曲，前腕は回内，手および手指関節は屈曲した姿勢となる．そのため，自動的・他動的に各関節を動かしにくくなり，爪を切ったり，手を洗ったりする整容動作や袖に手を通したりボタンをはめたりする更衣動作などの身の回りの動作が困難となったりするほか，腋窩部や手掌内の清潔・衛生保持が不可能となり，皮膚潰瘍や皮膚感染症の併発，手指や上腕の圧迫による疼痛が生じることもある．

- 麻痺側上下肢の痙縮は，発症後1か月以上経過してから出現してくることが多い．これに対しては，当初はストレッチや経口筋弛緩薬の投与，装具療法などで対処する．継続する痙縮の結果としての拘縮の治療には難渋することが多いので，痙縮の早期発見・治療が重要であり，ボツリヌス療法は，一般に痙縮が出現してくる発症後1か月以上の亜急性期から回復期以降に考慮する．

- 通常は，下位運動ニューロンに伝えられた刺激が神経終末に向かって電気的に伝わり（伝導），その後神経筋接合部において，アセチルコリンが神経終末から放出されることで，筋へ化学的に伝わり（伝達），これにより筋が収縮する．ボツリヌス療法では，ボツリヌス毒素は標的筋に注入されたのち神経筋接合部で神経終末に取り込まれて，アセチルコリンの放出阻害にはたらく．痙縮軽減効果は投与後数日から2週間程度で発現し，通常3～4か月で消失する．

- 上肢の痙縮に対して，上腕，前腕および手指筋群へのボツリヌス毒素の注射は，上肢の痙縮の軽減，関節可動域の増加および日常生活上の介助量軽減に有効である．

- 一般に，着衣で一側上肢へ袖を通す動作には，肩関節の屈曲・外転，肘の伸展運動が必要である．また，反対側上肢へ袖を通す際にも，もう一方の上肢を外転させ，衣服に適度な張りを作ることで袖通しがスムーズに行える．

- 上肢の痙縮に対するボツリヌス療法は，肩関節内転に対して大胸筋への投与，肘関節屈曲に対して上腕二頭筋への投与が効果的である．手関節や手指の屈曲に対しては橈側手根屈筋，尺側手根屈筋，浅指屈筋，深指屈筋への投与が有効である．

解答 ❶

> 💬 **文献**

1) リハビリテーション医学会(監)：リハビリテーション医学・医療コアテキスト．pp293-294，医学書院，2018
2) 日本脳卒中学会脳卒中ガイドライン委員会(編)：脳卒中治療ガイドライン2015［追補2017対応］，協和企画，2017
3) 菊地尚久：痙縮治療におけるボツリヌス療法とITB療法の選択．Jpn J Rehabil Med 55：453-457，2018

問題 73

65歳，男性．脳室内穿破を伴う右視床出血を発症し，急性水頭症を併発した．脳室ドレナージ術を実施されたが，発症1か月後に意識レベル，運動症状が低下したため，脳室腹腔（V-P）シャント術が施行された．バイタルサイン，意識レベルは安定し，ADL，摂食状況，排泄状況，高次脳機能障害は順調に改善傾向を示した．V-Pシャント前後の頭部CT画像を示す．
頭部CT画像の変化から読み取れる内容，対策として適切なのはどれか．2つ選べ．

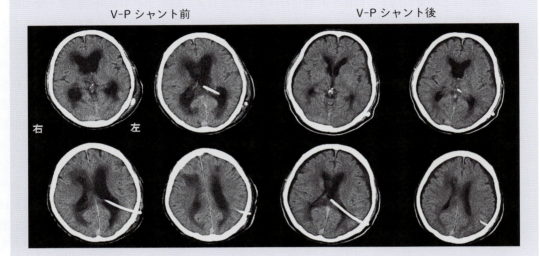

V-P シャント前　　　　　　　　　V-P シャント後

❶ 硬膜下腔が増大している．
❷ 脳室周囲低吸収域（PVL）が増大している．
❸ 側脳室前角における Evans index は変化していない．
❹ 側脳室体部における cella media index が低下している．
❺ シャント圧の調整を検討する．

解説

- 本症例の頭部CT画像から読み取れるのは，シャント後の硬膜下腔の拡大，側脳室拡大の改善である．
- 正常圧水頭症では頭部CT画像上で脳室周囲低吸収域（periventricular lucency；PVL）と呼ばれる淡い低吸収域が描出され，頭部MR画像ではT_2強調画像でPVH（periventricular hyperintensity）として描出される．
- 正常圧水頭症では脳室周囲および深部白質変化が健常高齢者に比べ高頻度に認められる．
- 脳室周囲の変化は，周囲髄鞘の淡明化，軸索の減少，血管周囲腔の拡大，拡張した静脈，側脳室を裏打ちする上衣細胞の欠損，グリオーシス（間質液貯留の要因）を示す．
- 正常圧水頭症の頭部CT画像やMR画像では脳室の拡大がみられ，Evans index（両側側脳室前角間最大幅/その部位における頭蓋内腔幅）は 0.3 以上，cella media index（その部位における頭蓋骨外側の最大幅/両側側脳室体部最小幅）は 4 以下となる（図）．Cella media index をこの逆数で示す文献等もあり，特発性正常圧水頭症ガイドラインの第2版では記載されていない[2]．
- 髄液シャント術には，(1)脳室腹腔（V-P）シャント，(2)脳室心房（V-A）シャント，(3)腰椎腹

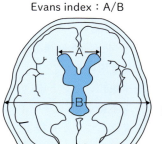
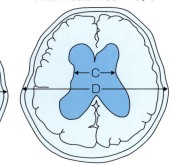

図　正常圧水頭症における脳室拡大の指標

Evans index：A/B　　cella media index：D/C

腔(L-P)シャントなどがあるが，わが国では，脳室腹腔シャントが最もよく行われている．
- 脳室内穿破を伴う視床出血後の水頭症では，シャント後も脳圧が変化する可能性があり，適宜シャント圧を調節することが必要である．本症例では硬膜下腔の拡大が強く，シャント圧を上げることを検討する．

解答 ❶❺

文献
1) Gyldensted C：Measurements of the normal ventricular system and hemispheric sulci of 100 adults with computed tomography. Neuroradiology 14：183-192, 1977
2) 日本正常圧水頭症学会特発性正常圧水頭症診療ガイドライン作成委員会(編)：特発性正常圧水頭症診療ガイドライン，第2版．メディカルレビュー社，2011

問題 74

70歳，女性．くも膜下出血．回復期リハビリテーション病棟入院時は歩行可能であった．入院後3か月で，記憶障害，徘徊など認知症状の悪化，尿失禁，歩行障害を認めるようになった．誤っているのはどれか．

❶ Timed Up and Go Test で時間が延長している．
❷ Alzheimer 型認知症の可能性が最も高い．
❸ CT 画像にて脳室の拡大を認める．
❹ タップテストを行う．
❺ 脳室腹腔シャント術を検討する．

解説

- くも膜下出血の合併症として，再出血(発症後24時間以内が多い)，脳血管攣縮(72時間後〜2週間後)，正常圧水頭症(数週〜数か月後)があげられる．
- 正常圧水頭症とは髄液の吸収障害による水頭症である．進行が緩徐で髄液圧があまり上昇しないことが特徴である．原因としてはくも膜下出血の後遺症が最も多い．三徴(認知症，歩行障害，尿失禁)に代表される多彩な神経症状が現れる．
- 正常圧水頭症の診断にはタップテストを行う．タップテストは脳脊髄液排除試験で，腰椎穿刺で排除する脳脊髄液量は30〜50 mLである．症状改善はタップテスト直後から1週間以内にみられる．
- Timed Up and Go Test は簡便に施行できる移動能力評価テストで，肘掛け椅子から立ち上が

り，無理のない速さで歩き，3m先の目印点で方向転換し，椅子に戻って腰掛ける時間を計測する．20秒以内であれば屋外外出可能レベルとされる．正常圧水頭症ではTimed Up and Go Testで時間が延長する．タップテスト陽性の判定基準は基本的に臨床症状であり，重症度の判定にTimed Up and Go Testなどを用いる．
- 正常圧水頭症の治療としては，脳室腹腔シャント術（V-Pシャント術），脳室心房シャント術（V-Aシャント術），腰椎腹腔シャント術（L-Pシャント術）などがある．
- 問題文の患者は，くも膜下出血を発症して3か月後より，認知症状の悪化，尿失禁，歩行障害を認めており，正常圧水頭症の合併と考えられる．

解答 ❷

文献
1) 日本正常圧水頭症学会特発性正常圧水頭症診療ガイドライン作成委員会（編）：特発性正常圧水頭症診療ガイドライン，第2版．メディカルレビュー社，2011

問題 75

65歳，男性，脳梗塞による左片麻痺となり発症後14日である．麻痺は，Brunnstrom Stage 上肢Ⅱ，手指Ⅱ，下肢Ⅱ．寝返り，起き上がり，端座位，立ち上がりはすべて中等度介助．ADLは食事を除いて全介助．この時点での処方で優先されるのはどれか．2つ選べ．

❶ IADL訓練
❷ 座位訓練
❸ 健側筋力増強訓練
❹ 短下肢装具を用いた歩行訓練
❺ ペグを用いた麻痺側把持訓練

解説
- 脳血管障害におけるリハビリテーション治療では，患者の身体機能や能力の程度を把握し，状況に合わせた訓練を実施していく．本問題の患者は"Brunnstrom Stage 上肢Ⅱ，手指Ⅱ，下肢Ⅱ"と共同運動パターンが出現する前の状態で，寝返り，起き上がり，端座位，立ち上がりはすべて中等度介助，ADLは食事を除いて全介助の状態である．この時点ではまず床上安静による合併症予防のための訓練と座位安定性・耐久性の向上を目指した訓練を進めていく．
- 床上安静による合併症予防のための訓練としては健側の筋力増強訓練や肩関節亜脱臼予防・関節拘縮予防目的での良肢位（機能肢位）保持や関節可動域訓練などがある．端座位が安定することは，さまざまな訓練につなげていくうえで非常に重要であり，本患者は端座位が中等度介助であるため，座位訓練も取り入れていく必要がある．
- IADL訓練（手段的ADL訓練）は，調理，洗濯，整理整頓，電話使用，服薬，近隣への外出，買物に対する訓練であり，IADLは病院や施設などの保護的な環境下ではなく，社会の中で1人で生活していくために必要な活動（動作）と捉えることができる．
- ペグを用いた麻痺側把持訓練は，ペグをつまんだり，ボードに差し込んだり，指先で反転させる訓練であり麻痺側上肢の巧緻性向上を目的とする．

解答 ❷❸

2 運動器疾患

問題76 肩関節周囲炎について誤っているのはどれか．

1. 夜間痛が強い．
2. 肩関節内外旋時に疼痛が強い．
3. 拘縮予防および改善に運動療法が有効である．
4. 拘縮期では温熱療法の適応がある．
5. 運動療法として，Böhler体操がある．

解説

- 肩関節周囲炎は中高年において退行性変性を基盤とし肩関節の疼痛と拘縮を生じる疾患の総称である．
- 炎症による夜間痛が強く，肩関節内外旋時に疼痛は増強する．
- 肩関節周囲炎の病期は炎症期（freezing phase），拘縮期（frozen phase），回復期（thawing phase）に分けられる．
- 炎症期で疼痛が強い時期には安静を基本とし，消炎鎮痛剤の内服，ヒアルロン酸やステロイドの関節内注入，鎮痛と局所循環改善を目的に温熱療法を行う．
- 拘縮期には局所の保温や温熱療法，関節可動域訓練を積極的に行う．

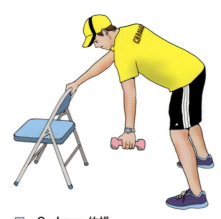

図　Codman体操
棘上筋に負担のかからない挙上位にて重錘などを用いて肩関節可動域の訓練を行う．

- 肩関節の拘縮に対する運動療法として Codman 体操（図）がある．Böhler 体操は脊椎圧迫骨折など腰椎疾患に対する脊柱起立筋，体幹筋を対象とした体操である．

解答 ❺

文献
1) 日本リハビリテーション医学会（監）：リハビリテーション医学・医療コアテキスト．p115，医学書院，2018

問題 77

腱板断裂で正しいのはどれか．2つ選べ．

❶ 最も断裂しやすいのは肩甲下筋腱である．
❷ 自然断裂例は高齢者に多い．
❸ Painful arc は特異的な徴候である．
❹ MR 画像による診断が有用である．
❺ 受傷直後から運動療法を積極的に行う．

解説

- 加齢による腱の変性，外傷などさまざまな要因で肩腱板の構成筋が断裂した状態が腱板断裂である（図）．
- 棘上筋が最も断裂しやすく，高齢者には自然断裂例が多い．

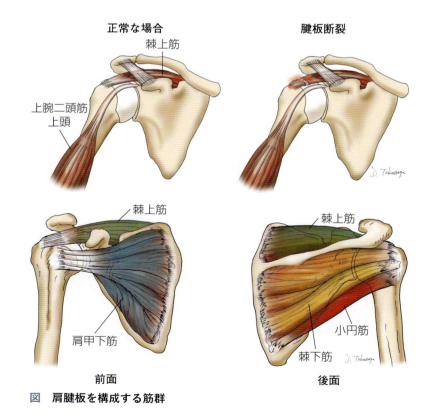

図　肩腱板を構成する筋群

- Painful arc は肩関節外転 60〜120°の間で疼痛が生じる徴候である．腱板断裂のほか肩峰下滑液包炎，ほかの肩峰下インピンジメントなどさまざまな病態でみられる．
- 腱板断裂の診断には MR 画像が有用であり，断裂の有無や程度が描出されうる．
- 運動療法には肩関節の振り子運動，肩の内外旋運動，臥位での挙上運動など拘縮に対する関節可動域訓練やトレーニングチューブを用いた筋力増強訓練などがある．薬物療法を行ったうえで疼痛の程度に応じて愛護的に少しずつ進めることが重要である．

解答 ❷❹

文献
1) 日本リハビリテーション医学会(監)：リハビリテーション医学・医療コアテキスト．p116，医学書院，2018

問題 78　上腕骨近位部骨折について正しいのはどれか．2つ選べ．

❶ 高齢者に生じやすい．
❷ X 線検査では 4 方向からの撮影を必要とする．
❸ Neer 分類は上腕骨の 5 つのセグメントの骨折型に基づく．
❹ Hanging cast 固定での関節可動域訓練は仮骨形成を確認後に行う．
❺ 振り子運動は関節拘縮予防に有用である．

解説

- 上腕骨近位部骨折は骨粗鬆症を基盤とする骨折として高齢者の転倒で発生しやすい．
- X 線検査では前後方向，肩甲 Y，Velpeau 腋窩の 3 方向からの撮影が必要である．リハビリテーション治療の実施には骨折型の理解が重要であり，上腕骨の 4 つのセグメント（上腕骨頭，大結節，小結節，骨幹部の 4 つ）に基づく Neer 分類が重要である．

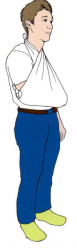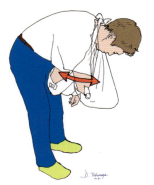

図　肩関節の振り子運動
上半身が床と平行になるように前傾姿勢をとり，患肢の力を抜いて前後・左右に振る．

- Hanging castは上腕から手部までギプスを巻き，その重みで整復位を保持する保存的治療であり，早期からの肩関節可動域訓練が可能である．
- 早期からの振り子運動(図)は関節拘縮予防に有用である．

解答 ① ⑤

文献
1) 日本リハビリテーション医学会(監)：リハビリテーション医学・医療コアテキスト．p120，医学書院，2018
2) 日本整形外科学会Q＆A委員会(編)：整形外科卒後研修Q＆A 7．リハビリテーション．南江堂，2016

問題 79

小児の上腕骨遠位部骨折について正しいのはどれか．2つ選べ．

① 骨脆弱性を基盤として発症する．
② 上腕骨外側顆骨折は転位が起こりやすい．
③ 上腕骨顆上骨折では外反肘を生じやすい．
④ 可動域訓練を行わないと骨化性筋炎を生じる．
⑤ コンパートメント症候群の発症に注意が必要である．

解説

- 小児の上腕骨遠位部骨折は，転落や転倒の際に肘を伸ばして手をついての外傷機転がほとんどであり，上腕骨顆上骨折，上腕骨遠位骨端損傷，上腕骨外側顆骨折，上腕骨内側顆骨折に分けられる．
- 上腕骨外側顆骨折では手術や手指の伸筋群や回外筋が付着するため，転位が起こりやすく手術適応となることが多い．
- 上腕骨顆上骨折では内反肘が生じやすい．
- 暴力的な可動域訓練は骨化性筋炎の原因となりうる．
- また転位の高度な上腕骨顆上骨折には前腕屈筋のコンパートメント症候群が続発することがあり注意が必要である．

解答 ② ⑤

文献
1) 日本リハビリテーション医学会(監)：リハビリテーション医学・医療コアテキスト．p121，医学書院，2018

問題 80

上腕骨外側上顆炎について正しいのはどれか．2つ選べ．

① 回内運動で疼痛が誘発される．
② 手関節背屈の抵抗運動で疼痛が誘発される．
③ 橈骨神経麻痺を伴うことが多い．
④ 総指伸筋起始部の炎症は原因の1つとなる．
⑤ 前腕遠位部にバンドを装着する．

> 💬 **解説**

- 上腕骨外側上顆炎はいわゆるテニス肘と呼ばれる疾患で，上腕骨外側上顆に起始をもつ手指・手関節伸筋群のオーバーユースによる変性や微小断裂が原因とされる．
- 回内位で物を持ち上げる，タオルを絞るなどの負荷がかかった場合に疼痛を訴えることが多い(回内運動での疼痛ではないことに留意する)．
- 手関節背屈の抵抗運動で疼痛が誘発され，総指伸筋起始部の炎症は原因の1つとなりうる．疼痛誘発テストとしてThomsenテスト(検者は手関節を掌屈強制し，患者には肘を伸ばしたまま検者の力に抵抗して手関節を背屈してもらう)，Chairテスト(患者に肘を伸ばしたまま手で椅子を持ち上げてもらう)，中指伸展テスト(検者が中指を上から押さえるのに抵抗し，患者に肘を伸ばしたまま中指を伸展してもらう)などがある．
- 本疾患は橈骨神経麻痺の原因とはならない．
- 急性期の治療として障害を起こしている筋群の緊張を軽減する，前腕近位部へのバンド装着やテーピング固定が有効である(図)．

解答 ❷❹

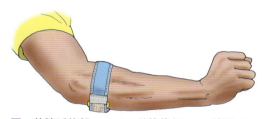

図 前腕近位部へのバンド装着(テニス肘用バンド)

> 📚 **文献**

1) 日本リハビリテーション医学会(監)：リハビリテーション医学・医療コアテキスト．p123，医学書院，2018

問題 81 野球肘について正しいのはどれか．2つ選べ．

❶ 学童期には生じにくい．
❷ 肘外側靱帯への強い張力によって生じる．
❸ 指導者による投球数の制限が必要である．
❹ X線像上で上腕骨小頭の骨吸収像が修復されたのを確認後に軽いスローイングなどを許可する．
❺ 投球フォームが肘下がりになるように指導する．

> 💬 **解説**

- 野球肘は野球をしている学童に好発する肘の障害である．
- 投球動作に伴い肘内側靱帯への強い張力，上腕三頭筋の牽引力が生じ，また肘関節は外反を

- 強制され反復する力学的ストレスが骨，軟骨，靱帯の障害を引き起こす．
- 投球時の疼痛とともに関節の動揺性を呈する．
- X線像により透亮期，分離期，遊離期の病期に分類される．透亮期，分離前期では保存的治療の適応となる．
- 治療には指導者による投球数の適切な制限が必要であり，X線像上，上腕骨小頭の骨吸収像が修復されていること確認後に軽いスローイングなどを許可する．
- 投球フォームが肘下がりにならないように，打撃フォームはバットヘッドが下がらないようにフォームを矯正する．
- 分離後期，遊離期ではドリリング，骨釘移植，骨軟骨移植などの手術療法が行われることが多い．

解答 ③④

文献
1) 日本リハビリテーション医学会（監）：リハビリテーション医学・医療コアテキスト．pp123-124，医学書院，2018

問題82

橈骨遠位端骨折について正しいのはどれか．2つ選べ．

① 高齢者には起こりにくい．
② 骨折が若木骨折の容体を呈する場合は整復が容易である．
③ AO分類に基づき治療が選択される．
④ 保存療法ではギプス固定中から手指の可動域確保を行う．
⑤ 金属プレート固定による手術療法後はマイクロウェーブを使用する．

解説

- 橈骨遠位端骨折は中高齢者が転倒時に手をついて受傷する頻度が高い骨折であり，骨粗鬆症を基盤としていることが多い．
- 小児や若年者においても頻度が高い骨折の1つであり，若木骨折を呈する場合は皮質骨の連続性から整復が困難なことが多い．
- 治療方針は従来用いられたColles骨折（遠位骨片が背側に転位したもの），Smith骨折（遠位骨片が掌側に転位したもの），Barton骨折（橈骨遠位が関節内骨折したもの）などの分類から，近年はAO分類に基づいて選択されることが多くなっている．
- AO分類では関節外骨折をA型，一部関節内骨折を含む骨折をB型，完全な関節内骨折をC型と分類する．
- 保存療法ではギプス固定除去後に手関節可動域訓練を開始する．
- 金属プレート固定による手術療法後はマイクロウェーブは禁忌である．

解答 ③④

文献
1) 日本リハビリテーション医学会（監）：リハビリテーション医学・医療コアテキスト．pp125，医学書院，2018
2) 日本整形外科学会Q&A委員会（編）：整形外科卒後研修Q&A 2．骨折．p95，南江堂，2016

問題 83

手指の変形の組合せで正しいのはどれか．

1. 槌指 ―――――― PIP 関節での伸筋腱断裂
2. 猿手変形 ―――― 橈骨神経損傷
3. 尺側偏位 ―――― MP 関節の弛緩
4. ボタン穴変形 ―― PIP 関節部での指屈筋腱の損傷
5. スワンネック変形 ― intrinsic minus 変形

解説

- 槌指は伸筋腱の断裂による DIP 関節の屈曲変形で，腱断裂や腱付着部の骨折を伴う（図 a）．
- 猿手変形は正中神経障害にて円回内筋以下が麻痺したときに，母指球が著明に萎縮して呈する変形である．
- ボタン穴変形は外傷，熱傷，関節リウマチなどにより PIP 関節の背側構造が損傷されて起こる変形であり，PIP 関節屈曲，DIP 関節過伸展を呈する（図 b）．
- スワンネック変形は PIP 関節の過伸展，DIP 関節の屈曲，および時に MCP 関節の屈曲を呈する変形で関節リウマチで特徴的である（図 c）．
- 尺側偏位もまた関節リウマチにおいて高頻度にみられる変形であり，MP 関節の弛緩はその原因の 1 つである．
- Intrinsic minus 変形は骨間筋および虫様筋などの内在筋が麻痺または弛緩した状態であり MP 関節は過伸展し IP 関節は屈曲する．

解答 ③

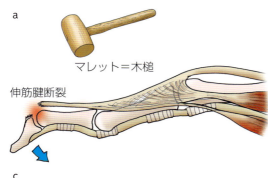
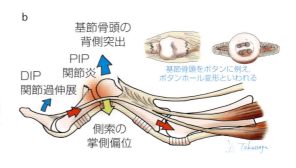

図　手指の変形例

問題 84

手指腱損傷について正しいのはどれか．2つ選べ．

❶ 指の伸筋腱損傷は屈筋腱と比べ神経血管損傷を高頻度に合併する．
❷ 指の伸筋腱縫合後は屈筋腱縫合後と比べ腱鞘内で癒着を起こしやすい．
❸ 指の屈筋腱治療では，伸筋腱よりも長く外固定が必要になる．
❹ 縫合術後5〜7日が最も再断裂を起こしやすい時期である．
❺ Kleinert変法は屈筋腱断裂に対するリハビリテーション治療である．

解説

- 手指の伸筋腱と屈筋腱は解剖学的特性の違いから腱損傷後のリハビリテーション治療の方針が大きく異なる．
- 母指には1本，示指から小指にはそれぞれ2本の屈筋腱(浅指屈筋および深指屈筋)が存在する．指の曲げ伸ばしに際して屈筋腱は狭い腱鞘の中をスムースに動くことが要求される．また屈筋腱損傷は神経血管損傷を高頻度に合併しやすく，したがって縫合後の屈筋腱癒着を生じやすい．
- 手掌から指の中央までの2本の屈筋腱(浅指屈筋および深指屈筋)が交叉して走行する部分は特に断裂の際，縫合後の癒着が生じやすいことから"No man's land"といわれ，精密な修復と早期からのリハビリテーション治療が重要である．
- 伸筋腱は屈筋腱と比べて薄く，十分な修復強度を得られるまでの期間が長い．したがって屈筋腱よりも長い外固定期間を要する．
- 手指腱損傷では縫合術後5〜7日が最も再断裂を起こしやすいとされており，リハビリテーション治療には注意が必要である．
- Kleinert変法は屈筋腱縫合後の自動伸展，他動屈曲の早期訓練開始を目的とする装具療法である．これにより屈筋腱縫合部に負荷をかけずに可動域訓練を開始でき，腱と周囲組織の癒着を可及的に予防することができる．

解答 ❹❺

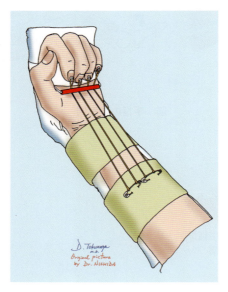

図　Kleinert装具

文献

1) 日本整形外科学会 Q＆A 委員会（編）：整形外科卒後研修 Q＆A　4．外傷，1-2）軟部組織損傷．p83，南江堂，2016
2) 日本整形外科学会/日本リハビリテーション医学会（監）：義肢装具のチェックポイント，第 8 版．p206，医学書院，2014

問題 85

機能障害と上肢装具との組合せで誤っているのはどれか．

1. 猿手 ——————— 短対立装具
2. 下垂手 ——————— カックアップスプリント
3. 手指の伸展拘縮 ——————— パンケーキ型スプリント
4. MP 関節屈曲拘縮 ——————— 逆ナックルベンダー
5. 片麻痺の肩関節亜脱臼 ——————— アームスリング

解説

- 正中神経麻痺にみられる猿手に対しては，把持肢位を保ちつまみ動作を可能にする短対立装具（図 a）が用いられる．
- 高位橈骨神経麻痺では手指，母指の伸展障害に加え手関節伸展が障害され下垂手を呈するが，カックアップスプリント（図 b）は本障害に対して用いうる手関節伸展支持装具である．
- パンケーキ型スプリント（図 c）は手指の屈曲拘縮に対する伸展保持装具であり，伸展拘縮に用いられることはない．
- 逆ナックルベンダー（図 d）は MP 関節伸展保持装具であり MP 関節屈曲拘縮に対する伸展可動域拡大に用いられる．
- 片麻痺では肩関節周囲筋や靱帯，関節包の弛緩により亜脱臼を呈することがあり，三角巾やアームスリング（図 e）が有用である．

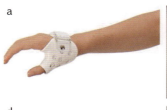
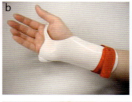
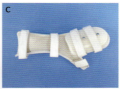
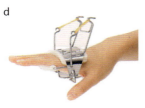
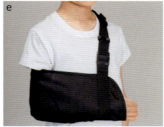

図　a：短対立装具，b：カックアップスプリント，c：パンケーキ型スプリント，d：逆ナックルベンダー，e：アームスリング．

解答 ❸

文献
1) 日本整形外科学会/日本リハビリテーション医学会（監）：義肢装具のチェックポイント，第8版．p207, p211，医学書院，2014

問題 86

肘部管症候群の症状はどれか．2つ選べ．

❶ 母指の屈曲困難
❷ 母指球の萎縮
❸ 背側骨間筋の萎縮
❹ 小指・環指尺側の感覚障害
❺ 前腕橈側の感覚障害

解説

- 肘部管症候群は上肢の絞扼性神経障害の1つであり，尺骨神経が肘関節内側で絞扼されることにより症状を呈する．尺骨神経溝から尺側手根屈筋までの区間（肘部管）では尺骨神経は狭い靱帯性組織内を走行し絞扼されやすい．
- 原因としては上腕骨外顆骨折後の偽関節などによる外反肘や変形性肘関節症などがある．
- 選択肢のうち母指と示指の屈曲困難，母指球の萎縮は正中神経麻痺の症状である．
- 前腕橈側の感覚障害は筋皮神経障害の症状である．
- 選択肢のうち尺骨神経障害の症状は背側骨間筋の萎縮および小指・環指尺側の感覚障害であり，これらに加え，肘関節部のTinel徴候，環指，小指の鉤爪変形，Froment徴候陽性などが肘部管症候群の主たる症状である．

解答 ❸❹

文献
1) リハビリテーション医学会（監）：リハビリテーション医学・医療コアテキスト．p127，医学書院，2018

問題 87

手根管症候群について正しいのはどれか．2つ選べ．

❶ 母指指節間関節の屈曲が障害される．
❷ 母指の対立運動が障害される．
❸ Phalenテストが陽性となる．
❹ Froment徴候が陽性となる．
❺ 保存療法に抵抗性である．

解説

- 手根管症候群は，手掌近位部で手根骨と横手根靱帯で囲まれた手根管内を通る正中神経が圧迫されることにより生じる．多くは特発性で，妊娠・出産期や更年期の女性に多く，その他の原因として，骨折，ガングリオン，仕事やスポーツでのオーバーユース，透析患者のアミ

- ロイド沈着，関節リウマチの滑膜炎などがある．
- 症状は正中神経領域(母指，示指，中指，環指橈側)のしびれ感や疼痛が多い．夜間，特に明け方に増強するのが特徴で，手を振ったり，指の曲げ伸ばしをすることで症状が軽快することも特徴の1つである．進行すると母指球の萎縮やつまみ動作の障害を認めるようになる．
- 検査所見では，Phalenテスト(手関節の屈曲位を1分間維持した場合の手根管内圧上昇による異常感覚の増悪)やTinel徴候(ハンマーでの手根管部タップによる放散痛)が診断を支持する所見として有用である．補助検査では神経伝導速度検査が有用であり，手根管部における局所性の神経伝導遅延を認める．またMR画像やエコー検査も診断や原因検索目的に用いられる．
- 手根管症候群の治療は保存的治療と外科的治療があり，保存的治療としてはスプリント，ステロイド手根管内注射，内服治療(NSAIDs，ステロイド，ビタミン薬)などが行われる．軽症から中等症までは保存的治療が選択されることが多く，症状が強い場合や筋萎縮が進行した場合は手術療法を考慮する．手術には直視下手根横靱帯切開法，内視鏡的手根横靱帯切開法などがある．
- 母指指節間関節の屈曲障害は，長母指屈筋(前骨間神経支配)麻痺により生じるため，手根管よりも高位での正中神経麻痺(前骨間神経麻痺)でみられる．手根管症候群では，母指内転筋(尺骨神経支配)を除く母指球筋(短母指外転筋・短母指屈筋・母指対立筋)の麻痺のため母指対立運動が障害される．一方，尺骨神経麻痺では母指内転が不能となるため，両手の母指と示指で紙をつかんで互いに引っ張り合うと，長母指屈筋の代償作用により患側母指の指節間関節が屈曲する．これをFroment徴候と呼ぶ．

解答 ❷❸

文献
1) 日本リハビリテーション医学会(監)：リハビリテーション医学・医療コアテキスト．pp127-129，医学書院，2018
2) 日本神経治療学会(監)：標準的神経治療 I．手根管症候群．pp1-27，医学書院，2012

問題 88
前骨間神経麻痺で障害される筋はどれか．2つ選べ．

❶ 円回内筋
❷ 長母指屈筋
❸ 短母指外転筋
❹ 示指深指屈筋
❺ 長母指外転筋

解説
- 前骨間神経は前腕近位で正中神経から分岐して骨間膜の掌側を走行し長母指屈筋と深指屈筋，方形回内筋を支配する(図)．
- 円回内筋の支配神経は正中神経(前骨間神経分岐前)である．
- 短母指外転筋の支配神経は正中神経(前骨間神経分岐後)である．
- 長母指外転筋の支配神経は橈骨神経である．

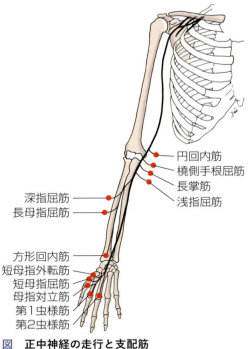

図　正中神経の走行と支配筋

- 以上より，前骨間神経麻痺にて障害される筋は長母指屈筋と示指深指屈筋となる．

解答 ❷❹

問題89

40歳，男性．1か月前の起床後から右上肢の脱力と，右第1背側骨間筋付近の感覚障害が続いている．針筋電図検査で異常がみられる可能性が最も高い筋はどれか．

1. 上腕二頭筋
2. 橈側手根伸筋
3. 短母指外転筋
4. 第1背側骨間筋
5. 小指外転筋

解説

- 本症例は右第1背側骨間筋付近の感覚障害を呈しており，感覚支配領域より橈骨神経の障害を疑う．
- 選択肢の支配神経はそれぞれ上腕二頭筋（筋皮神経），短母指外転筋（正中神経），第1背側骨間筋，小指外転筋（どちらも尺骨神経）であり，橈側手根伸筋のみが橈骨神経支配であることから（図），本症例では橈側手根伸筋で針筋電図異常がみられる可能性が高い．

解答 ❷

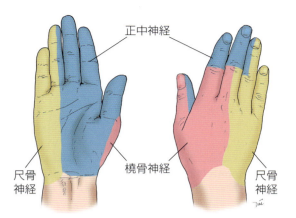

図　橈骨，尺骨，正中神経の皮膚の支配領域

問題 90

機能不全により Trendelenburg 徴候が陽性となる筋はどれか．

1. 腸腰筋
2. 中殿筋
3. 大腿四頭筋
4. ハムストリングス
5. 前脛骨筋

解説

- Trendelenburg 徴候は，先天性股関節脱臼など種々の股関節疾患に伴ってみられる理学所見で，患側で片脚起立すると健側の骨盤が患側より下がる症状と定義される．股関節外転筋力が低下している際にみられ，患側立脚時に骨盤を水平位に保てなくなるため，骨盤は遊脚側に沈下する．
- 同様に股関節外転筋力が低下している際にみられる現象に Duchenne 現象がある．Duchenne 現象では，患側立脚時の骨盤沈下の有無は問わず，立脚側への体幹傾斜の有無を基準とする（図）．
- 中殿筋は主要な股関節外転筋であり，その機能不全により Trendelenburg 徴候は陽性となる．したがって解答は ❷ となる．その他の選択肢については，腸腰筋は股関節屈曲に，大腿四頭筋は膝関節伸展と股関節屈曲に，ハムストリングスは股関節伸展と膝関節屈曲に，前脛骨筋は足関節背屈にそれぞれ働く．

解答 ❷

文献

1) 日本リハビリテーション医学会（監）：リハビリテーション医学・医療コアテキスト．p23，医学書院，2018
2) 津村　弘：33. 股関節，立位・歩容の異常，中村利孝，他（監）：標準整形外科学，第 13 版，p588，医学書院，2017

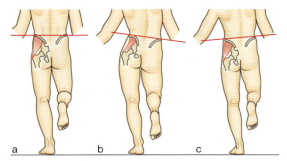

図　Trendelenburg徴候とDuchenne現象
a. 正常：片脚で起立したとき，股関節外転筋の力で骨盤は水平もしくは遊脚側が少し上がって，体幹は垂直となる．
b. Trendelenburg徴候：立脚側の股関節脱臼や外転筋力不全があると，遊脚側の骨盤が沈下する．体幹を立脚側に傾けることによりバランスを保つ．歩行時には肩が立脚側に振れる．
c. Duchenne現象：通常はTrendelenburg徴候が陽性となるような外転筋不全や股関節痛がある患者において，体幹を立脚側に意図的に傾けることで骨盤沈下を防ぐ行動がみられることがしばしばある．これは体幹の重心を立脚側股関節に近づけることで，骨盤を支えるために必要な外転筋力を減少させる生体反応と考えられる．

〔中村利孝，他（監）：標準整形外科学，第13版，p588，医学書院，2017より〕

問題91

大腿骨頭壊死症の原因として誤っているのはどれか．

❶ 外傷性股関節脱臼
❷ 変形性股関節症
❸ 大腿骨頚部骨折
❹ アルコール多飲
❺ ステロイド投与

解説

- 大腿骨頭壊死症は大腿骨頭の無菌性・阻血性の壊死をきたす疾患で，骨頭の圧潰・変形が生じるとその結果，二次性の股関節症に至る．
- 外傷，減圧症，放射線照射後など，壊死の原因が明らかな症候性（二次性）大腿骨頭壊死症と，明らかな原因のない特発性大腿骨頭壊死症に分類される（表）．
- 外傷性大腿骨頭壊死症の原因として最も多いのは，大腿骨頚部骨折で，骨折の際の血流途絶による．外傷性股関節脱臼も早期に整復が行われないと高率に骨頭壊死を生じる．
- 特発性大腿骨頭壊死症はさらに，副腎皮質ステロイド投与によるステロイド性，アルコール多飲によるアルコール性，まったく原因のない狭義の特発性，に分類される．
- 診断にはX線検査やMR画像検査が有用で，わが国では厚生労働省特発性大腿骨頭壊死症調査研究班による診断基準・病期分類・病型分類が広く用いられている．病型分類で壊死範囲が広範な場合は圧潰を生じやすい．
- 壊死範囲が広い例や壊死が荷重部に存在する場合は手術療法の適応となる．壊死の部位，範囲を正確に判断したうえで，大腿骨内反骨切り術や大腿骨頭回転骨切り術などの関節温存術が行われるが，壊死範囲が広い場合や高齢者では人工骨頭置換術や人工股関節全置換術が行われる．

表　大腿骨頭壊死症の分類

1．外傷性	a．大腿骨頸部骨折 b．外傷性股関節脱臼
2．塞栓性	a．減圧症 b．Gaucher 病 c．鎌状赤血球症
3．放射線照射後	
4．手術後（医原性）	
5．特発性（広義）	a．ステロイド性 b．アルコール性 c．特発性（狭義）

〔須藤啓広：33．股関節，大腿骨頭壊死症，中村利孝，他（監）：標準整形外科学　第13版，p618，医学書院，2017 より〕

- 選択肢のうち，外傷性股関節脱臼，大腿骨頸部骨折，アルコール多飲，ステロイド投与は，いずれも大腿骨頭壊死症の原因となるが，変形性股関節症は大腿骨頭の圧潰・変形が生じた結果である．

解答 ❷

文献
1) 日本リハビリテーション医学会（監）：リハビリテーション医学・医療コアテキスト．pp131-132，医学書院，2018
2) 須藤啓広：33．股関節，大腿骨頭壊死症，中村利孝，他（監）：標準整形外科学，第13版，p618-621，医学書院，2017

問題 92

大腿骨頸部骨折術後のリハビリテーション治療で正しいのはどれか．

❶ 受傷前と同じ程度の股関節の関節可動域の再獲得は困難である．
❷ 術後の離床は痛みや腫脹がなくなってから行う．
❸ 足関節底背屈運動は早期より行う．
❹ 早期からの荷重は控える．
❺ 健側の下肢運動は行わなくてもよい．

解説

- 大腿骨頸部骨折の治療において，転位のない安定型の骨折では内固定による骨接合術が，転位を伴う不安定型では人工骨頭置換術や人工股関節全置換術が選択される．
- 手術時期については，早期手術のほうが合併症発生率・生存率・入院期間の面で有利なことが報告されており，早期離床に向けてできる限り受傷早期の手術が推奨されている．
- 手術待機期間中は体動困難でベッド上臥床となることが多く，不動による筋萎縮・関節拘縮・深部静脈血栓などの予防のため，術前から足関節底背屈訓練や健側下肢筋力増強訓練などを行っていく．

- 術後は，術前からの足関節底背屈訓練や健側下肢筋力増強訓練に加え，患側股関節を含めた関節可動域訓練および筋力増強訓練を術翌日から開始する．さらに，必要に応じて薬物による疼痛管理を行いながら，積極的に早期離床を図っていく．
- 人工骨頭置換術後や人工股関節全置換術では早期より荷重を許可し，全身状態が安定していれば術翌日から起立・歩行訓練を開始していく．骨接合術の場合も固定性がよければ早期より荷重を許可し，起立・歩行訓練を開始していく．
- 術後の関節可動域は必ずしも制限されるわけではなく，適切な手術および後療法を行えば受傷前の股関節可動域の再獲得も十分可能である．ただし，すべての症例が受傷前の日常活動レベルに復帰できるわけではない．歩行能力回復に影響する主な因子は年齢，受傷前の歩行能力，認知症の程度，と報告されている．

解答 ❸

 文献
1) 日本リハビリテーション医学会(監)：リハビリテーション医学・医療コアテキスト．pp132-133，医学書院，2018
2) 日本整形外科学会，他(監)：大腿骨頸部/転子部骨折診療ガイドライン，改訂第2版．南江堂，2011

問題 93

大腿骨転子部骨折について正しいのはどれか．

❶ 男性に比べて女性に多い．
❷ 大腿骨頸部骨折に比べて骨癒合が得られにくい．
❸ 関節包内骨折である．
❹ Garden 分類により治療方針を決定する．
❺ 人工骨頭置換術が選択されることが多い．

💬 解説

- 大腿骨近位部骨折には，関節包内骨折である頸部骨折と関節包外骨折である転子部骨折がある．頸部骨折と転子部骨折は解剖学的・血行動態的・生体力学的に異なり，大腿骨頭の栄養は主に大腿骨頸部後面の内側回旋動脈の分枝によるため，頸部骨折ではしばしばこの血管が損傷され血流障害を生じる．このため，頸部骨折と転子部骨折では骨癒合率と骨頭壊死の発症頻度に差が生じ，手術方法の選択も異なる．頸部骨折の分類には Garden 分類が，転子部骨折の分類には Evans 分類が広く用いられており，治療方針の決定などに利用されている．
- 大腿骨頸部/転子部骨折は高齢者に多い骨折で，骨密度の低下は危険因子の1つである．わが国における発生数は増加傾向であり，男性に比べて女性に多い．頸部骨折と転子部骨折の発生数を比較すると，75歳未満では頸部骨折が多く，75歳以上では転子部骨折が多いと報告されている．
- 大腿骨転子部骨折は，関節包付着部より遠位に生じた関節包外骨折であり，適切な整復および安定した固定により骨癒合が十分に期待できるため，強固な内固定による骨接合術が選択される．内固定材料として，sliding hip screw と short femoral nail が推奨されている．骨接合術後，整復・内固定が良好であれば早期荷重は可能であり，術翌日から起立・歩行訓練を開始していく．

- 転子部骨折に対する人工骨頭置換術は，整復困難な不安定型などに限られる．一方，関節包内骨折である大腿骨頸部骨折では，転位を伴うものは骨癒合率が低く骨頭壊死の発症頻度も高いため，人工骨頭置換術が選択されることが多い．

解答 ❶

文献
1) 日本リハビリテーション医学会(監)：リハビリテーション医学・医療コアテキスト．pp132-133, 医学書院, 2018
2) 日本整形外科学会, 他(監)：大腿骨頸部/転子部骨折診療ガイドライン, 改訂第2版. 南江堂, 2011

問題 94

膝の前十字靱帯損傷の診断に有用なのはどれか．2つ選べ．

❶ Apley テスト
❷ Lachman テスト
❸ McMurray テスト
❹ Wright テスト
❺ 前方引き出しテスト

解説

- 前十字靱帯損傷の受傷機転は，スポーツ活動中の着地，方向転換，停止といった急激な減速動作による非接触型損傷と，ラグビーなどのコンタクトスポーツで他のプレーヤーとの接触で膝を外反強制するような接触型損傷に分けられる．一般に非接触型損傷は女性に，接触型損傷は男性に多く発生する．頻度は非接触型損傷のほうが高く，前十字靱帯損傷の発生率は男性に比べ女性のほうが2～3倍高いと報告されている．
- 前十字靱帯損傷の急性期には，関節の腫脹・疼痛，関節可動域制限などがみられるが，数週間のうちに関節の腫脹は軽減し，日常生活での支障はなくなることが多い．しかし，前十字靱帯は自然治癒能力に乏しいため，そのまま放置すると前方不安定性が残存し，スポーツ活動や日常生活で膝くずれ(giving way)を繰り返す．その結果，半月板や関節軟骨の二次的損傷をきたし，変形性膝関節症の早期発生リスクが増大するため，再建術を考慮する．
- 診断には徒手不安定性テストが重要で，代表的な徒手検査として，Lachman テスト(図1)，pivot-shift テスト(図2)，前方引き出しテストがある．Lachman テストは前十字靱帯損傷の診断に最も有効な徒手検査であり，仰臥位・膝屈曲20～30°で脛骨の前方移動量を評価する．前方引き出しテストは膝屈曲90°で前方にストレスをかけ脛骨の前方移動量を評価するが，Lachman テストに比べるとその感度は劣る．
- ❶の Apley テストと❸の McMurray テストは膝半月板損傷の診断に用いられるテストであり，❹の Wright テストは胸郭出口症候群の誘発テストである．

解答 ❷❺

文献
1) 日本リハビリテーション医学会(監)：リハビリテーション医学・医療コアテキスト．pp136-137, 医学書院, 2018
2) 日本整形外科学会, 他(監)：前十字靱帯(ACL)損傷診療ガイドライン2012, 改訂第2版. 南江堂, 2012

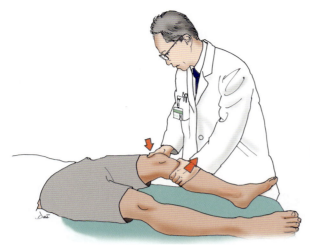

図1 Lachman テスト
膝軽度屈曲位（20〜30°）で大腿遠位部を片手で把持，他方の手で脛骨近位端を把持して前方に引く．正常例では最後にコツンという硬い抵抗を触れる（hard end-point）が，前十字靱帯断裂があると，脛骨は止まらず前方に引き出され，Lachman テスト陽性となる．

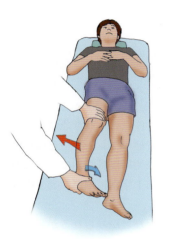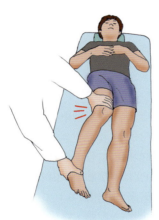

図2 pivot-shift テスト
Lachman テストや前方引き出しテストが前方不安定性を評価するのに対し，pivot-shift テストは前外側回旋不安定性を評価する検査である．陽性例では，膝伸展位で膝外反・下腿内旋のストレスを加えると脛骨前外側亜脱臼位となり，そこから膝をゆっくりと曲げていくと，屈曲30°ほどでカクンと急に整復される．

問題 95

アキレス腱断裂について誤っているのはどれか．

❶ 好発年齢は30〜40歳台である．
❷ 基盤に腱の変性が存在する．
❸ Thompson テストが陽性となる．
❹ ギプス固定は足関節背屈位で行う．
❺ かかとあげ（カーフレイズ）は受傷後2か月より開始する．

💬 解説

- アキレス腱断裂の好発年齢は30〜40歳台で，レクリエーションを含むスポーツ活動中の受傷が多く，基盤に腱の変性が存在している．
- アキレス腱断裂の診断は，問診や病歴単独でもその特徴的な表現（アキレス腱部を後ろから棒で叩かれた，蹴られた，pop音の聴取など）からある程度予想することは可能である．理学

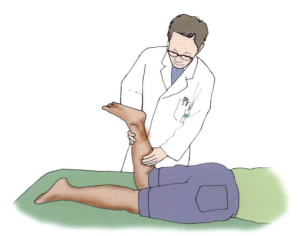

図　Thompson テスト
ベッド上腹臥位で膝を90°屈曲させた状態，または立て膝で足関節をベッド端から出した状態で下腿三頭筋を把握する．正常では足関節が底屈するが，アキレス腱断裂があるとこの底屈がみられず，Thompson テスト陽性となる．

所見としては，アキレス腱のレリーフ消失および陥凹の触知，つま先立ち不能，Thompson テスト陽性，などがあげられる．Thompson テストは，立て膝をつき膝90°屈曲位で足関節を台の端から出し自然下垂位をとり，下腿三頭筋をつかんで足関節の底屈がみられなければ陽性とする（図）．

- アキレス腱断裂の治療には保存療法と手術療法があるが，最終的な関節可動域と下腿三頭筋筋力には両者に差はないと報告されている．
- 保存療法は，手術による合併症（神経損傷，感染，創瘢痕など）もなく，積極的なスポーツ復帰を希望しない患者に推奨される．ギプス固定は足関節最大底屈位から開始し，断裂腱の修復に応じて徐々に底屈を緩めていく．したがって❹の足関節背屈位でギプス固定は誤りである．ギプス固定中は足趾屈筋群・膝関節・股関節周囲筋の筋力増強訓練を行い，ギプス除去後は速やかに足関節可動域訓練を開始する．かかとあげ（カーフレイズ）は受傷後2か月頃より開始する．
- 手術療法（端々縫合術）は下腿三頭筋筋力の早期回復と再断裂率が低いという点では保存療法より有利であり，競技レベルのスポーツ選手では手術療法が推奨される．術後に装具を併用した早期運動療法は術後キャスト固定群と比較して良好な治療結果が得られており，術後の固定期間を短くすることが推奨されている．スポーツ復帰希望者では，早期から患部以外の訓練を追加し，術後2か月頃よりかかとあげによる下腿三頭筋訓練を開始する．術後3～4か月を目安に，片脚かかと上げが患側と同等に行えることを確認したら徐々にスポーツ復帰を進める．元のスポーツへの完全復帰は平均6～9か月後になる．

解答 ❹

文献
1) 日本リハビリテーション医学会（監）：リハビリテーション医学・医療コアテキスト．pp143-144, 医学書院，2018
2) 日本整形外科学会診療ガイドライン委員会，他（編）：アキレス腱断裂診療ガイドライン．南江堂，2007

問題 96 足関節周囲骨折について**誤っている**のはどれか.

① 果部骨折は下腿と足部との間に捻転力や回旋力が加わり生じる.
② 脛骨天蓋骨折は高齢者に多い骨折である.
③ 果部骨折の予後には,転位の整復の良否が大きく影響する.
④ 保存療法におけるギプス固定中は足趾の底背屈訓練を継続する.
⑤ 骨接合術後は早期より足関節可動域訓練を開始する.

解説

- 足関節の果部骨折は下腿もしくは足部のいずれかが固定された状態で,下腿と足部との間に捻転力や回旋力が加わって生じる.
- 脛骨関節面荷重部の骨折である脛骨天蓋骨折(Pilon 骨折)は,高所転落や交通事故など,高エネルギー外傷による軸圧で生じる.このため,活動性の高い年代に比較的多く,高齢者に多い脆弱性骨折とは異なる.
- 骨折の診断および治療方針決定のため,X 線検査で骨折線の部位,骨片の転位,アライメントを評価する.果部骨折の予後には,転位の整復の良否が大きく影響するため,必要に応じ関節面の転位や粉砕骨折の程度を 3D-CT 画像により正確に評価しておく.
- 転位のない内果・外果骨折ではギプス固定や装具装着による保存療法が行われる.ギプス固定中は足趾の底背屈訓練を継続し,経過によってはギプス固定のまま荷重を許可し歩行訓練を開始していく.ギプス除去後は足関節軟性装具を用い,足関節可動域訓練を開始する.
- 果部骨折で関節面の転位を伴うものは手術療法の適応で,骨接合術を行う.関節面はできるだけ完全に整復しておかないと足関節機能障害を残し,二次性の変形性足関節症をきたしやすい.骨接合術後は速やかに足関節可動域訓練を開始する.
- 脛骨天蓋骨折では,ほとんどが関節面の転位を伴い,手術療法の適応となる.高度な軟部組織損傷を伴うことも多く,その場合は初期治療に創外固定を行い,二期的にロッキングプレートなどによる内固定を計画する.

解答 ②

文献
1) リハビリテーション医学会(監):リハビリテーション医学・医療コアテキスト.pp144-145,医学書院,2018
2) 金子和夫:38. 骨折・脱臼,足関節部の骨折と脱臼,中村利孝,他(監):標準整形外科学,第 13 版,pp806-810,医学書院,2017

問題 97

65歳，女性．右変形性股関節症に対して後方アプローチによる人工股関節全置換術を施行した．
術後早期のリハビリテーション治療の内容で**誤っている**のはどれか．

① 座礼の訓練
② 水中歩行訓練
③ ソックスエイドの使用
④ ポジショニング指導
⑤ 中殿筋の筋力強化

解説

- 変形性股関節症は原因が明確でない一次性股関節症と発育性股関節形成不全・寛骨臼形成不全・外傷などに伴う二次性股関節症に分類される．わが国では，発育性股関節形成不全や寛骨臼形成不全に続発した二次性股関節症の頻度が高い．

- 主な症状は疼痛，関節可動域制限，歩行障害などである．歩行障害では疼痛による逃避性歩行，脚短縮による墜下性歩行，中殿筋筋力低下による Trendelenburg 歩行などさまざまなタイプの異常歩行が出現し，日常生活に支障をきたすようになる．

- 画像診断は股関節Ｘ線検査が基本であり，その所見から病期は前股関節症，初期股関節症，進行期股関節症，末期股関節症に分類される．

- 手術療法には関節温存術と人工股関節全置換術があり，初期股関節症では関節適合性の改善を目的とした寛骨臼回転骨切り術や大腿骨内反骨切り術などの関節温存術が行われる．中高年以降の進行期・末期股関節症では一般的に人工股関節全置換術が選択される．

- 人工股関節全置換術の手術進入法としては前方アプローチと後方アプローチがあり，前方アプローチは後方アプローチに比べ脱臼頻度は低いが術後早期以降の臨床成績には差がない，と報告されている．

- 人工股関節全置換術の術前・術後リハビリテーション治療には，筋力・股関節屈曲可動域・歩行能力の改善効果があり，さらにプログラムに水中歩行訓練や自転車エルゴメーターを取り入れることで筋力増強，運動機能改善，QOL スコア改善などの効果を認めたと報告されている．また，患者教育を含めたリハビリテーション治療により抑うつ症状・自己効力感などの精神的状態も有意に改善したと報告されている．

- 患者教育には，人工関節に大きな負担をかけないようなポジショニングや生活動作の指導も含まれる．後方アプローチでは股関節屈曲・内転・内旋が脱臼肢位となるため，横座りや座礼は避けるように指導する．また，股関節に負担のかからないよう，必要に応じて日常生活用具（シャワーチェア），自助具（ソックスエイド，リーチャー）なども使用していく．

解答 ①

文献

1) 日本リハビリテーション医学会（監）：リハビリテーション医学・医療コアテキスト．pp129-130，医学書院，2018
2) 日本整形外科学会，他（監）：変形性股関節症診療ガイドライン 2016，改訂第 2 版．南江堂，2016

問題 98

14歳，男性．柔道の授業中に右膝を捻って受傷し膝の腫脹と痛みが出現した．受傷から3か月が経過して膝の痛みは軽減したものの時々引っ掛かりが生じて伸展が制限されることがあるため来院した．正しいのはどれか．

① 円板状半月は原因とならない．
② 膝関節鏡検査を検討する．
③ MR画像と比べてCT画像のほうが診断に有用である．
④ McMurrayテストは陰性である．
⑤ Patrick徴候は陽性となることが多い．

解説

- 本症例では，受傷機転および症状経過から半月板損傷を疑い，診断目的にMcMurrayテストなどの徒手検査およびMRIを行う．ロッキングの症状や関節可動域制限が続いており，治療を前提とした膝関節鏡検査も検討する．
- 半月板損傷は，体重を負荷した状態で屈曲した膝関節に異常な回旋力が加わり生じる．運動中に膝を捻った際などに損傷を受けやすい．症状として，疼痛，引っ掛かり感，関節可動域制限，ロッキング，関節水腫などが出る．
- 診断には受傷機転とその後の症状の経過が重要である．徒手検査法としてはMcMurrayテストやApleyテストなどの誘発テストが用いられる（図）．
- 画像検査では，MR画像が最も有用で，半月板損傷の病態や合併する靱帯損傷の診断にも有用である．さらに膝関節鏡検査を行えば半月板の異常はほぼすべて診断可能となるが，手術侵襲を伴うため，通常は鏡視下手術による治療を前提に行う．手術には部分切除術と縫合術があり，近年では切除後高率に関節症が出現・進行することから半月板機能の温存が重視され，手術手技や器械の改良もあり縫合術が推奨されている．
- 円板状半月は，半月板が生まれつき厚く幅広い円板状をしているもので，そのほとんどが外

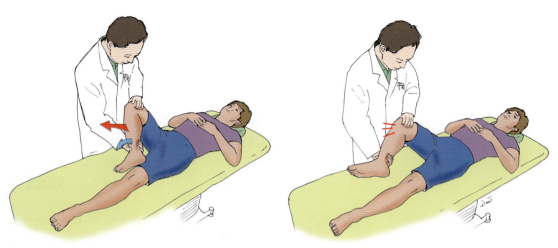

図　McMurrayテスト
膝を最大屈曲位とし内外関節裂隙に手指を当て，下腿に回旋ストレスを加えながら膝を伸展させる．陽性例では，疼痛が誘発され，関節裂隙に半月の動きやクリックを触知する．

側半月板で，両膝に認めることも多い．正常な半月板に比べ変性や断裂を生じやすく，大きな外傷がなくても半月板損傷や軟骨損傷を起こしやすい．本症例でも原因として円板状半月の可能性は考慮する必要がある．
- ❺のPatrick徴候は股関節疾患の評価に用いられ，仰臥位で評価側の足部を反対側の膝蓋骨に載せ，評価側の膝を押さえたときに評価側の鼠径部に痛みが出れば陽性である．

解答 ❷

 文献
1) 日本リハビリテーション医学会(監)：リハビリテーション医学・医療コアテキスト．pp138-140，医学書院，2018
2) 松田秀一：34. 膝関節，半月(半月板)損傷．中村利孝，他(監)：標準整形外科学，第13版，p654-656，医学書院，2017

問題 99

組合せで**誤っている**のはどれか．

❶ Jackson テスト ── 頚椎椎間板ヘルニア
❷ SLR テスト ── 腰椎椎間板ヘルニア
❸ Patrick テスト ── 前十字靱帯損傷
❹ Phalen テスト ── 手根管症候群
❺ Wright テスト ── 胸郭出口症候群

解説

- 頚椎椎間板ヘルニアによる神経根症の診断には，頚椎伸展位で軸圧をかけるJacksonテストや，側屈して軸圧をかけるSpurlingテストなどの検査を実施する．それぞれの検査で患側上肢の放散痛が認められた場合，陽性とし神経根症を疑う．
- 腰椎椎間板ヘルニアによる神経根障害の検査として，SLR(Straight Leg Raising)テストとFNST(Femoral Nerve Stretchテスト)などがある．SLRは，患者を仰臥位として膝関節伸展位のまま片側下肢を挙上する検査であり，股関節屈曲35～70°で大腿後面-下腿後面の放散痛の誘発があれば陽性であり，L5，S1の神経根症を疑う．
- 前十字靱帯損傷の検査として前方引き出しテスト，Lachmanテスト，pivot-shiftテストなどがある．Patrickテストは股関節の異常を疑う際に行う検査である．
- 手根管症候群は正中神経が手根管部で絞扼されており，手背を合わせて手関節を屈曲させるPhalenテストで，正中神経領域の放散痛が誘発される．
- 胸郭出口症候群は，腕神経叢が斜角筋部で絞扼されており，座位で両肩関節90°外転，90°外旋，肘90°屈曲位を取らせるWrightテストで，患側の橈骨動脈の拍動が低下する．

解答 ❸

 文献
1) 日本リハビリテーション医学会(監)：リハビリテーション医学・医療コアテキスト．pp127, 128, 136, 137, 148-155，医学書院，2018

問題100 頚椎症性脊髄症で正しいのはどれか．2つ選べ．

❶ 間欠性跛行を呈する．
❷ 上肢の巧緻運動障害を認める．
❸ 早期から尿閉になることが多い．
❹ 手の骨間筋はほとんど障害されない．
❺ 頚椎伸展を避ける．

解説

- 頚椎症性脊髄症は，頚椎脊柱管の狭い状態に，経年的な頚椎変化などの静的圧迫因子と頚椎の前後屈不安定性や軽微な外傷などの動的因子が加わり発症する．本症は欧米人に比べて脊柱管が狭い日本人に多い．
- 頚椎症性脊髄症の症状には，長索路症状（long tract sign）と髄節症状（segmental sign）がある．索路症状には手指巧緻運動障害，痙性歩行，腱反射亢進，病的反射出現などがあり，髄節症状には圧迫高位の脊髄節支配筋の筋萎縮や腱反射減弱などがある．筋力低下や知覚障害は，いずれからも起こりうる．初期症状として，手指のしびれと歩行障害が多いが，頚髄症による歩行障害では下肢の筋力低下を伴うことは必ずしも多くなく，むしろ歩行時のふらつきが原因であることが多い．❶の間欠性跛行は，腰部脊柱管狭窄症や閉塞性動脈硬化症でみられる所見である．
- 手指の巧緻運動障害も頚椎症性脊髄症に特徴的な症状である．手指の素早い握り・開きが困難となり，尺側手指の内転・伸展が障害され，時に著明な骨間筋萎縮を伴い，myelopathy hand と呼ばれる．Myelopathy hand の客観的指標として，finger escape sign（指離れ徴候：手を前に出し指を揃えたときに小指内転保持が困難となる）と10秒テスト（grip and release test：10秒間で20回未満は異常とされる）がある．
- 重症度の評価には日本整形外科学会頚髄症治療成績判定基準（JOAスコア）が頻用されており，運動機能（上肢4点，下肢4点：合計8点），知覚機能（上肢2点，体幹2点，下肢2点：合計6点），膀胱機能（3点）の合計17点満点で評価される．膀胱機能障害は尿の出づらさや頻尿などから出現し，尿閉は重度の障害で生じる（表）．
- 治療は，頚椎症性脊髄症の発症因子である静的圧迫因子と動的因子の除去が主体となる．保存治療では薬物療法のほか，頚椎の負担軽減目的に頚椎カラー装着や生活指導などが行われる．頚椎伸展（頚部後屈）は脊柱管を狭窄し脊髄圧迫に働くため避けるように指導する．手術治療では症例に応じて前方法（前方除圧固定術）や後方法（椎弓形成術）が選択される．

解答 ❷❺

文献

1) 日本リハビリテーション医学会（監）：リハビリテーション医学・医療コアテキスト．pp148-150，医学書院，2018
2) 日本整形外科学会，他（監）：頚椎症性脊髄症診療ガイドライン2015，改訂第2版．南江堂，2015

表　日本整形外科学会頚髄症治療成績判定基準（JOA スコア）
●改訂 17 点法（合計 17 点）

運動機能			知覚機能	
上肢	手指	0 点[不能]……自力では不能（箸，スプーン・フォーク，ボタンかけすべて不能） 1[高度障害]……箸，書字は不能．スプーン・フォークで辛うじて可能 2[中等度障害]……箸で大きな物はつまめる．書字は辛うじて可能．大きなボタンかけ可能 3[軽度障害]……箸，書字ぎこちない．Y シャツの袖のボタンかけ可能 4[正常]……正常	上肢	0 点[高度障害]……知覚脱失（触覚，痛覚） [0.5 ……5/10 以下の鈍麻（触覚，痛覚），耐えがたいほどの痛み，しびれ] 1[中等度障害]……6/10 以上の鈍麻（触覚，痛覚），しびれ，過敏 [1.5[軽度障害]……軽いしびれのみ（知覚正常）] 2[正常]……正常
	肩・肘機能	−2[高度障害]……三角筋または上腕二頭筋≦2 −1[中等度障害]……三角筋または上腕二頭筋＝3 [−0.5[軽度障害]……三角筋または上腕二頭筋＝4] −0[正常]……三角筋または上腕二頭筋−5	体幹	0 点[高度障害]……知覚脱失（触覚，痛覚） [0.5 ……5/10 以下の鈍麻（触覚，痛覚），耐えがたいほどの痛み，しびれ] 1[中等度障害]……6/10 以上の鈍麻（触覚，痛覚），絞扼感，しびれ，過敏 [1.5[軽度障害]……軽いしびれのみ（知覚正常）] 2[正常]……正常
下肢		0 点[不能]……独立，独歩不能 [0.5 ……立位は可能] 1[高度障害]……平地でも支持が必要 [1.5 ……平地では支持なしで歩けるが不安定] 2[中等度障害]……平地では支持不要．階段の昇降に手すり必要 [2.5 ……平地では支持不要．階段の降りのみ手すり必要] 3[軽度障害]……ぎこちないが，速歩可能 4[正常]……正常	下肢	0 点[高度障害]……知覚脱失（触覚，痛覚） [0.5 ……5/10 以下の鈍麻（触覚，痛覚），耐えがたいほどの痛み，しびれ] 1[中等度障害]……6/10 以上の鈍麻（触覚，痛覚），しびれ，過敏 [1.5[軽度障害]……軽いしびれのみ（知覚正常）] 2[正常]……正常
			膀胱機能	0 点[高度障害]……尿閉，失禁 1[中等度障害]……残尿感，怒責，尿切れ不良，排尿時間延長，尿もれ 2[軽度障害]……開始遅延，頻尿 3[正常]……正常

〔日整会誌 68：490-503，1994 を許諾を得て転載〕

問題 101

筋とその支配髄節で**誤っている**のはどれか．

❶ 僧帽筋　──　C5〜C6
❷ 横隔膜　──　C3〜C5
❸ 大胸筋　──　C5〜T1
❹ 上腕二頭筋　──　C5〜C6
❺ 上腕三頭筋　──　C6〜C8

解説

- 僧帽筋は副神経および頚神経叢の筋枝(C2〜4)から支配を受けている．僧帽筋をチェックすることで延髄より中枢の麻痺か，頚髄より末梢の麻痺かを鑑別できる．肩甲骨上の筋群のなかで最も表層に位置し，肩甲骨の挙上や内転などに作用し，肩甲骨の安定性にも関与する．
- 横隔膜は横隔神経(C3〜5)に支配される膜状の筋で，安静時の主要な吸気筋である．吸息時に平坦化して下降し胸腔は拡張する．呼気には筋は作用せず，伸展された肺の受動的反跳(膨らんだ肺が自然に戻ろうとする力)によって行われる．努力呼吸時には呼吸補助筋が用いられ，吸気に用いられる呼吸補助筋には大胸筋・胸鎖乳突筋・僧帽筋・斜角筋・肩甲挙筋・脊柱起立筋があり，呼気に用いられる呼吸補助筋には腹直筋・内腹斜筋・外腹斜筋・腹横筋などの腹筋群がある．
- 大胸筋は内・外胸筋神経(C5〜T1)に支配され，鎖骨部・胸肋部・腹部の3か所から起始し，いずれも上腕骨大結節稜に停止する．肩関節の内転・水平内転・内旋・屈曲などに作用し，吸気時の呼吸補助筋としても作用する．
- 上腕二頭筋は筋皮神経(C5〜6)に支配され，長頭・肩甲骨関節上結節から起こる長頭と烏口突起から起こる短頭の二頭から構成され，両者相合して橈骨粗面に停止する．肩関節と肘関節をまたぐ二関節筋で，主に肘関節屈曲と前腕回外に働く．
- 上腕三頭筋は橈骨神経(C6〜8)支配で，長頭・内側頭・外側頭の三頭から構成される．停止は尺骨肘頭で，主に肘関節伸展に働く．

解答 ❶

文献

1) 日本リハビリテーション医学会(監)：リハビリテーション医学・医療コアテキスト．pp22-23, 221, 252, 医学書院, 2018

頚部と上肢に痛みを訴える患者がいる．筋電図検査を行ったところ橈側手根屈筋と上腕三頭筋に異常を認めた．損傷部位として可能性が高いのはどれか．

❶ 橈骨神経
❷ 正中神経
❸ 第7頚神経根
❹ 腕神経叢の上神経幹
❺ 腕神経叢の外側神経束

解説

- 橈側手根屈筋と上腕三頭筋はいずれもC7髄節レベルのkey muscleであり，頚部と上肢の痛みの症状とも合わせると，本症例は第7頚神経根の損傷の可能性が最も高い．
- 腕神経叢はC5からT1までの5本の脊髄神経前枝から由来し，C5〜C6の神経根が合流し「上神経幹(upper trunk)」となり，C7神経根はそのまま「中神経幹」に，C8〜T1は合流し「下神経幹」となる．さらに上神経幹・中神経幹からの枝が合流し「外側神経束(lateral cord)」に，上・中・下神経幹からの枝が合流し「後神経束」に，下神経幹からの枝が「内側神経束」となる．外

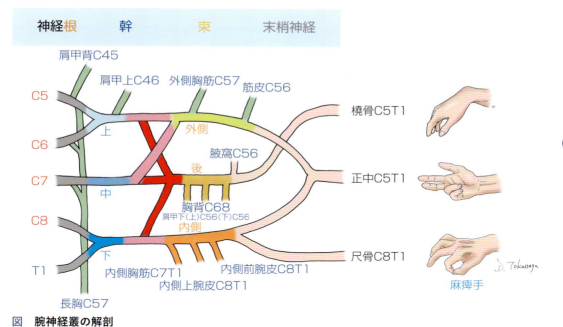

図　腕神経叢の解剖

側神経束からは筋皮神経が，内側神経束からは尺骨神経が分岐し，外側・内側神経束の枝が合流して正中神経となる．後神経束からは橈骨神経，腋窩神経が分岐する(図)．

- 本症例では正中神経支配の橈側手根屈筋と橈骨神経支配の上腕三頭筋に同時に異常を認めていることから，橈骨神経単独および正中神経単独の損傷では説明できない．また，腕神経叢の外側神経束の損傷では橈骨神経支配筋である上腕三頭筋の異常と矛盾し，上神経幹の損傷もC5〜C6神経根由来の症状となるため今回の所見とは一致しない．

解答 ❸

文献
1) 日本リハビリテーション医学会(監)：リハビリテーション医学・医療コアテキスト．pp148-150，医学書院，2018

問題103

腰痛について正しいのはどれか．

❶ 日本人成人の腰痛有訴率は10〜20％である．
❷ 非特異的な急性腰痛では安静臥床が有効である．
❸ 発症から4週以上経過した非特異的腰痛に認知行動療法が有効である．
❹ 温熱療法は，慢性腰痛に対して短期的には有効である．
❺ 軟性腰仙椎装具は慢性腰痛に対する機能改善に有効である．

💬 解説

- 腰痛とは，一般的には触知可能な最下端の肋骨と殿溝の間の領域に位置する疼痛と定義される．有症期間別では，急性腰痛(発症からの期間が4週間未満)，亜急性腰痛(発症からの期間

表　腰痛の原因別分類

脊椎由来	神経由来
腰椎椎間板ヘルニア 腰部脊柱管狭窄症 分離性脊椎すべり症 変性脊椎すべり症 代謝性疾患（骨粗鬆症，骨軟化症など） 脊椎腫瘍（原発性または転移性腫瘍など） 脊椎感染症（化膿性脊椎炎，脊椎カリエスなど） 脊椎外傷（椎体骨折など） 筋筋膜性腰痛 腰椎椎間板症 脊柱靱帯骨化症 脊柱変形など	脊髄腫瘍，馬尾腫瘍など
	内臓由来
	腎尿路系疾患（腎結石，尿路結石，腎盂腎炎など） 婦人科系疾患（子宮内膜症など），妊娠 その他（腹腔内病変，後腹膜病変など）
	血管由来
	腹部大動脈瘤，解離性大動脈瘤など
	心因性
	うつ病，ヒステリーなど
	その他

〔日本整形外科学会，他（監）：腰痛診療ガイドライン 2012，p13，南江堂，2012 より許諾を得て転載〕

が 4 週間以上 3 か月未満)，慢性腰痛（発症からの期間が 3 か月以上）に分けられ，原因の明らかな腰痛と明らかではない非特異的腰痛に分類される（表）．

- 日本人成人の腰痛有訴率は 40～50％，既往歴は 70～80％である．
- 性別を問わない 16～80 歳の急性の非特異性腰痛の場合，ベッド上安静が，痛みに応じた活動性維持よりも，疼痛と機能の面でより劣っているという質の高いエビデンスがある．一方，坐骨神経痛を伴う腰痛の場合は，疼痛および機能面では差がない．
- 認知行動療法は非特異的な亜急性腰痛と慢性腰痛に有効である．メタ解析では，腰痛の程度，期間，うつ状態，ADL，精神状態の改善に効果があったとされている．また，腰痛の予後に対し認知行動療法が有効であることが RCT で示されており，腰痛診療ガイドラインで推奨グレード A（行うよう強く推奨する）である．
- 発症 3 か月以内の急性・亜急性腰痛に対する温熱療法と運動療法の併用は，温熱療法単独または運動療法単独よりも治療開始 7 日後の疼痛軽減と機能改善に有効である（ガイドラインで推奨グレード B（行うよう推奨する）．一方，慢性腰痛に対する質の高いエビデンスはない．
- 慢性腰痛に対する腰椎コルセットは，無治療と比較して疼痛および機能改善に効果が認められていないが，急性・亜急性腰痛では機能改善に有効であり，ガイドラインで推奨グレード B である．

解答 ❸

文献
1) 日本リハビリテーション医学会（監）：リハビリテーション医学・医療コアテキスト．pp151-154，医学書院，2018
2) 日本整形外科学会，他（監）：腰痛診療ガイドライン 2012．pp12-14（CQ1），pp38-39（CQ8），pp46-56（CQ11, 12），南江堂，2012

問題 104

腰痛診療ガイドラインにおける重篤な脊椎疾患を疑うべき危険信号（red flags）に合致しないのはどれか．

1. 発熱
2. 胸部痛
3. 体重増加
4. HIV 感染の既往
5. 広範囲に及ぶ神経症状

解説

- 腰痛患者を診察する場合には，注意深い問診と身体検査により，(1)危険信号を有し，重篤な脊椎疾患（腫瘍，炎症，骨折など）の合併が疑われる腰痛，(2)神経症状を伴う腰痛，(3)非特異的腰痛，のいずれに該当するかの診断学的トリアージを十分に行う．
- 重篤な脊椎疾患を見逃さないことが特に重要であり，表のような症状や既往歴が危険信号（red flags）として指摘されている．
- がんの危険因子としては，がんの既往，予期せぬ体重減少，1か月以上改善のない場合，50歳以上の年齢などが指摘されている．特にがんの既往があればがんによる腰痛の可能性が0.7％から9％に上がることも報告されている．
- 骨転移診療ガイドラインでは，がん患者の注意すべき背部痛として，体重減少，治療抵抗性の痛み，6週間以上続く痛み，就寝時や安静時の痛み，荷重や咳嗽で増悪する痛み，進行性の下肢の脱力や知覚異常をあげている．
- 脊椎感染については発熱，静脈投与の薬物使用の既往，細菌の感染症の既往などが危険因子である．

解答 ③

表　重篤な脊椎疾患の危険信号

- 発症年齢＜20歳または＞55歳
- 時間や活動性に関係ない腰痛
- 胸部痛
- がん，ステロイド治療，HIV 感染の既往
- 栄養不良
- 体重減少
- 広範囲に及ぶ神経症状
- 構築性脊柱変形
- 発熱

〔日本整形外科学会：腰痛診療ガイドライン 2012．p27，南江堂，2012 より許諾を得て転載〕

文献

1) 日本整形外科学会，他（監）：腰痛診療ガイドライン 2012．pp26-29(CQ6)，南江堂，2012
2) 日本臨床腫瘍学会（監）：骨転移診療ガイドライン．p13(CQ2)，南江堂，2015
3) 日本リハビリテーション医学会（監）：リハビリテーション医学・医療コアテキスト．p148，医学書院，2018

問題 105　腰椎椎間板ヘルニアについて誤っているのはどれか．

❶ L4 神経根障害では下腿内側の知覚が低下する．
❷ L5 神経根障害では足底外側の知覚が低下する．
❸ S1 神経根障害では長母趾屈筋の筋力低下がみられる．
❹ L5 神経根障害では下肢伸展挙上テストが陽性となる．
❺ L4 神経根障害では大腿神経伸展テストが陽性となる．

解説

- 腰椎椎間板ヘルニアは 20〜40 歳台の活動性の高い男性に多く，好発高位は L4/5 で，次いで L5/S が多い．
- 一般的に L3/4 椎間板ヘルニアでは L4 神経根が，L4/5 では L5 神経根，L5/S では S1 神経根が障害されるが，椎間孔内や椎間孔外の外側型腰椎椎間板ヘルニアでは，通常より 1 つ上位の神経根症状を呈することがある．症状は，障害された各神経根の支配領域の疼痛，知覚障害，運動障害（筋力低下）である（図）．
- L4 神経根障害では下腿内側の知覚低下，大腿四頭筋筋力低下，膝蓋腱反射減弱などの症状を認める．
- L5 神経根障害では下腿外側遠位部と足背部の知覚低下，前脛骨筋，長母趾伸筋，長趾伸筋の筋力低下などの症状を認める．
- S1 神経根障害では，足背外側部や足底部の知覚低下，下腿三頭筋・長母趾屈筋・長趾屈筋の筋力低下，アキレス腱反射減弱などの症状を認める．

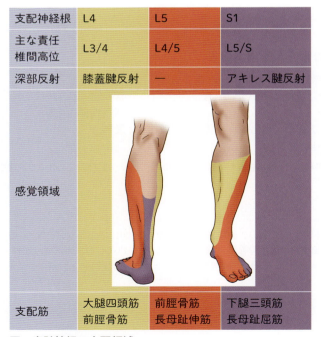

図　脊髄神経の支配領域

- 代表的な疼痛誘発テストに下肢伸展挙上テスト（Straight Leg Raising；SLR）と大腿神経伸展テスト（Femoral Nerve Stretch Test；FNST）がある．下肢伸展挙上テストはL5，S1神経根障害で陽性となり，大腿神経伸展テストは上位のヘルニア（L2，L3，L4神経根障害）で陽性となる．
- 足底外側の知覚が低下するのはS1神経根障害のためである．

解答 ❷

文献
1) 日本リハビリテーション医学会(監)：リハビリテーション医学・医療コアテキスト．pp151-155，医学書院，2018
2) 日本整形外科学会，他(監)：腰椎椎間板ヘルニア診療ガイドライン，改訂第2版．南江堂，2011

問題 106

特発性側弯症に対する装具療法で正しいのはどれか．2つ選べ．

❶ Milwaukee brace はアンダーアームブレースの一種である．
❷ Boston brace は頂椎が第7胸椎以上のカーブに適応がある．
❸ Cobb角30°の側弯症は適応となる．
❹ 胸椎パッドは肋骨を介して側弯を矯正する．
❺ 装具装着期間中の運動療法は禁忌である．

解説

- 小児の脊柱側弯症は，機能性側弯症と構築性側弯症に大別される．機能性側弯症は，疼痛，姿勢，脚長差などの原因による一時的な側弯状態で，その原因を取り除くことで側弯は消失する．一方，構築性側弯症は脊椎のねじれ（回旋）を伴う側弯で，先天性側弯症や神経・筋原性側弯症など原因となる疾患が判明しているものもあるが，大部分は原因が不明な特発性側弯症である．
- 特発性側弯症は，発症年齢により乳児期側弯症（3歳以前に発症），学童期側弯症（3〜9歳に発症），思春期側弯症（10歳以降に発症）に分けられる．このうち，最も高率にみられる思春期側弯症は圧倒的に女子に多く，右凸胸椎側弯が多い．
- 特発性側弯症の治療は，側弯を可及的に矯正・保持し，その進行を防止することである．治療法の選択には，骨成熟度・弯曲度・主弯曲の部位などを参考に判断する必要がある．骨成熟度の評価には腸骨稜骨端核の骨化の程度を表すRisser signが，弯曲度の評価には脊柱全長X線立位正面像によるCobb角が広く用いられている．
- 一般的にCobb角が20〜40°のものは装具療法の適応となり，Cobb角が45〜50°以上のものについては手術療法を考慮する．特発性側弯症に用いられる代表的な装具には，Milwaukee braceとBoston braceがある（図）．
- Milwaukee braceは3点支持の原理に基づいて作られており，骨盤を固定する骨盤ガードルと頭部を固定するネックリング，側弯を矯正するための胸椎パッドで構成されている．胸椎パッドは側弯凸側から肋骨を介して脊柱へ圧力（側圧）を加えて側弯を矯正する．
- Boston braceは，アンダーアームブレースの一種で下位胸椎以下の弯曲に対して効果的な矯正が得られる．頂椎が第7胸椎以下のカーブに適応がある．
- 装具装着期間中は運動に対する制限は特に必要なく，むしろ積極的に運動を取り入れADL

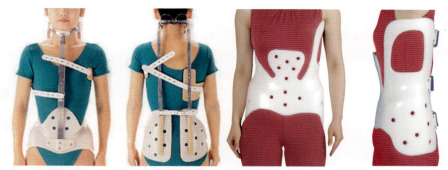

図　Milwaukee brace(左)と Boston brace(右)
〔(一社)日本義肢協会編「義肢・装具カタログ」より〕

を維持するよう生活指導を行う．

解答 ❸❹

1) 日本リハビリテーション医学会(監)：リハビリテーション医学・医療コアテキスト．pp156-157，医学書院，2018
2) 日本整形外科学会/日本リハビリテーション医学会(監)：義肢装具のチェックポイント，第8版．pp284-291，医学書院，2014

3

脊髄損傷

問題 107

脊髄ショックで出現する症状で誤っているのはどれか.

1. 頻脈
2. 尿閉
3. 腸閉塞
4. 血圧低下
5. 腱反射消失

💬 解説

- 脊髄ショックという言葉は，横断性の脊髄損傷に伴い発症直後に生じる神経症状の総称である．
- 脊髄ショックでは交感神経である内臓神経の機能が異常となり，血圧が低下し徐脈となる．
- 脊髄ショックでは膀胱排尿筋が弛緩し，排尿反射が消失するために尿閉となる．ただし，仙髄が直接の損傷を免れていれば球海綿体反射（仙髄に反射中枢が存在する）は受傷直後も消失しないことが多い．
- 脊髄ショックでは受傷後早期には腸管の弛緩と蠕動運動低下のため腸管内にガスが充満し麻痺性イレウスとなる．
- 脊髄ショックでは一般に数日〜数週間持続し，その後屈曲反射，深部腱反射が回復してくる．
- 脊髄ショックでは受傷直後から損傷レベル以下の筋トーヌスの低下による弛緩性麻痺，感覚脱失，尿閉が生じる．脊髄反射である深部腱反射，表在反射ともに一過性に消失するが，数週間後から徐々に回復して筋トーヌスも亢進し，痙性麻痺に移行する．

解答 ①

問題 108

脊髄ショックからの離脱を早期診断するために有用な反射はどれか．2つ選べ．

1. 肛門反射
2. 球海綿体反射
3. 膝蓋腱反射
4. 挙睾筋反射
5. 腹壁反射

解説

- 脊髄損傷の受傷直後は，損傷高位以下の脊髄において刺激に対する反射機能が低下し，重度の損傷では一定期間，反射が消失する．この現象を脊髄ショックという．ショック期が消失し脊髄反射が回復すると，脳幹部や大脳からの調節を受けることのない脊髄反射となる．
- 脊髄ショックは通常 24～48 時間とされるが，それ以上の期間続くこともある．脊髄ショックからの離脱を判定するには，肛門反射や球海綿体反射が用いられる．

解答 ❶❷

問題 109

自律神経過反射の症状について正しいのはどれか．

❶ 頭痛
❷ 頻脈
❸ 顔面蒼白
❹ 血圧低下
❺ 麻痺域の発汗

解説

- 自律神経過反射は，T5～6 以上の脊髄損傷において，排尿反射などの自律神経系の反射の回復期以降にみられる．麻痺域からの刺激によって誘発される発作性高血圧を主徴とする一連の反応で，非麻痺域の血管拡張による発汗・頭痛・皮膚の紅潮を呈する．対応が遅れると高血圧性脳出血を起こすことがある．
- 自律神経過反射では交感神経系の興奮によって血圧は上昇するが，頚動脈洞や大動脈弓にある圧受容器がこれを感知し，迷走神経を介して洞結節に抑制性の指令が送られるために，心拍数はむしろ低下して徐脈となる．
- 自律神経過反射のその他の臨床症状として，鼻閉，胸内苦悶，悪心，嘔吐など多彩な症状がみられる．また，全身の違和感を訴えることもある．一方，血圧の上昇があるにもかかわらず，他の自覚症状のない自律神経過反射もある．
- 自律神経過反射による突発性の高血圧は，脳出血や不整脈など，生命を脅かす重大な合併症をきたす可能性があり，臥位の場合は早急に座位を取りながら迅速な原因診断と治療が要求される．

解答 ❶

文献
1) 日本排尿機能学会/日本脊髄障害医学会 脊髄損傷における排尿障害の診療ガイドライン作成委員会（編）：脊髄損傷による排尿障害の診療ガイドライン．リッチヒルメディカル，2011

問題 110 ASIA Impairment Scale について誤っているのはどれか．

❶ A：S4〜S5 の運動・感覚機能が全くない．
❷ B：S4〜S5 の運動機能が残存している．
❸ C：損傷レベルより下位の主要筋群の半分以上が筋力 3 未満である．
❹ D：損傷レベルより下位の主要筋群の半分以上が筋力 3 以上である．
❺ E：運動・感覚機能が共に正常である．

解説

- ASIA Impairment Scale は Frankel 分類を改変した機能障害の重症度スケールである．完全損傷（A）の定義，不全損傷 C と D の筋力による区分が明確となっている（表）．

解答 ❷

表　ASIA Impairment Scale および Frankel 分類

ASIA Impairment Scale	
A（complete）	S4〜5 領域の運動・感覚機能の完全喪失
B（incomplete）	神経学的レベルより下位の運動は完全麻痺，感覚は S4〜5 領域を含み残存
C（incomplete）	神経学的レベルより下位に運動機能が残存し，麻痺域の key muscle の過半数が筋力 3/5 未満
D（incomplete）	神経学的レベルより下位に運動機能が残存し，麻痺域の key muscle の過半数が筋力 3/5 以上
E（normal）	運動・感覚機能ともに正常
Frankel 分類	
A（complete）	損傷レベルより下位の運動・感覚機能の完全消失
B（sensory only）	損傷レベルより下位の運動は完全麻痺，感覚はある程度残存
C（motor useless）	損傷レベルより下位にある程度の運動機能が残存するが実用性なし
D（motor useful）	損傷レベルより下位に実用的運動機能が残存し多くの例で歩行可能
E（recovery）	神経症状（運動・感覚・括約筋の障害）なし．反射の異常はあってもよい

 文献

1）日本リハビリテーション医学会（監）：リハビリテーション医学・医療コアテキスト．p161，医学書院，2018

問題 111

ASIAの基準により，徒手筋力テストで以下の筋力のある脊髄損傷患者の機能残存レベルはどれか．

Elbow flexors：5, Elbow extensors：2, Wrist extensors：5, Finger flexors：1, Finger abductors：0

❶ C5
❷ C6
❸ C7
❹ C8
❺ T1

解説

- 米国脊髄損傷協会（American Spinal Injury Association；ASIA）による脊髄損傷の評価法は脊髄損傷の神経学的および機能的分類のための国際基準となっている．運動の評価ではC5〜T1およびL2〜S1の10の筋節について表のように各々1つのkey muscleが決められている．
- ASIAの分類は元々は急性期における神経学的な障害の推移を知るために使われるものであり，慢性期においてはその値はほとんど動かず，評価としてはZancolli分類のほうが細かいが，障害の程度やパターンを表すのに有用である．

解答 ❷

表 International Standards for Neurological Classification of Spinal Cord Injury（ISNNCSCI）のKey MusclesとMotor Score

C5	肘関節屈筋群	L2	股関節屈筋群
C6	手関節背屈筋群	L3	膝関節伸筋群
C7	肘伸筋群	L4	足関節背屈筋群
C8	中指深指屈筋	L5	長母趾伸筋
Th1	小指外転筋	S1	足関節底屈筋群

Motor Scoreは左右のKey MusclesのMMTの合計で，正常は100%となる．

問題 112

頸髄損傷患者の床上でのプッシュアップに有用でない訓練はどれか．

❶ 前鋸筋の筋力強化
❷ 大胸筋の筋力強化
❸ 広背筋の筋力強化
❹ 大腿四頭筋のストレッチ
❺ ハムストリングスのストレッチ

解説

- プッシュアップとは図のような動作のことであり，日常動作自立のために重要な動作であ

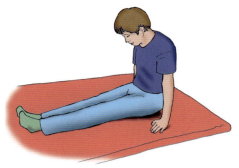

図　プッシュアップ

る．一般的に運動レベルがC7以上ある場合，keyとなる機能残存筋に上腕三頭筋が含まれ，プッシュアップが十分に可能となる．運動レベルがC5, 6の場合も前腕回外位で肘関節を伸展位で固定し，肩甲骨周囲筋の働きにより，プッシュアップが可能となる場合がある．

- プッシュアップで用いる筋としては，頚部筋群・僧帽筋・広背筋・前鋸筋・大胸筋・横隔膜・三角筋・上腕三頭筋があげられる．
- プッシュアップ動作では体幹の可撓性と体幹に対する肩甲骨の可動性が重要である．また，肩甲骨が高い位置にとどまっていると，相対的に上肢が短縮してますますプッシュアップの際の殿部の持ち上げが困難になる．しかし，頚髄損傷患者は呼吸筋麻痺をきたすような高位損傷でない限り，肩甲骨を挙上する副神経支配の僧帽筋は保たれており，周囲の筋力低下のある筋との力関係から，肩甲骨が上がってしまう．
- 対麻痺患者において長座位を安定して行うためには，膝を伸展した場合での股関節の屈曲は110°得られることを目標とすべきである．ハムストリングスが硬いと長座位でのバランスが不安定となり，後方への転倒傾向が出現する．一方，四肢麻痺患者では座位姿勢の安定性を増すため，股関節の屈曲は90°程度にとどめておく．以上のように，頚髄損傷患者では上肢のみでなくハムストリングスのストレッチが必要である．

解答 ④

文献
1) 神奈川リハビリテーション病院脊髄損傷マニュアル編集委員会(編)：脊髄損傷マニュアル　リハビリテーション・マネージメント，第2版．医学書院，pp125-126, 1996

問題 113

25歳，男性．第7頚髄損傷(第7頚髄節機能残存)，Frankel分類Aの慢性期患者が，著明な発汗と呼吸困難感を訴えた．意識清明，血圧200/100 mmHg，顔面紅潮を認めた．正しいのはどれか．2つ選べ．

❶ 頻脈がみられる．
❷ 褥瘡は誘因となる．
❸ 導尿を試みる．
❹ 酸素投与が必要である．
❺ 早急に降圧剤を使用する．

解説

- 自律神経過反射（自律神経過緊張反射）は，T5～6以上の脊髄損傷において，排尿反射など自律神経系の反射の回復期以降にみられる．膀胱内の尿の貯留，直腸内の便充満などの麻痺域の刺激によって起こる交感神経系の異常反射で，麻痺域の血管収縮による発作性高血圧を主徴とする循環系の症状を生じる．
- 自律神経過反射では心拍数は低下し徐脈になる．
- 自律神経過反射の原因はさまざまで，膀胱充満や便秘による腸管の拡張以外に，尿路感染症，尿路結石，カテーテル留置自体・あるいは挿入・抜去，褥瘡，皮膚炎，骨折，熱傷，陥入爪，妊娠，分娩，手術，射精，性交，高温・冷汗環境，衣服による体の圧迫，痔瘻，咬虫症，深部静脈血栓症などがある．
- 反射が出現した際の緊急時の対応としては，まず体位を座位とする．原因精査を行い，原因に応じた治療を行う．この異常反射の原因の多くが膀胱充満によることが多いので，カテーテル留置をしていない場合は尿閉の有無，カテーテル留置中の場合は閉塞の有無をまず確認すべきである．
- 予防としては$α_1$遮断薬や副交感神経遮断薬の内服を継続することがある．自律神経過反射は膀胱内圧の上昇がトリガーとなることがあるため，膀胱の反射性収縮を抑制して膀胱内圧を低圧に維持するため，抗コリン薬を使用することもある．
- 軽度の反射は，膀胱や直腸の充満を察知する代償尿意・便意として利用できる．

解答 ❷❸

文献
1) 日本排尿機能学会/日本脊髄障害医学会 脊髄損傷における排尿障害の診療ガイドライン作成委員会（編）：脊髄損傷による排尿障害の診療ガイドライン．リッチヒルメディカル，2011

問題 114

19歳，男性．第4・5頚椎脱臼骨折を受傷し6か月経過して現在第5頚髄完全損傷（第5頚髄節機能残存）の状態である．自立するのはどれか．

❶ 移乗動作
❷ 自動車運転
❸ 電動車椅子操作
❹ 更衣動作
❺ 排泄動作

解説

- 脊髄損傷による完全運動麻痺の患者では，損傷レベル（運動レベル）が下位になるほど残存する運動機能が大きくなるのでADLの自立度も高くなる．ただし合併症があると，目標に達するまでにより多くの時間と労力を要し自立度も低くなりやすい．
- 頚髄損傷においては同じ運動レベルでも，女性は男性より，高齢者は若年者より自立度が低い傾向にある．頚髄損傷では残存運動機能のわずかな違いがADLにきわめて大きな影響を与え，ADL自立度項目はC6～C7にかけて飛躍的に多くなる（表）．

表　完全損傷における神経学的損傷高位と ADL

運動レベル	Key となる機能残存筋	日常生活のめやす
C3 以上	胸鎖乳突筋，僧帽筋	全介助，呼吸器使用
C4	横隔膜	全介助，一部食事は装具を用いて可能
C5	三角筋，上腕二頭筋	装具，補助具を用いて食事，整容が可能．電動車椅子，平地での車椅子駆動が可能
C6	橈側手根伸筋	更衣，自己導尿，ベッドと車椅子の移乗，車椅子駆動，自動車運転が可能
C7	上腕三頭筋，指伸筋	日常生活全般は一部介助～ほぼ自立．車椅子駆動，移乗，入浴可能
C8～T1	指屈筋群，手内筋	普通型車椅子で ADL 自立
T12	腹筋群	長下肢装具とクラッチで歩行可能，実用には車椅子
L3～4	大腿四頭筋	短下肢装具（+杖）で実用歩行可能

〔千野直一（監）：現代リハビリテーション医学，改訂第 4 版，p291，金原出版，2017 より作成〕

- 不全損傷では，損傷レベルと ADL 自立度とは相関しない．機能障害の内容が千差万別であること，不全頸髄損傷は高齢者に多く，機能回復と並行して高度の痙縮（高度の痙縮は拘縮や痛みなどの合併症の誘因となる），痛みなどの合併症が出現しやすいこと，などが機能的予後の予測を困難にしている．

解答 ❸

4

神経筋疾患

問題 115

神経筋疾患のリハビリテーション治療で誤っているのはどれか．

① 多発性硬化症に対する温熱療法は禁忌である．
② Parkinson 病では筋強剛に対してストレッチを行う．
③ ポストポリオ症候群では軽い抵抗で反復練習を行う．
④ 進行性筋ジストロフィーの持久力（心肺機能）訓練は筋疲労が出現するまで行う．
⑤ 多発性筋炎の運動療法では運動負荷の目安として血清 CK 値を用いる．

解説

- 多発性硬化症では，体温上昇によって神経伝導障害が増悪し，神経症状が悪化する Uhthoff（ウートフ）徴候が出現する．長時間・高温度の入浴や過度の暖房を避けるように指導する．温熱療法は原則的に禁忌である．リハビリテーション治療では，急性期においては，能動的動作は避け，不動による合併症の予防に努める．良肢位（機能肢位）保持や受動的な四肢の関節可動域訓練を中心とする．回復期においては，運動麻痺が回復し始めたら，関節可動域訓練に加えて，筋力増強訓練，座位保持などの基本動作訓練，立位・歩行訓練などをすすめる．過度の運動負荷はかけないように，安静期間を入れた反復訓練が望ましい．
- Parkinson 病の臨床症状は運動症状と非運動症状とに大別される．運動症状の 4 大症候は，振戦，筋強剛（筋固縮），無動，姿勢反射障害である．運動療法では，ストレッチ，姿勢矯正，筋力増強訓練，バランス訓練，立位・歩行訓練，持久力（心肺機能）訓練を行う．
- ポストポリオ症候群の運動療法としては，翌日に疲労感を残さない程度の適度な運動が推奨される．低負荷多数回反復の筋力増強訓練がよい．
- 進行性筋ジストロフィーの運動療法では，不動による合併症を予防するために，MMT で 3 以上の筋については筋力増強訓練を行うのがよい．骨格筋の脆弱性があるためオーバーユースには十分に配慮する．
- 多発性筋炎の運動療法では，オーバーユースにならないように十分に配慮する．血清 CK 値の再上昇や，筋痛の再出現をみた場合には，オーバーユースを疑って訓練量を減ずる．

解答 ④

1) 日本リハビリテーション医学会（監）：リハビリテーション医学・医療コアテキスト．pp167-169, 173-181, 医学書院, 2018

問題 116

Parkinson病の前駆症状(pre-motor phase)として認められないのはどれか．

① 便秘症
② うつ症状
③ 企図振戦
④ 嗅覚低下
⑤ 起立性低血圧

解説

- Parkinson病は運動症状と非運動症状とに大別される．非運動症状としては，認知障害，幻覚，抑うつ，睡眠障害，排尿障害，便秘，起立性低血圧，嗅覚異常などがみられる．便秘，抑うつ，レム睡眠行動障害，嗅覚低下などの主要な非運動症状は運動症状発現に先行する前駆症状である．
- 企図振戦とは，手指などを正確に目標に近づけようとしたときに生じる，速く粗大な振戦のことである．歯状核から出て上小脳脚を通る小脳遠心路の障害といわれている．企図振戦は小脳性振戦の特徴とされており，Parkinson病の症状ではない．よって③は誤りである．

解答 ③

文献
1) 日本リハビリテーション医学会(監)：リハビリテーション医学・医療コアテキスト．pp167-169, 173-181, 医学書院, 2018

問題 117

Hoehn-Yahrの重症度分類でステージ3のParkinson病の特徴で正しいのはどれか．

① 抗Parkinson病薬の効果に日内変動がみられるようになる．
② 両側の症状は，ほぼ均等に進行する．
③ 自律神経症状の合併はまだ認めない．
④ 嚥下障害を認めることはない．
⑤ 転倒のリスクは低い．

解説

- Parkinson病の運動症状を評価するスケールとしては，Hoehn-Yahrの重症度分類(HY分類)が最もよく知られている(表)．ステージ3では姿勢反射障害がみられるようになる．
- 運動症状の日内変動にはwearing offのほか，on-off, no on, delayed onなども含まれる．wearing offとは抗Parkinson病薬の効果持続時間が短縮し，薬物濃度の変動とともに症状が変動する現象である．ステージ3では抗Parkinson病薬の効果に日内変動がみられるようになる．
- 振戦，筋固縮，無動，姿勢反射障害が運動症状の4大症候である．初発症状としては振戦が最も多く，安静時振戦として手に出現することが多い．初期は片側の症状から始まり，右手の振戦より発症した場合，徐々に右足→左手→左足へと進行がみられ，N字型もしくは逆N字型と表現されている．

表　Hoehn-Yahrの重症度分類

ステージ	内容
1	症状は一側性である．
2	症状は両側性だが，平衡障害はない．
3	姿勢調節障害があるが，1人での生活は可能である．
4	自力による生活は困難となるが，まだ歩くことは可能である．
5	介助なしでは，ベッドまたは車椅子の生活である．

- 非運動症状としては，認知障害，幻覚，抑うつ，睡眠障害，排尿障害，便秘，起立性低血圧，嗅覚異常などがみられる．便秘などは運動症候発現に先行する前駆症状としても知られている．ステージ3では，便秘，排尿障害，起立性低血圧などの自律神経症状の合併は認められる．
- 肺炎はParkinson病の死因での中で最も多い．嚥下障害は誤嚥性肺炎の原因となるので，その評価は重要である．Parkinson病患者の30〜80％程度が嚥下障害を自覚しているとされているが，その一方で，嚥下障害の自覚に乏しい不顕性誤嚥もみられる．また，通常は重症度に伴って嚥下障害の頻度は高くなるが，重症度と相関しない嚥下障害がみられる場合もある．ステージ3では，嚥下障害が認められる．
- ステージ3では姿勢反射障害がみられ，ADLの一部に介助を要することとなる．よって，転倒予防とADLの向上を目指して，座位や起立などの基本動作訓練，すくみ足に対するリハビリテーション治療などを行う．

　解答 ❶

文献
1) 日本リハビリテーション医学会(監)：リハビリテーション医学・医療コアテキスト．pp167-169，医学書院，2018
2) 日本神経学会(監)：パーキンソン病診療ガイドライン2018．医学書院，2018

 左右差のあるパーキンソニズムが特徴である疾患として正しいのはどれか．

❶ 多系統萎縮症
❷ 正常圧水頭症
❸ 進行性核上性麻痺
❹ 大脳皮質基底核変性症
❺ 薬剤性Parkinson症候群

解説

- パーキンソニズム(振戦，固縮，無動，姿勢反射障害などの症状)をきたす疾患でParkinson病以外のものをParkinson症候群という(Parkinson病も含めて広義のParkinson症候群と呼ぶこともある)．
- Parkinson症候群の原因疾患としては，進行性核上性麻痺，大脳皮質基底核変性症，多系統萎

- 縮症などの変性疾患と，薬剤性，脳血管性，脳炎後，中毒性(マンガン中毒，一酸化炭素中毒)などの非変性疾患に大別される．
- 多系統萎縮症では，無動，固縮，小刻み歩行などのパーキンソニズムが認められるが，Parkinson病と比べて，安静時振戦や症状の左右差の出現はまれで，進行が早く，抗Parkinson病薬が効きにくい．
- 正常圧水頭症は，歩行障害，認知障害，尿失禁を呈する症候群で，脳室は拡大しているが髄液圧は正常範囲内で，髄液シャント術によって症状の改善が得られる病態をいう．歩行障害は，歩幅の減少，足の挙上低下，開脚歩行が三大特徴である．固縮などのパーキンソニズムがみられるが，症状の左右差は通常みられない．
- 大脳皮質基底核変性症は，大脳皮質徴候として肢節運動失行，観念運動失行，皮質性感覚障害，把握反応，他人の手徴候などが現れ，錐体外路徴候として無動・筋強剛やジストニア，ミオクローヌスが出現し，これらの神経症候に顕著な左右差がみられる疾患である．
- 進行性核上性麻痺は，易転倒性，核上性注視麻痺，パーキンソニズム，認知症などを特徴とする．初発症状はParkinson病に似ているが，安静時振戦はまれで，歩行時の易転倒性，すくみ足，姿勢保持障害が目立つ．
- 薬剤性Parkinson症候群はドパミン拮抗作用のある薬剤(抗精神病薬や抗うつ薬，消化性潰瘍薬，制吐薬など)が原因となる．Parkinson病と異なり左右対称性に症状が出現する傾向があり，姿勢時・動作時振戦も出現しやすい．

解答 ❹

文献
1) 日本リハビリテーション医学会(監)：リハビリテーション医学・医療コアテキスト．pp167-169，173-181，医学書院，2018

問題 119

Parkinson病の運動療法で**誤っている**のはどれか．

❶ 安静時振戦に対して重錐負荷を行う．
❷ 四肢の固縮に対して伸張運動を行う．
❸ すくみ足に対してメトロノームを用いる．
❹ 前傾姿勢に対して背筋の筋力強化を行う．
❺ 寝返り動作困難に対して頚部体幹の回旋運動を行う．

解説

- Parkinson病では，重症度が高まるにつれて運動症状とそれに付随する筋力低下や筋萎縮などの合併症が顕著になってくる．リハビリテーション治療では，運動症状に対して残存能力の利用もしくは代償機能の獲得を目標としながら，合併症を早期から予防するように心がける．
- Hoehn-Yahrの重症度分類(HY分類)ステージ1〜2の軽症では，身体能力を維持し，社会活動を継続させることがリハビリテーション治療の目的となる．ストレッチ，姿勢矯正(体幹・頚部・四肢のアライメントの修正)，筋力増強訓練，バランス訓練，立位・歩行訓練，持久力(心肺機能)訓練を行う．
- HY分類ステージ3〜4の中等症になると，姿勢反射障害がみられ，ADLの一部に介助を要す

ることとなる．よって，転倒予防と ADL の向上を目指して，座位や起立などの基本動作訓練，すくみ足に対するリハビリテーション治療などを行う．
- HY 分類ステージ 5 の重症では，QOL の維持向上がリハビリテーション治療の目標となる．褥瘡予防，拘縮予防，全身性の合併症（肺炎，尿路感染症など）予防を目的として，ベッドや車椅子上での姿勢保持訓練や関節可動域訓練を行い，体位変換や喀痰排泄を促す．
- すくみ足に対しては，目の前の横線を跨がせる視覚刺激やメトロノームによる聴覚刺激などによる cueing が有効である．先端に横木をつけた L 字型杖の使用や，音リズム刺激に合わせて歩行訓練を行う音楽療法も推奨される．
- 重錘負荷は運動失調に対するリハビリテーション治療で，四肢の末梢部に数百 g の重錘をつけて訓練を行う．重錘負荷によって，筋紡錘から小脳への求心性入力が増大し，小脳による運動制御機能が改善すると考えられている．安静時振戦に対して重錘負荷は行わない．

解答 ❶

文献
1) 日本リハビリテーション医学会（監）：リハビリテーション医学・医療コアテキスト．pp167-169，医学書院，2018

問題 120

進行した筋萎縮性側索硬化症の検査所見について正しいのはどれか．2 つ選べ．

❶ 多相波がみられる．
❷ 干渉波は保たれる．
❸ 線維自発電位がみられる．
❹ 運動神経伝導速度は低下しない．
❺ 複合筋活動電位の振幅は正常である．

解説
- 筋萎縮性側索硬化症の診断における電気生理学的検査として，針筋電図と神経伝導検査は必須である．それらの意義としては，(1)針筋電図（図）により，萎縮の目立たない筋における脱神経所見を検出して診断感度を向上させること，(2)神経伝導検査により，脱髄性ニューロパチー（多巣性運動ニューロパチー，慢性炎症性脱髄性多発根ニューロパチー）や感覚神経を侵す他疾患を除外することがあげられる．
- 筋萎縮性側索硬化症における下位運動ニューロン障害を示すためには，針筋電図にて急性および慢性脱神経所見を認める必要がある．急性脱神経所見として，安静時における線維束性収縮，線維自発電位，陽性鋭波がある．慢性脱神経所見としては運動単位の振幅増大・多相化・持続時間延長，運動単位発射頻度の増加・リクルートメントの低下（運動単位の減少を意味する）があげられる．干渉波は保たれない．
- 神経伝導検査でみられる所見は，複合筋活動電位の振幅低下，F 波出現率低下である．脱髄基準を満たす伝導遅延・伝導ブロック所見は認められない．残っている運動ニューロンが正常に刺激を伝えるので，末期まで伝導速度は正常にとどまる．感覚神経伝導は正常である．筋萎縮が進行し，伝導速度の速い運動神経線維が変性脱落する結果，運動神経伝導速度の低下が起こる．また複合筋活動電位の振幅は低下する．

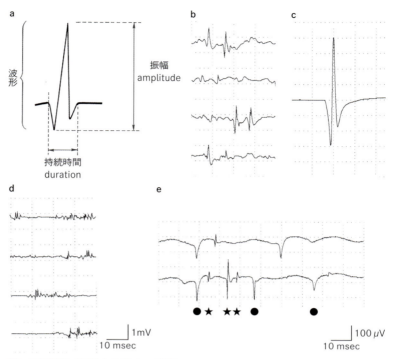

図 筋電図に出現する種々の波形
a：筋電図のパラメーター，b：正常 unit，c：高振幅 unit，d：低振幅 unit，
e：線維自発電位（★）と陽性鋭波（●）．
〔大熊泰之，他：生理学的検査．水野美邦（編）：神経内科ハンドブック―鑑別診断と治療．第5版，pp513-514，医学書院，2016 より〕

解答 ❶❸

文献
1) 日本リハビリテーション医学会（監）：リハビリテーション医学・医療コアテキスト．pp170-172，医学書院，2018
2) 日本神経学会（監）：筋萎縮性側索硬化症ガイドライン 2013．南江堂，2013

問題 121

運動失調症の運動療法で正しいのはどれか．2つ選べ．

❶ 反復動作を行う．
❷ 疲労をきたすまで訓練する．
❸ 軽い靴を履くように指導する．
❹ 素早い動作の運動を取り入れる．
❺ 視覚フィードバックを取り入れる．

解説

・運動失調とは，「運動麻痺がないにもかかわらず，筋が協調的に働かないために円滑に姿勢保持や運動・動作が遂行できない状態」をいう．運動失調はその病巣より，小脳性，深部感覚障

害性(脊髄性)，前庭性(迷路性)，大脳性(前頭葉性)に分類される．
- 運動失調に対するリハビリテーション治療として，重錘負荷や弾性緊縛帯を用いた訓練，Frenkel体操，歩行訓練，立ち上がりや立位の訓練，視覚誘導によるバランス訓練などがある．
- Frenkel体操では，視覚や表在感覚で認知しながらフィードバックを行い，股関節や膝関節の屈伸などの簡単な運動から開始して，徐々に回旋や多関節を含む複雑な運動にすすめ，固有感覚の再教育を促すアプローチである．注意を集中させ，正確性を重視し，反復することが重要である．
- 神経変性疾患の場合，運動の負荷が過剰となる場合には，過用や疲労の蓄積などに伴いかえって症状の悪化を招くおそれがある．
- 重錘負荷では，四肢の末梢部に数百gの重錘をつけて訓練を行う．重錘負荷によって，筋紡錘から小脳への求心性入力が増大し，小脳による運動制御機能が改善すると考えられている．
- 素早い動作ではバランスを崩しやすく，転倒につながりやすいため注意が必要である．動作を区切り，ゆっくりと丁寧に行うことを指導し，速度をコントロールした動作訓練を反復する．

解答 ①⑤

文献
1) 日本リハビリテーション医学会(監)：リハビリテーション医学・医療コアテキスト．pp172-173, 173-181, 医学書院, 2018
2) 服部憲明：脊髄小脳変性症に対するリハビリテーション．Jap J Rehabil Med 53：520-523, 2016

問題 122

多発性硬化症について正しいのはどれか．

① 下位運動ニューロン徴候を認める．
② 運動失調を認めない．
③ 初発症状は異常感覚が最も多い．
④ 過度の運動負荷は再燃を誘発しやすい．
⑤ 血清CK値により運動負荷量を決定する．

解説

- 多発性硬化症は，中枢神経組織の脱髄性炎症疾患であり，ミエリンに対する自己免疫機序が原因とされる．下位運動ニューロン徴候は認めない．
- 多発性硬化症の臨床症状は，視力・視野障害，眼球運動障害，めまい，構音障害，筋力低下，感覚障害，小脳失調，膀胱直腸障害など多岐にわたる．視神経障害として球後視神経炎がみられる．視力障害や視野狭窄が生じ，特に視野の中心部が見えにくくなる中心暗点が特徴的である．視力障害は発症から1か月以内に回復してくることが多いが，後遺症として重度の視力障害を残すこともある．易疲労性，Uhthoff(ウートフ)現象，Lhermitte(レルミット)徴候，有痛性強直性攣縮(painful tonic spasm)は診断の一助となることがある．認知機能障害や抑うつ，多幸など精神神経症状をみることもある．初発症状は，視力障害が最も多く，次いで運動麻痺と異常感覚の頻度が多い．
- リハビリテーション治療では，過度の運動負荷はかけないようにする．安静期間を入れた反

復訓練が望ましい．特徴的な易疲労性も，小刻みに休憩をとることによって軽減される．過度の運動負荷は再燃を誘発しやすい．
- 血清 CK 値は一般的に多発筋炎などの筋疾患で上昇する．多発筋炎の運動療法では，オーバーユースにならないように十分に配慮し，血清 CK 値の再上昇や，筋痛の再出現をみた場合には，オーバーユースを疑って訓練量を減ずる．多発性硬化症では，血清 CK 値は運動負荷量の指標にならない．

解答 ④

文献
1) 日本リハビリテーション医学会（監）：リハビリテーション医学・医療コアテキスト．pp173-175, 医学書院，2018
2) 「多発性硬化症・視神経脊髄炎診療ガイドライン」作成委員会（編）：多発性硬化症・視神経脊髄炎診療ガイドライン 2017．医学書院，2017

問題 123
Guillain-Barré 症候群の症状増悪時に適切でないのはどれか．

① 良肢位（機能肢位）保持
② 筋力増強訓練
③ 排痰訓練
④ 関節可動域訓練
⑤ 体位変換

解説
- Guillain-Barré 症候群（Guillain-Barré syndrome；GBS）は，典型的には，左右対称性の弛緩性麻痺が，数日から数週間にかけて上行し，ついには四肢麻痺を呈する．障害部位の腱反射は低下もしくは消失する．約10％では呼吸筋麻痺のため人工呼吸管理が必要となる．脳神経麻痺や自律神経障害を呈する場合もある．
- GBS の40％は社会復帰に向けて何らかのリハビリテーション治療が必要と考えられている．しかし，障害度には個々の患者で大きなバリエーションがあり，画一的なプログラムを提示することは困難である．さらに，GBS におけるリハビリテーション治療は，筋力の改善を目的とした理学療法のみではなく，作業療法，心理的支持療法，言語・嚥下訓練など，個々の患者の状態に応じた多面的なケアが重要であることが指摘されている．
- GBS のリハビリテーション治療では，急性期は，体位変換，良肢位（機能肢位）保持，関節可動域訓練にとどめて，筋力増強訓練は避ける．
- 症状の進行が止まれば，筋力増強訓練を開始する．低負荷の多数回反復訓練として，オーバーユースにならないように注意する．
- 呼吸障害をきたした場合は，早期から体位変換による排痰や胸郭ストレッチなどを行う．

解答 ②

文献
1) 日本リハビリテーション医学会（監）：リハビリテーション医学・医療コアテキスト．pp175-176, 医学書院，2018

2）日本神経学会（監）：ギラン・バレー症候群，フィッシャー症候群診療ガイドライン 2013．南江堂，2013

多発筋炎における歩行で正しいのはどれか．

❶ 歩幅が大きい．
❷ はさみ脚歩行になる．
❸ 坂道の下りは安定している．
❹ 遊脚期に下垂足がみられる．
❺ 腹部を前方に突き出すようにして歩く．

解説

- 一側下肢の踵を接地した後に対側の踵が接地するまでの動作が1歩（step）であり，その距離が歩幅である．歩行における両足間の距離が歩隔（step width），進行方向に対して足の長軸がなす角度が足角（foot angle）である．多発筋炎では歩隔が大きくなることはあるが，歩幅が大きくなることはない．
- はさみ脚歩行では，両下肢伸筋群の筋緊張亢進によって膝関節は伸展し，股関節内転位で大腿を互いに擦り寄せるように，膝内側を擦り合わせて歩く．足部は尖足傾向を呈し，歩行の際に前足部は地面から離れず，こするように歩く．痙直型の脳性麻痺でみられ，多発筋炎ではみられない．
- 坂道歩行の下りでは，勢いで転落しないように大腿四頭筋が働き足の動きを制御している．多発筋炎では，大腿四頭筋を含め四肢近位部や体幹筋の筋力低下がみられるため，坂道の下りは不安定になる．
- 下垂足は，腓骨神経支配筋（主に前脛骨筋）の麻痺によって，歩行時につま先が上がらない状態をいう．最も多い原因は，腓骨頭部の外部からの圧迫により生じる腓骨神経麻痺である．多発筋炎ではみられない．
- 多発筋炎では，体幹や下肢近位の筋力低下によって，立脚側下肢へ体幹を移動させて対側下肢を踏み出す動揺性歩行を呈し，これに腰椎前弯の増強と，それによる腹部を前に突きだした格好が加わることが多い．

解答 ❺

 文献
1）日本リハビリテーション医学会（監）：リハビリテーション医学・医療コアテキスト．pp178-179，医学書院，2018

問題 125

ポストポリオ症候群について正しいのはどれか. 2つ選べ.

❶ 深部腱反射が亢進する.
❷ 過用が主たる誘因である.
❸ ポリオ罹患後10年以内に発症する.
❹ 装具療法が適応となることがある.
❺ 高負荷・低頻度反復訓練が効果的である.

解説

- ポリオに罹患した後に部分的もしくは完全な神経学的・機能的な回復を示した患者において，少なくとも15年以上の症状安定期を経た後に，(1)普通でない疲労，(2)筋肉痛もしくは関節痛，(3)新たな筋力低下，(4)機能低下，(5)寒冷に対する耐性の低下，(6)新たな筋萎縮のうち，2つ以上の症状がみられた場合にポストポリオ症候群(post-polio syndrome；PPS)と診断される．ただし，これらの症状の原因となりうる他の疾患の存在が否定される必要がある(HalsteadによるPPSの診断基準)．
- PPSの発症機序としては，前角細胞障害に対して生じた神経再支配により残存した運動ニューロンへの過負荷，潜在的に障害されていた運動ニューロンへの長期的なストレスなどが推測されている．すなわち，オーバーユースがPPS発症・増悪の重要な因子になるものと考えられている．
- 筋力低下やそれによる歩行障害に対しては，下肢装具，杖などの補装具や日常生活用具を用いる．筋力低下が一側下腿に限局している場合は，短下肢装具の使用で対応できるが，大腿部も含めて筋力低下がみられる場合は，軽量で耐久性もあるカーボン製長下肢装具(図)を作製することがある．
- 運動療法としては，翌日に疲労感を残さない程度の適度な運動が推奨される．低負荷多数回反復の筋力増強訓練がよい．
- 前角細胞障害のため，深部腱反射は低下または消失する．

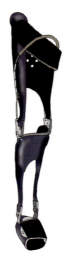

図　カーボン製長下肢装具
下腿のみならず大腿にも筋力低下がみられる場合，軽量なカーボン製長下肢装具を用いるのがよい.

解答 ②④

文献
1) 日本リハビリテーション医学会(監):リハビリテーション医学・医療コアテキスト.pp180-181,医学書院,2018

問題 126

57歳,男性.右利き.4か月前から手の痩せに気づいた.最近になり少し言葉がしゃべりづらくなった.体重は1年前の63 kgから55 kgへ減少した.握力が低下し最近箸が使いづらくなったことに気がついた.既往歴・家族歴に特記すべきことはない.筋力は両手指を除き上下肢正常.下顎反射陽性,上下肢腱反射亢進,バビンスキー反射は両側とも陽性であった.舌の写真を示す.検査所見は肺活量:%VC 95%,血液ガス分析(BGA):PaO_2 80 Torr,$PaCO_2$ 40 Torr.現段階で検討するものとして適切なのはどれか.2つ選べ.

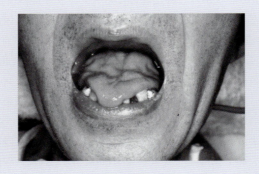

❶ 気管切開
❷ 嚥下機能評価
❸ 自助具の製作
❹ 意思伝達装置
❺ 在宅酸素療法

解説

- 問題の写真をみると,舌両側に著明な筋萎縮がみられる.
- 50歳台発症,進行性に両手指筋力低下と構音障害がみられ,身体所見では下顎反射陽性,上下肢腱反射亢進,バビンスキー反射陽性であり,特徴的な舌萎縮の写真より,診断としては筋萎縮性側索硬化症が考えられる.
- 筋萎縮性側索硬化症は中年以降に発症し,上位運動ニューロンと下位運動ニューロンの両者が散発性・進行性に変性脱落する神経変性疾患である.症状としては,腱反射亢進,痙縮,病的反射出現などの上位運動ニューロン徴候と,筋力低下,筋萎縮,線維束性収縮などの下位運動ニューロン徴候が混在してみられ,これらが多髄節性に進行する.
- 初発症状として最も多いものは,一側上肢の遠位部からはじまる筋力低下および筋萎縮であるが,約1/4では,構音障害や嚥下障害などの球症状が初発症状になる.
- 気管切開は,球麻痺により気道クリアランスが悪い場合や侵襲的換気を選択する場合に考慮

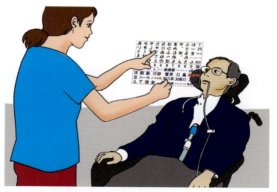

図　対面式の透明アクリル文字盤
代替コミュニケーション手段として，対面式の透明アクリル文字盤が使用される．患者は伝えたい文字を見つめることで意思を表示し，介護者は患者の視線を読み取る．透明文字盤を，患者から読める向きで示し，視線を合わせることで1文字ずつ文字を確認していくことで会話をする．

する．問題文の検査所見にて，肺活量と血液ガス分析は正常範囲内であり，繰り返す誤嚥性肺炎の既往もない．気管切開や在宅酸素療法(HOT)の適応はない．

- 摂食嚥下障害は経過中ほぼ必発であり，その発見と対策は重要であるため，初期から摂食嚥下機能の評価を行う．
- 自助具とは，身の回りの動作をより便利に，より容易に自分で行えるように工夫された道具である．食事において，手指の筋力低下に伴い，箸の使用が困難になってきているため，ばねのついた箸やグリップを太くし握りやすくしたスプーンなどの自助具が有用である．
- 構音障害，発声障害，身体表現障害(ジェスチャーの困難)などが生じた場合は，当初は，口腔周囲筋や舌筋の運動療法などで対処するが，いずれは代替コミュニケーション手段の確立が必要となる．広く用いられているのは，視線によって意思を伝達する，対面式の透明アクリル文字盤の使用である(図)．構音障害は認められるが，会話でのコミュニケーションは可能である．

解答 ❷❸

文献

1) 日本リハビリテーション医学会(監)：リハビリテーション医学・医療コアテキスト．pp170-172，医学書院，2018
2) 日本神経学会(監)：筋萎縮性側索硬化症診療ガイドライン2013．南江堂，2013

問題 127 67歳男性のMR矢状断画像を示す．症状は徐々に悪化している．正しいものを2つ選べ．

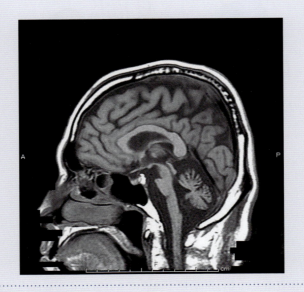

❶ 嚥下機能の精査を要する．
❷ 転倒予防が必要である．
❸ 高血圧を伴いやすい．
❹ 排尿障害は生じにくい．
❺ 呼吸障害は生じにくい．

解説

- 問題の画像では大脳に比較して，小脳，橋（特に底部）の萎縮が明らかである．60歳台に発症した進行性の疾患であり，この頭部MRI画像からは，診断として多系統萎縮症（multiple system atrophy；MSA）が考えられる．また，MSAではT₂強調MR画像横断像において，橋中部に十字状の高信号（十字サイン），被殻の萎縮や被殻外側部の直線状の高信号なども認められる．
- MSAとは病理学的疾患概念であり，これには小脳性運動失調を主体とするMSA-C（オリーブ橋小脳萎縮症），パーキンソニズムを主体とするMSA-P（線条体黒質変性症），自律神経障害を主体とするShy-Drager症候群の3疾患を包括している．MSAは失調症状，錐体外路症状のパーキンソニズム，自律神経症状を認め，その他として不随意運動や認知機能低下など多彩な症状を呈する．
- MSAでは経過とともに嚥下障害を認め，誤嚥や窒息のリスクが高まるため，早期から嚥下機能評価が必要である．
- 小脳性運動失調やパーキンソニズムによる歩行障害がみられる．歩行が可能なうちは転倒予防に重点をおき，歩行訓練，階段昇降などの応用歩行訓練，自転車エルゴメーターを用いた持久力（心肺機能）訓練，立位でのバランス訓練などを行う．
- 自律神経障害としては，発汗減少，起立性低血圧，食事性低血圧，便秘や排尿障害などの膀

脱直腸障害を認める．高血圧を伴いやすくはない．
- 呼吸障害については，睡眠時の喘鳴や無呼吸などが早期から単独で認められることがあり注意が必要である．呼吸障害の原因として声帯外転障害が知られているが，呼吸中枢の障害によるものもあるので，気管切開しても突然死があり得ることについて患者・家族には説明が必要である．

解答 ①②

文献
1) 日本リハビリテーション医学会(監)：リハビリテーション医学・医療コアテキスト．pp172-173，医学書院，2018

問題 128

9歳，男児．Duchenne型筋ジストロフィー．昨年より階段昇降に介助が必要になり，平地歩行でも時々尻もちをつくようになった．
リハビリテーション治療プログラムで適切でないのはどれか．

1. 下肢の関節可動域訓練
2. 膝伸展補助付き長下肢装具による歩行訓練
3. 電動車椅子の導入
4. 斜面台起立による足部ストレッチ
5. 肺機能維持のための呼吸運動指導

解説
- Duchenne型筋ジストロフィーは，3〜5歳頃に転びやすい，走れないなどの歩行障害で発症する．5歳頃に運動能力のピークをむかえ，以後は体幹と下肢の筋力低下による登攀性起立を呈する．10歳頃には歩行不能となり，その後に呼吸不全や心筋症状としての心不全がみられる．
- 進行性の疾患であるため，歩行障害や呼吸障害の増悪にあわせて，リハビリテーション治療の内容も変化させていく必要がある．
- 歩行が可能な時期では，短縮が生じやすい下肢筋のストレッチ，下肢の関節可動域訓練を行う．
- 転倒が頻回になれば，長下肢装具による起立・歩行訓練を検討するが，すでに起こっている関節拘縮に合わせたアライメントの装具の作製が必要なこと，筋力低下に伴い介助量が増加することより適応は慎重に決定する．
- 歩行が不可能となれば，まずは普通型車椅子を処方し，手指機能が低下してくれば，ジョイスティック付き電動車椅子の使用が必要となる．歩行が可能な時期に電動車椅子は導入しない．
- 定期的な呼吸機能評価，呼吸障害が進展する前からの肺・胸郭の可動性維持，排痰機能維持，気道クリアランスを保つためのリハビリテーション治療は重要である．%肺活量が40%以下もしくは咳のピークフローが270 L/分以下となれば，咳や深吸気を促すリハビリテーション治療を開始する．咳を促す場合は，排痰補助装置を用いるのもよい．呼吸筋の筋力増強訓練は，オーバーユースの危険性から推奨されない．

解答 ❸

文献
1) 日本リハビリテーション医学会(監)：リハビリテーション医学・医療コアテキスト．pp176-178，医学書院，2018
2) 日本神経学会(監)：デュシェンヌ型筋ジストロフィー診療ガイドライン 2014，南江堂，2014

問題 129

60歳，男性．緩徐進行性の筋炎で四肢近位の筋力低下を認める．右反張膝が悪化したため歩行不能となりつつある．移動能力を維持するため補装具を処方した．最も効果が期待できるものはどれか．

❶ 足底挿板
❷ 体幹装具
❸ PTB 免荷装具
❹ 遊動継手付短下肢装具
❺ スウェーデン式膝装具

解説

- 足底挿板(靴インサート)は複数の内部補正要素を盛り込んだ構造であり，足アーチの支持構造に対して変形の矯正，あるいはさらなる変形の防止(保持)を行う．内側アーチサポートは舟状骨の低下，距骨の内方転位，踵骨回内に対して効果を持たせる．外側アーチサポートは踵立方関節部を支持する．メタタルザルサポートは第2～4中足骨頭の直後より急に立ち上げる形状で中足骨アーチを再構築する．
- 体幹装具の役割は脊柱の動きの制御である．体幹装具の目的は，(1)脊柱運動の抑止と安定化，(2)脊柱への荷重の軽減，(3)腹部の保護，(4)脊椎配列の維持・矯正などである．主な適応疾患は，腰椎椎間板ヘルニア，腰部脊柱管狭窄症，脊椎外傷，脊椎変形(側弯症)，椎体炎(化膿性，結核性)，脊椎疾患の術後などである．
- PTB 免荷装具の目的は下腿部および足部の免荷である．主に骨折に使用される．
- 短下肢装具は下腿部より足底に及ぶ構造をもち，足関節の動きを制御する装具である．遊動継手付短下肢装具は複合関節である足関節の底・背屈のみにフルレンジの可動性をもたせた装具で，内・外反を拘束することによって足関節の安定性が得られる．
- 膝装具とは大腿部から下腿部に及び，膝関節の動きを制御するものである．膝装具には，靱帯損傷用装具，反張膝用装具，軟性装具がある．装具による反張膝矯正法としては，一般的な両側支柱付き膝装具で伸展制限を行うほか，スウェーデン式膝装具，その改良型の three-way knee stabilizer などがある．スウェーデン式膝装具(図)は，膝関節の過伸展を防ぐための反張膝用装具で，装着時膝の屈曲は自由であるが，過伸展に制動が働く．装具は簡単なフレーム構造で，膝継ぎ手はなく，軽量で装着も簡便である．
- 筋炎では下肢近位筋である大腿四頭筋の筋力低下により歩行時の膝折れと反張膝が生じうる．反張膝とは膝関節が正常の伸展角度0°以上に過伸展した状態である．問題の症例は右反張膝が悪化したため歩行不能となりつつあるため，最も効果が期待できる補装具は，反張膝用装具である❺が正しい．

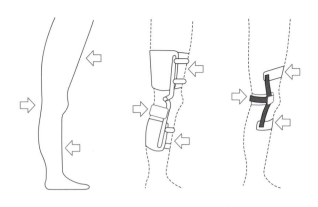

A. 反張膝の3点固定　　B. 膝装具　　C. スウェーデン式膝装具

図　反張膝の装具
〔日本整形外科学会/日本リハビリテーション医学会（監）：義肢装具のチェックポイント，第8版．p229，医学書院，2014 より〕

文献

1) 日本整形外科学会/日本リハビリテーション医学会（監）：義肢装具のチェックポイント，第8版．pp222-233, 240-253，医学書院，2014
2) 中野恭一，他：スウェーデン式膝装具―（Swedish Knee Cage）．総合リハ 27：479-480, 1999

5

切断

問題 130

上腕能動義手で正しいのはどれか．2つ選べ．

❶ 複式コントロールケーブルが用いられる．
❷ 主に9字ハーネスが用いられる．
❸ 手先具の回内外はハーネスとコントロールケーブルによって行う．
❹ 能動フックより能動ハンドのほうが機能的である．
❺ 能動フックでは主に随意開き式手先具が用いられる．

解説

- 義手は装着目的によって装飾用義手，作業用義手，能動義手，動力義手に分かれる．上腕能動義手は手先具(ハンド型やフック型)，手継手，肘継手とこれらのパーツとソケットをつなぐアダプターなどで構成される．
- 1本のケーブルで手先具の開閉と肘継手の屈曲・伸展の2つの機能を制御するのが複式コントロールケーブルシステムで，2つの機能を同時に行うことはできない．肘継手前面のロックケーブルを用いて，肩関節伸展運動で肘継手の状態をロック(固定)と解除(遊動)に順次切り替える．手先具の開閉は，ロック状態でコントロールケーブルを引いて操作する．また，解除状態で引くと肘継手が屈曲する．
- 差し込み式ソケットでは，自己懸垂性がないため，背部でベルトが交差し腋窩ループをつくる8字ハーネスを使用する．能動上腕義手では，両側の肩甲骨の動きを腋窩のループがとらえて，交差した一方のベルトに伝達するしくみである．9字ではない．
- 能動上腕義手では，手継手の回内外は他動的に操作することになる．片側切断者の場合は，健側の手で回内外を操作し，両側切断者の場合は，両膝の内側に挟んで捻ったり，垂直面に手先具を押し当てたりして，回内外操作を行う．
- 能動フックは手先具の形状が2本の金属鉤の組合せたもので，細かい作業に向いており機能的である．一方能動ハンドは手の形状をしており，母指のみ動くもの，母指示指中指の3指が動くもの，5指全部が動くものがあるが，いずれも装飾手袋をかぶせて使用することが多く，重量もあり，機能性や実用性は能動フックに劣る．
- ケーブルを引いて開く随意開き式(voluntary opening type；VO)とケーブルを引いて閉じる随意閉じ式(voluntary closing type；VC)があるが，日本では随意開き式が主流であり，最も普及している．

解答 ❶❺

文献
1) 日本リハビリテーション医学会(監)：リハビリテーション医学・医療コアテキスト．pp188-190, 医学書院, 2018

問題 131

下肢切断の原因として増加しているものはどれか．2つ選べ．

① 業務上の事故
② 先天性
③ 悪性腫瘍
④ 糖尿病
⑤ 末梢循環障害

解説

- 切断の原因には外傷，末梢循環障害，悪性腫瘍，感染，先天性などがある．
- 労働災害の減少により四肢切断は減少傾向にある．
- 下肢切断の主な原因は外傷と末梢循環障害が中心であるが，高齢化と食事の欧米化による糖尿病性壊疽，閉塞性動脈硬化症（arteriosclerosis obliterans；ASO），Burger病（閉塞性血管炎），急性動脈閉塞などの急性循環障害が増加傾向にある．
- 血行再建手術の普及や先進治療としての血管再生治療の登場により，下肢切断が回避されるケースも増えてきている．

解答 ④⑤

文献
1) 日本リハビリテーション医学会(監)：リハビリテーション医学・医療コアテキスト．pp204-208, 医学書院, 2018

問題 132

義足装着なしで断端荷重が可能な切断はどれか．2つ選べ．

① 片側骨盤切除
② 大腿切断
③ 膝離断
④ 下腿切断
⑤ サイム切断

解説

- 切断術後の体重支持については，断端に圧が集中するため通常断端荷重は行えない．しかしながら，術創部が断端面にないこと，骨の遠位端が硬質であること，骨遠位端の断面積が大きいことといった条件を満たす場合，断端荷重が可能となる．したがって一般的な術式の場合，膝離断とサイム切断である．
- 膝離断の場合，断端荷重が可能なほかに大腿骨顆部の膨隆を用いてソケットの懸垂が可能になること，日本人の畳での生活スタイルに合っていることといった利点があるが，外見が損

なわれやすいことやソケットの良好な適合が困難であるといった欠点も存在する．
- 脛骨下端で切断するサイム切断ではレバーアームが長く正常に近い歩行能力が得られる，両果部の膨隆を利用したソケットの懸垂がしやすいという利点がある．一方，義足の装着に工夫が必要なことや，断端の膨隆による外観がよくないため一般には女性には禁忌という欠点がある．
- 他の切断では，ソケットを用いて，片側骨盤切除では胸郭，大腿切断では坐骨，下腿切断では膝蓋靱帯(patellar tendon bearing；PTB)や断端全体(total surface bearing；TSB)といった断端そのもので荷重しない義足を作製する．

解答 ❸❺

問題133

大腿義足の異常歩行とその原因の組合せで正しいのはどれか．2つ選べ．

❶ 分回し歩行────ソケットの懸垂力が弱い．
❷ 外転歩行────ソケット内壁が低すぎる．
❸ フットスラップ──足部後方バンパーが硬すぎる．
❹ 伸び上がり歩行──義足が長すぎる．
❺ 内側ホイップ───ソケットに対して膝継手軸が内旋している．

解説

- 分回し歩行は，義足長が長い時に足底が地面をこすらないようにするため起こる．膝折れなどに対する不安感から，膝屈曲をさせずに歩行するときも起こる．また，ソケットの懸垂力が弱い場合も遊脚期に義足が長くなり，さらに，ソケットの落下を予防しようとするため，分回し歩行になる．
- 外転歩行は，義足長が長い時に足底が地面をこすらないようにするためやソケット内壁の上縁が高いときに会陰部の圧迫や痛みから逃避する際に出現する．内側壁が低いと内転筋ロールが発生し，炎症が起こると外転歩行の原因にはなりうる．
- フットスラップは，足部後方のバンパーが柔らかいときに足部が底屈して起こる．足部は，踵接地時に底屈するようにSACH(solid ankle cushion heel)，単軸，エネルギー蓄積型足部ともに作製される．フットスラップは，この底屈が急激に起こり，踵接地時に足底が地面を叩くような状態になることである．
- 伸び上がり歩行は，義足長が長い時や膝屈曲抵抗が強い場合に足底が地面をこすらないようにするために起こる．
- 内側ホイップは，膝継手軸が外旋しているときに起こる．大腿義足において，遊脚相初期に踵が内側を向き，足部が内側に蹴りあげられる状態である．膝継手軸が内旋していると逆に足部の踵が外側を向くため，外側ホイップがみられる．

解答 ❶❹

文献
1) 大石暁一，他：2．義足．B．大腿義足．日本整形外科学会/日本リハビリテーション医学会(監)：義肢装具のチェックポイント，第8版．pp129-149，医学書院，2014

問題 134 四辺形ソケットと比較した場合，坐骨収納型ソケットの特徴として**誤っている**のはどれか．

1. ソケットの前後径が内外径よりも大きい．
2. ソケットの外側壁が低い．
3. スカルパ三角部の圧迫感が少ない．
4. 断端を内転位に保持しやすい．
5. 側方の安定性に優れている．

解説

- 大腿ソケットの基本的な役割とは，断端の収納，体重支持，力の伝達，懸垂機能である．
- そのためには，断端の力が効率よく義肢に伝わるように，機能を有する筋の動きを阻害せず，坐骨が所定の位置に収納され，断端皮膚との接触が安定し，力がかかる部分が広範囲に及び，また神経や血管を圧迫しないことが求められる．
- 四辺形ソケットは，歩行時の筋活動を阻害せずに，四辺の各壁からの圧迫により体重を支持し，また坐骨結節が坐骨支持部で支持されるように設計されているので，前後径が狭く内外径が広い形状になる．立脚相では，股関節外転筋群が働き，大腿骨が外転しようとするため，断端の外側遠位部に圧が加わり，断端遠位外側や内側近位部への不快・圧痛をもたらすとともに，坐骨は内側へ移動し，側方への安定性が失われ，体幹側屈などの異常歩行を引き起こすおそれがある（図1）．
- 坐骨収納型ソケット（Ischial-Ramal Containment socket；IRC ソケット）は，四辺形ソケットのこれらの欠点を解決するために考案された．前後径が広く内外径が狭い形状とし，坐骨結節を内側まで包み込み，周囲の軟部組織全体で支持しており，坐骨の内側への移動を防ぐ（図2）．ソケットの外側壁は，大腿骨大転子直下で大腿骨外側に，さらに大転子上部まで軟部組織に

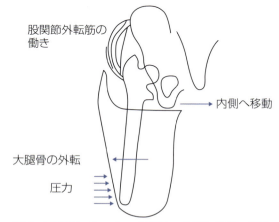

図1 四辺形ソケットの大腿骨の外転と坐骨の移動
〔大石暁一，他：2．義足．B．大腿義足．日本整形外科学会/日本リハビリテーション医学会（監）：義肢装具のチェックポイント，第8版，pp129-131，医学書院，2014 より〕

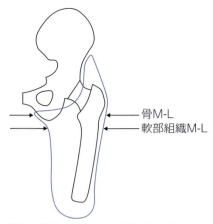

図2 IRC ソケットの骨 M-L と骨ロック
〔大石暁一，他：2．義足．B．大腿義足．日本整形外科学会/日本リハビリテーション医学会（監）：義肢装具のチェックポイント，第8版，pp129-131，医学書院，2014 より〕

しっかり沿わせることで，大腿骨の外転を防ぐ．
- 骨性にも軟部組織でも大腿骨を内転位に保持し，側方安定性を高め，断端への負担を軽減する．
- 坐骨結節部痛やスカルパ三角部の圧迫感が少ないといわれる．

解答 ❷

文献
1) 大石暁一，他：2．義足．B．大腿義足．日本整形外科学会/日本リハビリテーション医学会(監)：義肢装具のチェックポイント，第8版，pp129-131，医学書院，2014

問題 135

大腿義足で初期屈曲角を設定する目的として，正しいのはどれか．

❶ 大殿筋の効率を上げる．
❷ 中殿筋の効率を上げる．
❸ 体幹の側屈を防止する．
❹ 分回し歩行を改善する．
❺ 懸垂の効率を上げる．

解説

- 正常歩行において立脚相後期には股関節から足関節を結ぶ直線は鉛直線より後方へ約15°の角度をなしており，これは股関節伸展5°と骨盤の前傾，膝関節伸展，足関節背屈による10°で確保されている．
- 大腿切断者では膝関節と足関節の角度を制御できず，股関節のみで伸展15°を確保することが困難であるため何らかの代償手段が必要となる．骨盤を10°前傾して長時間歩行することは生体に悪影響を及ぼさないとされており，骨盤の前傾10°に股関節の伸展5°を加えることで合計15°の伸展角度を確保できる（図）．

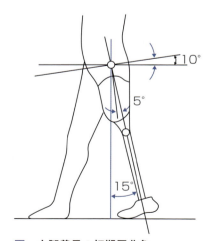

図　大腿義足の初期屈曲角
〔大石暁一，他：2．義足．B．大腿義足．日本整形外科学会/日本リハビリテーション医学会(監)：義肢装具のチェックポイント，第8版，p132，医学書院，2014 より〕

- そのため，大腿義足を作製する際に，切断者の股関節の最大伸展角度に応じてあらかじめ断端が屈曲を持った状態でソケットに収まるようにアライメントを設定する．これを初期屈曲角（initial flexion）という．
- 初期屈曲角をつけることで，股関節伸展筋である大殿筋が伸長され効率が上がる．また，伸展力が増大し，膝関節の安定が得られる．

解答 ①

文献
1) 大石暁一，他：2．義足．B．大腿義足．日本整形外科学会/日本リハビリテーション医学会(監)：義肢装具のチェックポイント，第8版，pp132-133，医学書院，2014

問題 136

下腿義足のTSB（total surface bearing）式ソケットについて**誤っている**のはどれか．

① 断端にかかる圧を分散できる．
② 摩擦による皮膚のストレスが少ない．
③ 断端の血流への影響が少ない．
④ キャッチピン式では断端末の不快感を生じることがある．
⑤ 膝カフが必須である．

解説

- 下腿義足のソケットにはいくつかの種類があり，それぞれ体重支持方法や懸垂方法に違いがある．主な体重支持方法としては，PTB（patellar tendon bearing）式とTSB（total surface bearing）式がある．
- PTB式ソケットでの体重支持は，膝蓋腱部を主として，脛骨内側フレアー部，前脛骨筋，膝窩部，腓骨外側骨幹部など，選択的な部位で行われる．
- PTB式ソケットでは，懸垂のためにPTBカフベルトが用いられる．PTBカフベルトには，膝関節の内外側への動揺防止，過伸展防止などの機能もある．
- TSB式ソケットでは断端全面にソケットが接触して体重を支持するようデザインされている．そのためTSB式ソケットでは，断端にかかる圧の分散，安定性の向上，歩行中のピストン運動の減少などの効果がある．また，非荷重部がないために血流循環がよい．
- TSB式ソケットでは，先端にキャッチピンのついたライナーを装着したうえで，ソケットを装着する．キャッチピンをソケット底部のアダプターに差し込んで固定することでソケットを懸垂するため，カフは不要である．ライナーは皮膚への吸着性が高く，断端とソケットのずれによる皮膚の摩擦を軽減することができる．ライナーがソケットの懸垂によって歩行時に伸びてしまうような場合には，引っ張られるような不快感が断端部に生じることがある．

解答 ⑤

文献
1) 日本整形外科学会/日本リハビリテーション医学会(監)：義肢装具のチェックポイント，第8版．医学書院，2014

問題 137 次のなかで誤っているのはどれか．

① 幻肢は5歳以下の小児では少ない．
② 幻肢は時間経過とともに長さが短くなることがある．
③ 幻肢痛は断端神経腫が原因である．
④ 幻肢痛の予防には義肢の早期装着が役立つ．
⑤ 幻肢痛の治療に抗うつ薬が用いられる．

解説

- 幻肢とは切断した四肢があるような幻覚をもつことで，幻肢痛とはその部の痛みを感ずることである．幻肢の持続期間は6か月～2年くらいであり，最初は切断前の長さであるが徐々に短くなり，最後は現実の長さになることが多い．

- 幻肢は6歳以下の切断では生じないといわれている．義肢の受け入れには本人，家族はもちろん学校側の理解が重要で，体育，野外活動，遠足などに参加できるように配慮されることが望ましい．

- 幻肢痛は切断患者の50～80％に発生すると報告され，四肢切断だけでなく腕神経叢麻痺，片麻痺，脊髄損傷などの四肢喪失と同等な状態でも発現し得る．疼痛発生の背景として，欠損した手足からの感覚入力がなくなることが大脳皮質の感覚運動野に機能変化をもたらし，その不適応が疼痛症状の原因になっていると考えられている．このプロセスの詳細に関してはまだ不明な点が多い．他の慢性疼痛患者と同様に情動面・社会心理的要素の関与も大きい．適切な義肢を切断後早期に装着することに幻肢痛を予防する効果がある，とされている．

- 幻肢痛の背景には欠損部に該当する皮質領域の異常活動があるため，その治療は神経活動性を抑制することをめざした薬物療法や物理刺激療法，認知療法などがある．薬剤としては麻酔薬や抗うつ薬などが用いられ，認知療法としては皮質の不適応を修正するための鏡療法（ミラーセラピー）が報告される．また断端の神経腫，瘢痕などが原因の場合は手術療法も考慮する．

解答 ③

小児疾患

問題 138

発達の指標と初めて可能となる月齢の組み合わせで誤っているのはどれか．

❶ あやすと笑う ────── 2か月
❷ 追視する ────── 3か月
❸ 首がすわる ────── 6か月
❹ 座位保持ができる ────── 7か月
❺ つかまり立ちができる ── 10か月

解説

- 小児の発達において，鍵となる指標を milestone と呼ぶ．代表的な運動発達としては，3〜4か月で定頸，5〜6か月で寝返り，7〜8か月でおすわり，9〜10か月でつかまり立ち，11〜12か月でひとり立ち，12〜18か月でひとり歩きが可能となることをおさえておきたい．
- 発達のチェック項目を表で示す．示された月齢において，チェック項目，検査項目ができていない場合には，慎重な経過観察が必要である．

解答 ❸

文献
1) 日本リハビリテーション医学会(監)：リハビリテーション医学・医療コアテキスト．p194，医学書院，2018

　小児の発達のチェック項目

月　齢	問診のチェック項目	検査項目
4か月	①あやすとよく笑いますか． ②物をよく見て追いますか． ③首はすわっていますか． ④ガラガラを振ったり，なめたりして遊びますか． ⑤母親が呼びかけると振り向きますか． ⑥母親と他人の区別がつきますか．	①首のすわり ②原始反射：Moro 反射，緊張性頸反射の消失傾向 ③追視テスト
7か月	①寝返りをしますか． ②音のするほうを振り向きますか． ③手を伸ばして欲しいものをつかみ，持ちかえますか． ④支えなしでしばらく座っていますか． ⑤何か欲しいものがあるとしきりに声を出しますか．	①お座り ②視性立ち直り反射 ③顔に布をかけるテスト ④手を伸ばして物をつかむ．どうするかもみる． ⑤音に対する反応

（つづく）

表　小児の発達のチェック項目（つづき）

月　齢	問診のチェック項目	検査項目
10か月	①茶碗やコップを両手で口にもっていきますか． ②つかまって立っていることができますか． ③「いけません」というと手を引っ込めて親の顔を見ますか． ④「イヤイヤ，バイバイ，ニギニギ」などの物まねをしますか． ⑤這い這いをしますか．	①つかまって立ち上がれる． ②パラシュート反応 ③ニギニギ，バイバイなどのまね ④人見知りの既往
18か月	①転ばないで上手に歩けますか． ②手をひくと階段を昇りますか． ③絵本を見て知っているものを指さしますか． ④自動車，人形などをそれらしく遊びますか． ⑤意味のある単語を言いますか． ⑥鉛筆でなぐり書きをしますか． ⑦名前を呼ぶと振り向きますか． ⑧耳がよく聞こえますか．	①転ばないで上手に歩く． ②ホッピング反応 ③意味のある単語 ④知っているものを絵本で指さす．

〔高橋秀寿：成長・発達の評価．千野直一（編）：現代リハビリテーション医学，改訂第4版．p106，金原出版，2017より〕

2) 前川喜平：乳幼児の神経と発達の診かた，第2版．新興医学出版社，1987
3) 千野直一（編）：現代リハビリテーション医学，改訂第4版．p106，金原出版，2017

問題 139　原始反射とその消失時期の組合せで正しいのはどれか．

1. Moro反射—————1か月
2. 交差伸展反射————2か月
3. 手掌把握反射————8か月
4. 視性立ち直り反射——10か月
5. 非対称性緊張性頸反射—12か月

解説

- 原始反射の遷延は小児の運動発達の異常の検出に有用である．代表的な反射については，内容と消失時期をおさえておく（次頁の表）．
- Moro反射：背臥位で児の後頭部を支えて持ち上げ，急に落下させると，両上肢が伸展・外転した後，ゆっくりと抱え込むように屈曲・内転する．新生児期に出現し4～6か月で消失する．
- 交差伸展反射：膝を固定して一側下肢を伸展させ，同側の足底を刺激すると，対側下肢が屈曲した後，刺激を与えている手を払いのけるように伸展する．新生児期に出現し，2か月で消失する．
- 手掌把握反射：検者の指を尺側から入れ，手掌を圧迫すると，手指が屈曲し，検者の手を握りしめる．新生児期に出現し，3～6か月で消失する．

表　原始反射の消長

反射・反応	誘発手技	出現時期	消失時期
交差伸展反射	膝を固定して一側下肢を伸展させ，同側の足底を刺激すると対側下肢が，屈曲した後，刺激を与えている手を払いのけるように伸展する	新生児期	2か月
口唇反射	指で唇の一部を刺激すると，口と顔を刺激された方向に向けて，指をしゃぶろうとする	新生児期	3か月
Moro 反射	背臥位で児の後頭部を支えてもち上げ，急に落下させると，両上肢が伸展・外転した後，ゆっくりと抱え込むように屈曲・内転する	新生児期	4〜6か月
Galant 反射	背部を上から下へ，こするように刺激すると，刺激を受けた側が凹に屈曲する	新生児期	2か月（Landau反射が2〜3相になると消失する）
手掌把握反射	検者の指を尺側から入れ，手掌を圧迫すると，手指が屈曲し，検者の手を握りしめる	新生児期	3〜6か月
非対称性緊張性頸反射 asymmetrical tonic neck reflex；ATNR	背臥位にした児の頭を他動的に回旋させるか，一方へ追視させると，回旋した顔面側の上下肢が伸展し，後頭側の上下肢が屈曲する	新生児期	4〜6か月
対称性緊張性頸反射 symmetrical tonic neck reflex；STNR	腹臥位で胸を支え，児の頭を他動的に前屈すると上肢が屈曲し，背屈すると下肢が屈曲する	新生児期	4〜6か月
緊張性迷路反射 tonic labyrinthine reflex；TLR	腹臥位をとらせると四肢が屈曲傾向となり，背臥位をとらせると四肢が伸展傾向となる	新生児期	立ち直り反応が出現すると急速に減弱する
Landau 反射 　第1相 　第2相 　第3相	腹部を手の平で支えて水平抱きにする 頸部・体幹・四肢ともに軽度屈曲 頸部水平，体幹・四肢が軽度屈曲 頸部伸展挙上，体幹伸展，四肢も伸展傾向	 新生児期 7週 6か月	 6週 3〜4か月
陽性支持反応	腋窩を垂直に支え，身体を上下させ，足底が床に触れると，起立する	新生児期	4か月ごろ一時消退，その後再出現する
台乗せ反応 placing reaction	児を抱きかかえて，一方の大腿を押さえ，他方の足背を机の端などにこすりつけると下肢が屈曲し，またいで足をつく	新生児期	12か月
頸からの立ち直り反応	背臥位の児の頭を一方に向けると肩，体幹，腰部が順にその方向に回転する	新生児期	5〜6か月
視性立ち直り反応（座位）	座位で腰を支え，体を前後左右に傾けると頸部が垂直に立ち直る	6〜7か月	
パラシュート反応	抱き上げた児の体を支えて前方に落下させると，両手を伸ばし，手を開いて体を支えようとする	生後8か月ごろ	

〔近藤和泉：運動発達．伊藤俊之（監）：こどものリハビリテーション医学　発達支援と療育，第3版．医学書院，p44，2017より〕

- 視性立ち直り反射：座位で腰を支え，体を前後左右に傾けると，頚部が垂直に立ち直る．5〜7か月で出現し，5歳で消失する．
- 非対称性緊張性頚反射：背臥位にした児の頭を他動的に回旋させるか，一方へ追視させると，回旋した顔面側の上下肢が伸展し，後頭側の上下肢が屈曲する．新生児期に出現し4〜6か月で消失する．

解答 ❷

1) 日本リハビリテーション医学会(監)：リハビリテーション医学・医療コアテキスト．pp194-195，医学書院，2018

問題 140 DENVER Ⅱデンバー発達判定法によると，発達が遅れていると判断されるのはどれか．

❶ 2歳0か月でその場でジャンプができた．
❷ 2歳6か月でTシャツを着ることができた．
❸ 3歳0か月で2語文に到達した．
❹ 3歳6か月で「けんけん」ができた．
❺ 4歳0か月で1人で歯磨きができた．

解説

- 発達・心理検査は多数あるが，まずDENVER Ⅱデンバー発達判定法(図)や遠城寺式乳幼児分析的発達検査法(九大小児科改訂版)により異常の有無をスクリーニングし，必要に応じて発達検査，知能検査など特定の分野の検査を行い，経時的に変化を追うことが大切である．
- DENVER Ⅱデンバー発達判定法では，乳幼児の発達について「個人─社会」「微細運動─適応」「言語」「粗大運動」の4領域に分けて，その年齢の子どもの90％ができる104のチェック項目が提示されている．適用年齢は生後16日〜6歳までで，就学前の年齢範囲の全体を網羅している．
- 回答の選択肢について，子どもの90％ができる年齢(90％通過率)は，ジャンプが2歳7か月，Tシャツを着ることができるのは3歳5か月，2語文は2歳4か月，「けんけん」ができるようになるのは4歳3か月，1人で歯磨きができるのは4歳10か月である．大まかであるが，意味のある1語は1歳，2語文は2歳で到達するのが標準的である．

解答 ❸

1) 栗原まな：眼で見る小児のリハビリテーション，改訂第3版．診断と治療社，2014

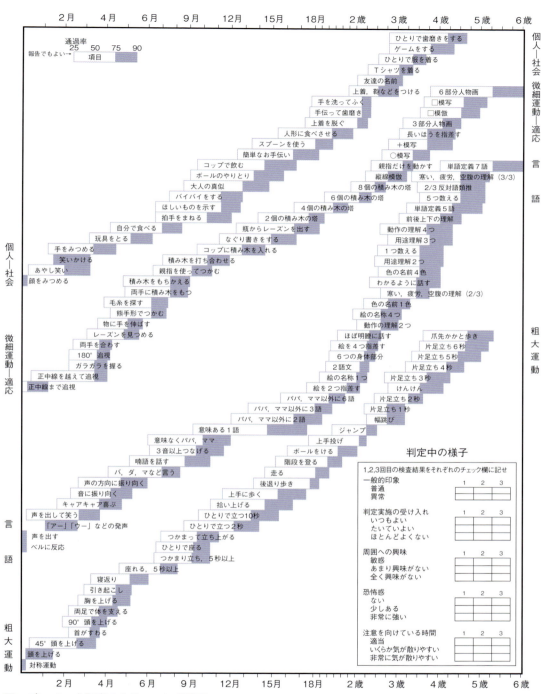

図　デンバー式発達スクリーニング検査
各項目ごとに一般乳幼児における通過率がわかるようになっており，それぞれのbarの左端は25％，濃い部分の左端は75％，barの右端は90％の子どもができるようになる月齢を示すので，遅れの程度が容易に判定できる．また，粗大運動，微細運動，言語，社会性の4つの側面に分けて発達プロフィールをみることができる．

〔日本小児保健協会（W. K. Frankenburg原著）：DENVER II―デンバー発達判定法，DENVER II 記録票，日本小児医書出版社，2003より〕

問題 141

脳性麻痺で誤っているのはどれか．

❶ 原因として黄疸の占める割合が減少している．
❷ 脳の病変は非進行性である．
❸ 早期産児に多い．
❹ 痙直型両麻痺では下肢より上肢の運動障害が強い．
❺ 重症度の評価に GMFCS（Gross Motor Function Classification System）がある．

解説

- 旧厚生省の脳性まひ研究班会議（1968年）は，「脳性麻痺とは受胎から新生児期（生後4週間以内）までの間に生じた脳の非進行性病変に基づく，永続的なしかし変化しうる運動および姿勢の異常である．その症状は満2歳までに発現する．進行性疾患や一過性運動障害または将来正常化するであろうと思われる運動発達遅延は除外する．」と定義している．
- 原因，リスク因子として，早産，低出生体重，子宮内感染症，多胎，胎盤機能不全，新生児仮死，帝王切開，高・低血糖，脳室周囲白質軟化症，脳室内出血，脳出血，感染，痙攣，高ビリルビン血症などが知られている．周産期医療や新生児医学の進歩によって未熟児出産や仮死分娩，新生児黄疸の3大原因は減少している．
- 麻痺の型から，痙直型，失調型，弛緩型，アテトーゼ型，混合型に分類され，麻痺の部位から，四肢麻痺，両麻痺，片麻痺などに分類される．痙直型両麻痺は，下肢に優位で上肢に軽い痙性麻痺を示す．
- 粗大運動能力分類システム（Gross Motor Function Classification System；GMFCS）は，カナダのCanChildで考案された，脳性麻痺児の座位および移動を中心とした粗大運動能力から，最終的に到達するレベルを判別する尺度である．レベルⅠ：制限なしに歩く，レベルⅡ：制限を伴って歩く，レベルⅢ：手にもつ移動器具を使用して歩く，レベルⅣ：制限を伴って自力移動；電動の移動手段を使用してもよい，レベルⅤ：手動車椅子で移送される，に分類される．
- 粗大運動能力尺度（Gross Motor Function Measure；GMFM）も，脳性麻痺児の粗大運動能力の経時的な変化や医療的介入効果を評価するために用いられる．88項目の運動課題について，0，1，2，3点の4段階のスコアをつける．

解答 ❹

文献
1) 日本リハビリテーション医学会（監）：リハビリテーション医学・医療コアテキスト．pp196-197，医学書院，2018

問題142 痙直型脳性麻痺について正しいのはどれか．2つ選べ．

❶ 両麻痺では上肢より下肢の機能障害が著しい．
❷ 感覚の異常は伴わない．
❸ 四肢麻痺では精神発達遅滞を合併しやすい．
❹ 生後2〜3か月までに診断が可能である．
❺ 足部舟底変形はみられない．

解説

- 痙直型脳性麻痺の中で，上肢障害は軽度から中等度で，両下肢が上肢より重い障害を呈するのが痙直型両麻痺である．
- 行動障害や学習障害，てんかん，コミュニケーション障害，視覚障害，聴覚障害，知覚・感覚障害を合併する場合がある．
- 四肢麻痺では精神発達遅滞を合併しやすい．
- 痙直型両麻痺であっても，定頚や寝返りの発達はさほど遅れずに可能となることが多い．正常では6か月頃から長座位（投げだし座り）の保持が可能となるが，股関節の屈曲と膝関節の伸展の組み合わせである長座位は，痙直型両麻痺児では保持不可能か，かなり遅れて可能になる．関節の分離性，多軸性，抗重力性の運動パターンの欠如があるか注意深く観察することで，6か月以内に診断可能な症例もあるが，2〜3か月までに診断することは難しい．「脳性麻痺の症状は満2歳までに発現する」と脳性まひ研究班会議で定義されている．
- 痙直型麻痺では，内反尖足や外反扁平足となりやすいが，土踏まずがでっぱった形になる舟底変形を呈することもある．

  解答 ❶❸

文献

1）日本リハビリテーション医学会（監）：リハビリテーション医学・医療コアテキスト．pp196-200，医学書院，2018
2）北住映二：脳性麻痺の経過と重症度分類，特集　脳性麻痺と産科医療補償制度．周産期医学　43：161-165，2013

問題143 アテトーゼ型脳性麻痺の特徴はどれか．2つ選べ．

❶ 幼少時には筋は低緊張を呈することが多い．
❷ 随意運動のすべての場面で企図振戦が認められる．
❸ 頭部MRIで深部白質病変がみられる．
❹ 歩行の獲得は困難である．
❺ 構音障害がみられる．

解説

- アテトーゼ型の脳性麻痺の基礎病変部分は大脳基底核である．大脳基底核は運動機構の「安全装置」的な役割を果たしているので，その障害は運動機能の安定した遂行の困難をもたら

し，筋緊張の不安定(変動)，姿勢保持の不安定，中間位や左右対称性の運動・姿勢の阻害，不随意運動等の運動障害をもたらすこととなる．
- 以下にアテトーゼ型脳性麻痺の特徴を示す．
  (1) 頭部を正中位に保つことは3〜4か月以降も不可能ないし不安定である．
  (2) 頭部の姿勢や動きと上下肢・体幹の姿勢や動きが分離せず，非対称性緊張性頸反射のパターンをとる．
  (3) 体幹部の立ち直り反応，特に側方向の立ち直りが4〜5か月以降も不良である．
  (4) 上肢の前方伸展，両手合わせが5〜6か月を過ぎても不可能である．
  (5) 不随意運動の出現は6か月以降で，1歳半以降が多く2〜3歳以降の場合もある．
  (6) 初期には低緊張で徐々にアテトーゼ型の症状が出てくる患者が一般的だが，筋緊張が初期から亢進気味な患者，痙直型脳性麻痺にみえ徐々に不随意運動等のアテトーゼ型の要素が出現しそれが優位になる患者もいる．
  (7) Crothers & Paine の著書によると，86名中57名が介助なし歩行可能となり，うち3名は8歳以降に歩行可能となっている．
- 痙直型脳性麻痺の運動発達が6〜7歳でプラトーに達するのとは対称的に，アテトーゼ型ではその年齢以降も運動機能が進歩していく例が少なくない．

解答 ①⑤

文献
1) 日本リハビリテーション医学会(監)：リハビリテーション医学・医療コアテキスト．pp196-200，医学書院，2018
2) 北住映二：脳性麻痺の経過と重症度分類，特集　脳性麻痺と産科医療補償制度．周産期医学　43：161-165，2013
3) Crothers B, Paine RS：The Natural History of Cerebral Palsy. Harvard University Press, Cambridge, 1959

問題 144

脳性麻痺の座位保持装置の給付の目的となりにくいのはどれか．

❶ 異常反射の抑制
❷ 上肢作業能力の向上
❸ 下肢の筋力維持
❹ 頭頸部のコントロール改善
❺ 褥瘡の発生予防

解説
- 脳性麻痺における装具治療の目的は，以下のように分けられる．
  (1) 低下した筋力の補助：機能を向上させる効果は少なく，整形外科手術後などの一時的な使用が主体である．
  (2) 痙縮の抑制：エビデンスには乏しいが，痙縮抑制を目的とした装具がある．
  (3) 拘縮の予防：痙縮による拘縮進行や整容に伴う拘縮進行を予防する目的で使用される．
  (4) 姿勢の保持・改善：局所のアライメント管理による歩行パターンの改善や，座位姿勢の保持による全身への効果を目指して使用される．四肢麻痺など，歩行不能の重症児ではさ

まざまな姿勢保持装置が適応となる．なかでも座位保持装置は，座位での姿勢コントロール，活動性の向上などを目的として広く用いられ，意識的な上肢動作を可能とし，痙縮を抑制すると考えられている．

- 個々の患者の頸部の安定性，体幹変形，骨盤傾斜，股関節脱臼などの状態を考慮して作製する．呼吸や嚥下機能に問題がある場合，姿勢による筋緊張の変化が大きい場合には，座位にとらわれることなく，仰臥位，腹臥位，側臥位などでの作製を考慮する．

解答 ③

文献
1) 日本リハビリテーション医学会(監)：リハビリテーション医学・医療コアテキスト．p199，医学書院，2018
2) 日本整形外科学会/日本リハビリテーション医学会(監)：義肢装具のチェックポイント，第8版．pp271-274，医学書院，2014

問題 145

二分脊椎で正しいのはどれか．2つ選べ．

❶ 神経症状を伴わないものを潜在性二分脊椎と呼ぶ．
❷ 生下時に脊髄係留症候群を合併する．
❸ 水頭症は開放性脊髄髄膜瘤に合併しやすい．
❹ 足部は褥瘡の好発部位である．
❺ 顕在性二分脊椎には排尿障害の合併が少ない．

解説

- 二分脊椎は，先天的に脊椎の後方要素(棘突起，椎弓など)が欠損している状態と定義され，神経管閉鎖不全の1つである．発症原因の1つとして母体の葉酸欠乏があり，妊娠前からの適切な葉酸摂取により発症予防が可能とされる．
- 脊髄や馬尾神経が背側に脱出し瘤を形成するものを顕在性(囊胞性)二分脊椎，脊椎後方要素の癒合不全のみで髄膜や神経組織の脱出を伴わないものを潜在性二分脊椎と呼ぶ．顕在性二分脊椎は，囊胞に神経線維を含むか否かで脊髄髄膜瘤と髄膜瘤に，また，皮膚の被覆の有無で開放性と閉鎖性に分類される．顕在性二分脊椎では，全例で神経徴候を伴い，合併症として水頭症，Chiari奇形，脊椎空洞症などの中枢神経異常を伴うことがある(図)．潜在性二分脊椎では神経徴候を伴うものと伴わないものがある．
- 二分脊椎の主な症状は，脊髄・馬尾神経における神経障害による先天的な運動麻痺(対麻痺)，感覚障害，膀胱直腸障害である．麻痺の神経学的高位分類には，Sharrard分類(→159頁の表参照)，移動能力評価にはHoffer分類がよく用いられる．残存髄節以下の知覚障害を有することが多く，歩行可能例では足部に褥瘡を生じやすい．
- 脊髄係留症候群では，成長に伴い足部変形や膀胱直腸障害などが出現し，悪化する．

解答 ③④

文献
1) 日本リハビリテーション医学会(監)：リハビリテーション医学・医療コアテキスト．pp197-200，医学書院，2018

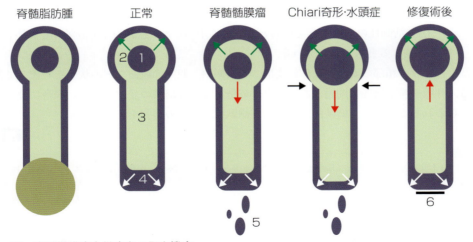

図　脊髄髄膜瘤合併疾患の発生機序
1：脳室，2：脳，3：脊髄，4：脊髄くも膜下腔，5：漏出した髄液，6：脊髄髄膜瘤修復手術後．緑矢印：頭蓋内圧，白矢印：脊髄腔圧，赤矢印：Chiari 奇形による脳組織の移動，黒矢印：大後頭孔

脊髄髄膜瘤では，髄膜瘤部からの脳脊髄液流出により脊髄腔圧が相対的に低下する．そのため頭蓋内組織が尾側に移動し，Chiari 奇形（2 型）が発生する．Chiari 奇形が生じると大後頭孔部での髄液循環が障害されるため，水頭症が増大する．これにより頭蓋内圧がさらに亢進し，Chiari 奇形の増悪を生じる．脊髄髄膜瘤修復術により髄液漏出を治療すると Chiari 奇形の程度が軽減する．脊髄脂肪腫では髄液漏出を伴わないため，脊髄髄膜瘤に合併する頭蓋内病変を生じることはない．

〔師田信人：二分脊椎症．伊藤利之（監）：こどものリハビリテーション医学―発達支援と療育，第 3 版，p148，医学書院，2017 より〕

問題 146　小児の運動器疾患について誤っているのはどれか．

❶ くる病の原因の 1 つにビタミン D 欠乏がある．
❷ O 脚の大部分は自然に改善する．
❸ 先天性内反足には矯正ギプス法を行う．
❹ 骨形成不全症は小児期に骨折が少ない．
❺ リーメンビューゲルは発育性股関節形成不全に使われる．

解説

- くる病は，骨軟化症は骨石灰化障害である．骨は骨基質の形成後に，ミネラル（カルシウム，リン）の沈着/石灰化が起こるが，くる病，骨軟化症ではビタミン D 作用不全や低リン血症により，骨石灰化が障害され，類骨が増加する．成長期では成長軟骨板での骨化が障害され，軟骨細胞の不規則配列や不整，成長軟骨板の横径拡大がみられる．X 線では骨端線の拡大，不整がみられる．骨端線閉鎖以前ではくる病，成人では骨軟化症と呼ばれる．近年，ビタミン D 欠乏によるくる病が増えている．
- O 脚は小児期における膝関節周囲の変形で最も多いものである．両側膝関節が外方凸に弯曲した変形で，左右の足関節内果部を密着させても左右の膝が接しない．小児では，下肢の内

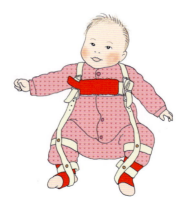

図　リーメンビューゲル装具

外反のアライメントは加齢により変化し，標準的には生後1歳6か月から2歳頃まではO脚で，その後X脚となり，7歳頃に成人下肢のアライメントに近づく．生理的なO脚とは，変形が強くてもX線検査では病的変化がないO脚で，多くは自然矯正される．Blount病が幼少期にO脚を引き起こす代表的な疾患であるが，近位脛骨内側の骨幹端や骨端部の発育障害により膝の内反変形が惹起される．

- 先天性内反足は，生下時に足の先が内底側を向き，土踏まずの弯曲が大きい変形があり，拘縮があって硬く，容易には徒手矯正できない疾患である．治療開始が遅れると，硬く治療抵抗性となる．足の変形，軟部組織の短縮・拘縮，骨・筋肉を中心とした成長障害の3つからなり，初期治療としては，徒手矯正，ギプス保持と，それに続く必要時のアキレス腱の皮下切腱術，足部外転装具装用が治療体系であるPonseti法が広く行われている．

- 骨形成不全症は，Ⅰ型コラーゲンの遺伝子変異による量的・質的異常により，全身の骨脆弱性を示す疾患であり，COLA1とCOLA2遺伝子の変異を約90％に認める．易骨折性を呈し，多数回骨折による骨変形を生じる．青色強膜，歯牙形成不全，難聴を合併する．易骨折性の程度はさまざまで，子宮内で多発骨折を生じる重症例から，骨折をほとんど起こさない軽症例まである．成長終了後に骨折頻度は減少するが，女性では閉経後に再び骨折頻度が増加する．

- 従来は先天性股関節脱臼と呼ばれてきたが，出生後に脱臼するものがあり，臼蓋形成不全，亜脱臼，完全脱臼のすべての病態を含めて発育性股関節形成不全（developmental dysplasia of hip；DDH）と称されるようになった．早期に診断されればリーメンビューゲル法での治療が可能となり（図），良好な股関節機能の獲得が期待できるが，診断が遅れれば治療成績にも悪影響を及ぼす．

解答 ④

文献

1) 日本リハビリテーション医学会（監）：リハビリテーション医学・医療コアテキスト．p202，医学書院，2018

問題 147 ダウン症の合併症として誤っているのはどれか．

❶ 環軸椎の不安定性
❷ 屈折異常などの眼症状
❸ 外反扁平足
❹ 痙縮による関節拘縮
❺ 先天性心疾患

解説

- ダウン症は，比較的発生頻度の高い染色体異常(21トリソミー)に起因する疾患である．知的障害，先天性心疾患，消化管奇形など，さまざまな合併症を呈し，医学的管理が欠かせない．近年では自閉スペクトラム症(autism spectrum disorder；ASD)などの発達障害の合併や，早期老化，急激退行などの新たな問題も注目されてきている．
- 後頭扁平な小頭，眼瞼裂斜上，鼻根部平坦，内目角贅がある．耳介は小さく，外耳道は狭い．歯列不正，歯牙低形成もある．頚は短く，乳児期には項部に過剰な皮膚がある．腹部では臍ヘルニアや腹直筋離開，手では中手骨，指節骨が相対的に短く，小指は短く内弯し，単一屈曲線を呈する．足では第1-2趾間離開がある．
- 知能は一般的に軽〜中等度の精神遅滞を呈し，運動発達では低緊張ベースの運動障害がある．環軸椎脱臼による脊髄障害合併など，特殊な状況を除き，筋痙縮を示すことはない．言語は表出が特に遅れる傾向をもち，構音障害もある．
- 最終身長は男性145 cm，女性141 cmで，半数以上は50歳以上生きるとされるが，老年期の実態調査はほとんど報告がない．
- 筋骨格系の合併症としては，外反扁平，外反母趾といった足部の変形と，環軸椎亜脱臼，側弯，斜頚といった脊椎疾患が代表的である．環軸椎不安定性の評価として3〜5歳頃にX線検査を行う．常に神経を圧迫するほどの重症でなければ手術は行わないが，生活の中で，頚に負荷をかけないように，マット運動での前転，プールの飛び込みなどの禁止などの指導や，ネックカラーの処方を行う．
- 先天性心疾患は，内臓の合併症としては最も頻度が高く，約50％との報告がある．その内訳では房室中隔欠損症が最も高く60％程度，心室中隔欠損症が20％程度である．
- 眼科疾患としては，先天性白内障，眼振，斜視，屈折異常，円錐角膜などがあり，屈折異常は早めに眼鏡で矯正する．
- その他，鎖肛，十二指腸閉鎖などの消化管閉鎖(12％)，耳の感染症，中耳炎，白血病，胸腺の低形成，甲状腺疾患(30％)，てんかん(5〜10％)，精神病的障害や気分障害などの精神疾患(20％)，ASDや注意欠如・多動症などを合併することが知られている．

解答 ❹

文献
1) 齋藤和代：ダウン症候群(21トリソミー症候群)．伊藤利之(監)：こどものリハビリテーション医学—発達支援と療育，第3版．pp290-293，医学書院，2017

問題 148

発達障害について**誤っている**のはどれか．

❶ 米国の発達障害者援助と権利規定法では，「慢性的・永続的な障害」と定義されている．
❷ 運動や手先が不器用な場合，発達性協調運動障害の併存を考える．
❸ 小児の知能評価法の1つに児童向けWechsler式知能検査（WISC）がある．
❹ SST（social skill training）が行われる．
❺ 薬物療法は禁忌である．

解説

- わが国の発達障害者支援法では，『「発達障害」とは，自閉症，アスペルガー症候群その他の広汎性発達障害，学習障害，注意欠陥多動性障害などの脳機能の障害で，通常低年齢で発現する障害』と定義されている．また，米国の発達障害者援助と権利規定法では，「発達障害とは，重い慢性的・永続的な障害で，1. 精神的，身体的，あるいは両方の機能障害に起因し，2. 22歳以前に現れ，3. 明らかに持続するものであり，4. 主要な生活活動（(1)セルフケア，(2)受容および表出言語，(3)学習，(4)移動，(5)自己指南，(6)自立生活，(7)経済的充足）の3つ以上の領域で本質的な機能的制約を持ち，5. 生涯あるいは長期にわたって，個別に計画された特別で，学際的かつ包括的サービスや支援を受けるニーズがあるものをいう」と定義されている．
- 発達性協調運動障害が疑われたら，運動機能に対する理学療法，作業療法の適応を検討する．
- 小児の知能評価法には，Wechsler式検査（WAIS，WISC，WPPSI），KABC-Ⅱ，新版K式発達検査，田中ビネー知能検査，KIDS乳幼児発達スケールがある．
- リハビリテーション治療としては，生活技能訓練（social skill training；SST）やペアレントトレーニングなどがある．ペアレントトレーニングは，親が自分の子どもに対する最良の治療者になれるという考えに基づき，親を対象に子どもの養育技術を獲得させるトレーニングである．SSTは集団生活を送るうえで必要なノウハウを身につけるための支援である．ロールプレイなどを通じて，必要な社会生活技能を身につける．
- 薬物療法が選択される場合があるが，現時点において発達障害の原因に対する根本的な治療はなく，基本特性や併存・合併する問題への対症療法となる．

解答 ❺

文献
1) 日本リハビリテーション医学会（監）：リハビリテーション医学・医療コアテキスト．p194, 201-203, 医学書院，2018

問題 149 9歳，女児．脳性麻痺．下肢の写真を示す．この状態を最もよく表す言葉はどれか．

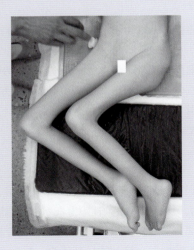

1. 蛙足肢位（frog leg position）
2. 風に吹かれた変形（windblown deformity）
3. 白鳥のくび変形（swan neck deformity）
4. はさみ肢位（scissoring posture）
5. ボタン穴変形（buttonhole deformity）

解説

- 蛙足肢位（蛙肢位）（図1）とは四肢体幹ともベッドに付着している姿勢を指し，成熟児でこの姿勢をとっている場合には筋緊張低下が示唆される．蛙が仰向けになった状態に似ていることからこの名で呼ばれる．ダウン症など筋力が正常だが緊張が低下している場合や，筋肉そのものや神経系の病気のために筋力が低下している場合にみられる．
- 脳性麻痺では特徴的な四肢変形を示すことが多い．痙直型両麻痺の下肢では，股関節は屈曲・内転・内旋，膝関節は屈曲，足関節は内反尖足または外反扁平足となる．股関節が内転内旋している状態をはさみ肢位（scissoring posture）（図2），股関節と膝関節が屈曲している状態をかがみ肢位（crouching posture）と呼ぶ．痙直型四肢麻痺でも同様であるが，時に片側の股関節が内転内旋し，反対側が外転外旋することがあり，「風に吹かれた」ようにみえることから windblown deformity（または windswept deformity）と呼ぶ．この場合，内転内旋している側の，または両側の股関節が脱臼・亜脱臼していることが多い．上肢では，肩関節内旋，肘関節屈曲，前腕回内，手関節・手指屈曲，母指内転の変形が多い．
- 痙直型麻痺に伴う四肢変形は，筋の痙縮や固縮を基盤として生じる．痙縮や固縮により，関節可動域は制限され，やがて関節拘縮につながる．また股関節のような不安定な関節では，痙縮のために関節適合性が悪化し，亜脱臼や脱臼につながることがある．したがって，四肢の変形の評価には，痙縮や拘縮の評価，関節適合性の評価が含まれる．
- 白鳥のくび変形，ボタン穴変形は関節リウマチで特徴的にみられる手指の変形である．

解答 ❷

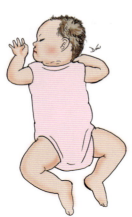
図1 蛙足肢位

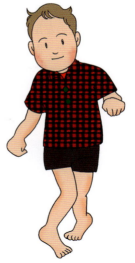
図2 はさみ肢位

文献
1) 日本リハビリテーション医学会(監)：リハビリテーション医学・医療コアテキスト．p197，医学書院，2018
2) 芳賀信彦：脳性麻痺による四肢変形．総合リハ 40：618-621，2012

問題 150

5歳，女児．二分脊椎（開放性脊髄髄膜瘤）に対して，新生児期に髄膜瘤の修復術を受けている．現在の左足の写真を示す．
正しいのはどれか．2つ選べ．

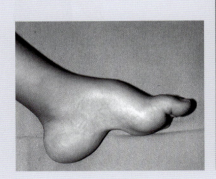
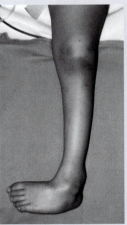

❶ 水頭症を合併している可能性がある．
❷ 足内在筋の麻痺がある．
❸ 外反足を示している．
❹ 歩行可能であれば，装具は不要である．
❺ 感覚障害の合併はない．

解説

- 二分脊椎では，残存する筋力の不均衡により，異なる足部変形が生じる．
- 左の写真は凹足変形であり，足内在筋の麻痺の結果生じていると考えられる．麻痺レベルがL3以上では尖足や内反足，L4～5レベルでは踵足，S1～2レベルでは凹足変形をきたすことが多く，本症例の麻痺レベルはS1～2である可能性が高い（表）．
- 開放性脊髄髄膜瘤であり，合併症として水頭症を生じている可能性がある．
- 本症例では前足部の内転変形がある．
- 効率の良い安定した歩行を目指して，靴型装具を処方する．
- 開放性脊髄髄膜瘤では感覚障害を伴う．

解答 ❶❷

文献

1) 日本リハビリテーション医学会(監)：リハビリテーション医学・医療コアテキスト．pp196-200，医学書院，2018
2) Sharrard WJW：Congenital and developmental abnormalities of the neuaxia."Paediatric Orthopaedics and Fractures"vol. 2, 2nd ed, pp.1076-1192, Blackwell Scientific Publications, Oxford, 1979

表 Sharrardによる下肢麻痺症状，発生頻度と歩行能力

麻痺レベル		発生頻度	下肢の残存筋	変形			歩行能力
				股関節	膝関節	足関節および足	
I群	Th		下肢筋はすべて麻痺				車椅子移動が実用的 骨盤帯付き長下肢装具で歩行可能
II	L1	3%	腸腰筋・縫工筋	屈曲外旋位	動きなし	同左	車椅子と杖歩行の併用
	L2	2.5%	股関節屈筋，内転筋・大腿直筋は中等度残存	中等度の屈曲内転	中等度の屈曲	動きなし	
III	L3	5%	股関節屈筋，内転筋・大腿四頭筋	屈曲内転外旋	屈曲少々	自動運動なし内反または外反	長下肢装具と杖で非実用歩行（高位例） 短下肢装具と杖で実用歩行（低位例）
	L4	15%	股関節屈筋，内転筋・大腿四頭筋・前脛骨筋	屈曲拘縮内転外旋	反張	踵足内反	
IV	L5	12%	股関節屈筋，内転筋・大腿四頭筋 medial hamstring は正常．股外転筋・足関節底屈筋・足指伸筋は中等度残存	やや屈曲外転少々	屈曲	中等度の踵足	短下肢装具で自立歩行 装具なしでも歩行可能
V	S1	7.5%	股，膝関節正常，足関節は前脛骨筋，腓骨筋強く，腓腹筋と長母趾屈筋は少し効いている	やや屈曲	変形なし	凹足外反，槌指	装具不要
	S2	12%	股，膝，足関節正常	正常	正常	足内筋麻痺かぎ爪趾	
VI	S3		麻痺筋なし		なし		健常児とかわりなし

〔和田太：二分脊椎，ポリオ．日本整形外科/日本リハビリテーション医学会(監)：義肢装具のチェックポイント，第8版．p292，医学書院，2014より〕

問題 151

1歳，男児．二分脊椎．初診時，膝関節の自発的な伸展運動があり，足部は内反踵足変形を認めた．
最終的な移動のための補装具として最も適切と考えられるものはどれか．

❶ 車椅子
❷ 長下肢装具
❸ 短下肢装具
❹ 靴型装具
❺ 足底装具

💬 解説

・膝関節の自発的な伸展運動があることから，L3〜4の髄節レベルは残存していると考えられる．さらに，内反踵足変形があることからL4髄節レベルが残存している可能性が高く，短

下肢装具と杖で実用歩行が得られると考える．
- 前問の解説を参照．

解答 ❸

7

リウマチ性疾患

問題 152

2010年米国・欧州リウマチ学会合同(ACR/EULAR)関節リウマチ分類基準に含まれないのはどれか．

1. CRP
2. 罹患関節数
3. 朝のこわばり
4. 症状の持続期間
5. リウマトイド因子

解説

- 近年，生物学的製剤の登場により，強力に関節リウマチ(rheumatoid arthritis；RA)の疾患活動性を抑えることができるようになった．この結果，RAの治療は早期診断，早期治療による

表 2010年米国・欧州リウマチ学会合同(ACR/EULAR)関節リウマチ分類基準

他の疾患では説明できない臨床的関節滑膜炎 1個以上	
罹患関節(0〜5)	
大関節1か所(肩・肘・股・膝・足)	0
大関節2〜10か所(肩・肘・股・膝・足)	1
小関節1〜3か所(PIP・MP・2〜5MTP・手関節)	2
小関節4〜10か所(PIP・MP・2〜5MTP・手関節)	3
関節11か所以上(1か所以上の小関節)	5
血清学的検査(0〜3)	
リウマトイド因子(−)かつ抗CCP抗体(−)	0
いずれかが陽性(低値)	2
いずれかが陽性(高値：正常値の3倍以上)	3
症状の持続(0〜1)	
6週間未満	0
6週間以上	1
急性期反応物質(0〜1)	
C反応性蛋白(CRP)正常かつ赤血球沈降速度(ESR)正常	0
CRP，ESRのいずれかが異常	1

→ 6点以上 関節リウマチと分類

〔Aletaha D, et al：2010 Rheumatoid arthritis classification criteria：an American College of Rheumatology/European League Against Rheumatism collaborative initiative. Arthritis Rheum 62：2569-2581, 2010 より〕

関節破壊の抑制に重点がおかれ，今まで用いられてきた1987年米国リウマチ学会分類基準では，早期RAの診断が困難であることが指摘されてきた．このため2010年米国・欧州リウマチ学会合同分類基準が策定され，早期にRAを診断するためのスコアリング式の分類基準として発表された(表)．

- この分類基準は，早期の分類不能関節炎患者が将来的に1987年米国リウマチ学会の分類基準を満たす場合，その要因となる臨床症状，検査結果とリスク量を統計学的手法で計算し，スコアリングするという研究手法で開発されているため，1987年米国リウマチ学会の分類基準が基本であることに留意する．
- 表に示すように，他の疾患では説明できない臨床的関節滑膜炎が存在したうえで，罹患関節のスコアリング(小関節のほうがスコアが高い)，血清学的検査(リウマトイド因子と抗シトルリン化ペプチド抗体)，症状の持続期間，急性期反応物質(CRP，もしくは血沈)でスコアリングを行い，6点以上で関節リウマチと分類する．
- 朝のこわばりは1987年米国リウマチ学会の分類基準に含まれている．

解答 ③

文献
1) Aletaha D, et al：2010 Rheumatoid Arthritis Classification Criteria. Arthritis Rheum 62：2569-2581, 2010
2) リハビリテーション医学会(監)：リハビリテーション医学・医療コアテキスト．pp204-208, 医学書院, 2018

問題 153

関節リウマチのリハビリテーション治療の組合せで適切でないのはどれか．

① 肩関節拘縮防止 ──── 長時間の編み物禁止
② 足部内在筋強化 ──── タオルギャザー訓練
③ 手指変形の関節保護 ──── ぞうきん絞りの禁止
④ 急性再燃期の筋力維持 ──── 等張性筋収縮による訓練
⑤ 着衣困難への対応 ──── 面ファスナー付き前あきシャツの着用

解説

- 関節リウマチのリハビリテーション治療は患者教育とともに，関節拘縮の防止，筋力，持久力の向上，変形の進行予防のための関節保護指導，ADLを改善するための自助具などがあげられる．
- 関節保護は，強い軸圧や捻転力が関節に加わることを避けるように動作指導を行う．このため，ぞうきん絞りのような，指には強い圧力が加わり，手関節には捻転力が加わる動作は避ける必要がある．また，環軸椎に不安定性がある場合は頚椎屈曲を避けるように指導する．
- 関節リウマチ患者は病状の変化があり，急性炎症がある場合には，強い負荷をかける運動療法は控えるほうが望ましい．このため，等張性筋収縮のような筋力訓練は負荷が強いため避けるべきである．
- 関節拘縮の防止のためには関節可動域をできるだけ保つための動作を行うことが必要で，編み物のような頚部を屈曲させ，手指に負荷がかかり，肩肘の関節可動域を制限しながら行う作業を長時間行うことは推奨されない．

- 自助具については，最も用いられているのがペットボトルオープナーであるように，おもに手指の機能障害についての補助目的で用いられ，着衣ではボタンをはめる動作が障害されることが多いため，面ファスナー(ベルクロ®，マジックファスナー®)での対応を行うことがある．

解答 ❹

文献
1) 日本リウマチ財団教育研修委員会，他(編)：リウマチ病学テキスト，改訂第2版．pp470-476，診断と治療社，2016

問題 154

関節リウマチ患者の手指の写真を示す．この患者の手指の変形で正しいのはどれか．

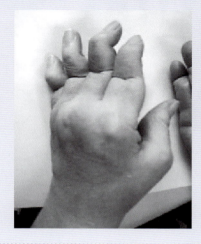

❶ 尺側偏位
❷ ボタン穴変形
❸ ヘバーデン結節
❹ 扁平三角状変形
❺ スワンネック変形

解説

- 関節リウマチ(rheumatoid arthritis；RA)の手指，前足部は特徴的な変形をきたす(図)．
- 尺側偏位とは，MP関節の障害により，手指が尺側に偏位するものである．
- ボタン穴変形は主にPIP関節の炎症が強い場合に起こり，中央索のゆるみ，断裂によりPIP関節屈曲，DIP関節過伸展が起こる．
- ヘバーデン結節はRAではなく，DIP関節の変形性関節症であり，関節裂隙の狭小化，骨棘の形成により，DIP関節が腫脹する．ブシャール結節は同様の所見がPIP関節に起こったものであり，RAとの鑑別が重要となる．
- 扁平三角状変形は，RAの前足部にみられる変形で，外反母趾，内反小趾を中心として，前足部が三角形を呈し，併せて縦横アーチの消失により扁平化をきたしたものである．
- スワンネック変形は，主にMP関節の炎症が強い場合に発症し，DIP関節屈曲，PIP関節過

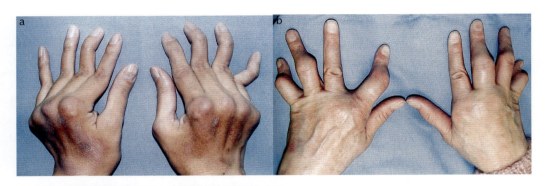

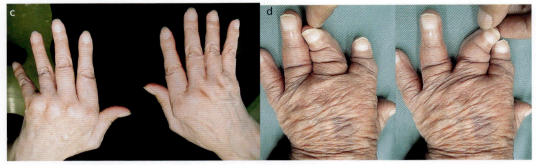

図　手指に生じる変形
a．スワンネック変形，b．ボタン穴変形，c．尺側偏位，d．オペラグラス手．
〔久保俊一：17．関節リウマチとその類縁疾患．中村利孝，他(監)：標準整形外科学，第13版，p245，医学書院，2017より〕

伸展が起こる．本症例では第2～4指にこの変形を認める．
- オペラグラス手(ムチランス変形)は手指骨が著明に破壊，吸収された場合に手指を他動的に伸縮させることができるほど不安定になった状態である．

解答 ⑤

🔵 文献
1) 久保俊一：17．関節リウマチとその類縁疾患．中村利孝，他(監)：標準整形外科学，第13版，p245，医学書院，2017

リウマチ性疾患

問題 155

関節リウマチ患者でベッド上生活，身の回りのことはほとんど介助を要する．この患者のX線像を示す．SteinbrockerによるStage，Class分類はどれか．

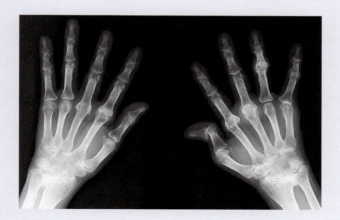

1. Stage Ⅱ，Class Ⅱ
2. Stage Ⅱ，Class Ⅲ
3. Stage Ⅲ，Class Ⅲ
4. Stage Ⅲ，Class Ⅳ
5. Stage Ⅳ，Class Ⅳ

解説

- SteinbrockerのStage，Class分類は，StageがX線像上による関節リウマチにおける関節破壊の進行度を表し，Class分類は患者のADLを簡便に示した分類法である．これにより，患者の関節破壊の進行度とADLを大まかに理解できるようになり，情報提供書やスタッフ間の情報伝達に有用である．また，各種臨床研究の患者背景にも必ず収集されるものであり，観

表1 関節リウマチのStage分類

Stage Ⅰ：初期	Stage Ⅲ：高度進行期
*1．X線像に骨破壊像はない 2．X線像の所見として骨粗鬆症はあってもよい	*1．骨粗鬆症に加え，X線像で軟骨および骨の破壊がある *2．亜脱臼，尺側偏位，あるいは過伸展のような関節変形がある．線維性または骨性強直を伴わない 3．強度の筋萎縮がある 4．結節および腱鞘炎のような関節外軟部組織の病変はあってもよい
Stage Ⅱ：中期	**Stage Ⅳ：末期**
*1．X線像で軽度の軟骨下骨の破壊を伴う，あるいは伴わない骨粗鬆症がある．軽度の軟骨破壊はあってもよい *2．関節運動は制限されていてもよいが，関節変形はない 3．関節周囲の筋萎縮がある 4．結節および腱鞘炎のような関節外軟部組織の病変はあってもよい	*1．線維性あるいは骨性強直がある 2．それ以外はStage Ⅲの基準を満たす

*印のついている基準項目は，特にその病期，あるいは進行度に患者を分類するために必ずなければならない項目である．
(Steinbrocker O, Traeger CH, Batterman RC：Therapeutic criteria in rheumatoid arthritis. JAMA 140：659-662, 1949 より)

表2 関節リウマチの機能分類のための改訂基準(米国リウマチ学会, 1991)

Class I	ADLを完全にこなせる(日常の自分の身の回りの世話, 職場での機能性, 趣味, スポーツなどの活動性)
Class II	日常の自分の身の回りの世話および職場での機能性は果たせるが, 趣味・スポーツなどの活動性は限定されている
Class III	日常の自分の身の回りの世話はできるが, 職場での機能性および趣味・スポーツなどの活動性は限定される
Class IV	日常の自分の世話, 職場での機能性, 趣味・スポーツなどの活動性が限定される

*「日常の自分の身の回りの世話」は, 衣類の着脱, 食事, 入浴, 身支度, 用便などの動作を含む. 「趣味・スポーツなどの活動性」は, レクリエーションおよび/またはレジャーに関する活動, 「職場での機能性」は職場, 学校, 家事に関する活動が患者の希望どおり, ならびに年齢・性別に相応していることを意味する.

察集団の関節リウマチの進行度やADLを判断する材料になる(表1, 2).

- 当症例ではX線像上, 手根骨の強直を認めており, Stage IV, ADLは寝たきり状態であるのでClass IVである.
- ほかに関節リウマチ患者のX線像上の進行度の変化についてはLarsenのグレード分類, Sharp scoreとその変法などがあり, 臨床研究では, 関節破壊抑制に対する治療効果判定に用いられる.
- 疾患特異的なADLの評価についてはHAQ, modified HAQがよく用いられ, 機能的改善に対する治療効果判定に用いられる.

解答 ⑤

文献

1) 久保俊一:17. 関節リウマチとその類縁疾患. 中村利孝, 他(監):標準整形外科学, 第13版, pp251-252, 医学書院, 2017

循環器疾患

問題 156

New York Heart Association（NYHA）の心機能分類で正しいのはどれか．

① 心エコーの検査結果をもとに分類する．
② Class Ⅰでは身体活動の制限が軽度必要である．
③ Class Ⅱでは激しい運動でのみ心不全や狭心症症状がみられる．
④ Class Ⅲでは日常的な身体活動以下の労作で心不全や狭心症症状がみられる．
⑤ Class Ⅳでは安静時に心不全や狭心症症状がみられない．

解説

- 心不全とは「原因のいかんにかかわらず，その心臓のポンプとしての構造・機能が障害され，その結果，全身の臓器への血流の供給が損なわれている状態」と定義される．
- NYHA分類はニューヨーク心臓協会（New York Heart Association）が作成し，身体活動による自覚症状の程度により心疾患の重症度を分類したものであり，心不全における重症度分類として汎用されている（表）．
- 心不全では，NYHA Class Ⅱ～Ⅲに対してリハビリテーション治療を行うことが多く，最もエビデンスも充実しており，有効性が高い．
- NYHA分類では，Ⅱ度の範囲が広すぎるとの指摘もあり，Ⅱs度（slight limitation of physical activity）とⅡm度（moderate limitation of physical activity）に細分化する場合もある．
- NYHA分類は自覚症状に基づいて判定されるため，やや客観性を欠く場合も指摘されている．
- その他の心不全の重症度分類としては，血行動態を指標としたForrester分類や，酸素摂取量（Metabolic Equivalents：METs）がわかっている基本的な日常活動の可否から判断するSAS（Specific Activity Scale）分類，末梢循環や肺聴診所見に基づいたNohria-Stevenson分類などがある．
- 心不全の病期の進行に対する適切な治療介入のために，2013年にACCF/AHAから新たな心不全ステージ分類が発表されガイドラインなどで推奨されている．

解答 ④

文献

1) 循環器病の診断と治療に関するガイドライン（2011年合同研究班報告）．心血管疾患におけるリハビリテーションに関するガイドライン（2012年改訂版）（http://j-circ.or.jp/guideline/pdf/JCS2012_nohara_h.pdf）
2) 日本循環器学会/日本心不全学会合同ガイドライン．急性心不全・慢性心不全診療ガイドライン（2017年改訂版）（http://j-circ.or.jp/guideline/pdf/JCS2017_tsutsui_h.pdf）
3) 2013 ACCF/AHA guideline for the management of heart failure：a report of the American College of Cardiology Foundation/American Heart Association Task Force on practice guidelines. Circulation 128：e240-327, 2013

表 心不全ステージ分類とNYHA心機能分類の対比

心不全ステージ分類	NYHA心機能分類
A 器質的心疾患のないリスクステージ	該当なし
B 器質的心疾患のあるリスクステージ	該当なし
C 心不全ステージ	I 心疾患はあるが身体活動に制限はない．日常的な身体活動では著しい疲労，動悸，呼吸困難あるいは狭心痛を生じない．
	II 軽度ないし中等度の身体活動の制限がある．安静時には無症状．日常的な身体活動で疲労，動悸，呼吸困難あるいは狭心痛を生じる．
	III 高度な身体活動の制限がある．安静時には無症状．日常的な身体活動以下の労作で疲労，動悸，呼吸困難あるいは狭心痛を生じる．
	IV 心疾患のためいかなる身体活動も制限される．心不全症状や狭心痛が安静時にも存在する．わずかな労作でこれらの症状は増悪する．
D 治療抵抗性心不全ステージ	III 高度な身体活動の制限がある．安静時には無症状．日常的な身体活動以下の労作で疲労，動悸，呼吸困難あるいは狭心痛を生じる．
	IV 心疾患のためいかなる身体活動も制限される．心不全症状や狭心痛が安静時にも存在する．わずかな労作でこれらの症状は増悪する．

NYHA心機能分類とはニューヨーク心臓協会(New York Heart Association)が作成し，身体活動による自覚症状の程度により心疾患の重症度を分類したもので，心不全における重症度分類として広く用いられている．II度はさらにIIs度：身体活動に軽度制限のある場合，IIm度：身体活動に中等度制限のある場合に分類される．
〔Yancy CW, et al：2013 ACCF/AHA guideline for the management of heart failure：a report of the American College of Cardiology Foundation/American Heart Association Task Force on practice guidelines. Circulation 128：e240-e327, 2013 より改変〕

問題 157

循環器疾患に対するリハビリテーション診療において，運動負荷試験の絶対的禁忌はどれか．

❶ 肥大型心筋症
❷ 不安定狭心症
❸ 高度房室ブロック
❹ 植込み型除細動装着後
❺ 洞不全症候群におけるペースメーカー植込み後

解説

- 循環器疾患におけるリハビリテーション治療は，心筋梗塞や狭心症，冠動脈形成術後，冠動脈バイパス術後，弁膜症手術後，大血管手術後，閉塞性動脈疾患，心不全など多岐にわたる．
- 各疾患に対する運動療法の禁忌を把握することは重要である．
- 心血管疾患におけるリハビリテーションに関するガイドライン(2012年改訂版)，および米国スポーツ医学会(American College of Sports Medicine：ACSM)のガイドラインでは，心大血管疾患を有する高リスク患者に対する運動療法に際しては運動負荷試験の実施を推奨している．
- 米国心臓病学会(American Heart Association：AHA)による運動負荷試験の禁忌を表に示す．当

表　運動負荷試験の禁忌

絶対的禁忌
1. 2日以内の急性心筋梗塞
2. 内科治療により安定していない不安定狭心症
3. 自覚症状または血行動態異常の原因となるコントロール不良の不整脈
4. 症候性の高度大動脈弁狭窄症
5. コントロール不良の症候性心不全
6. 急性の肺塞栓または肺梗塞
7. 急性の心筋炎または心膜炎
8. 急性大動脈解離
9. 意思疎通の行えない精神疾患

相対的禁忌
1. 左冠動脈主幹部の狭窄
2. 中等度の狭窄性弁膜症
3. 電解質異常
4. 重症高血圧*
5. 頻脈性不整脈または徐脈性不整脈
6. 肥大型心筋症またはその他の流出路狭窄
7. 運動負荷が十分行えないような精神的または身体的障害
8. 高度房室ブロック

＊原則として収縮期血圧＞200 mmHg，または拡張期血圧＞110 mmHg，あるいはその両方とすることが推奨されている．

然ではあるが，運動負荷試験の禁忌は運動療法の禁忌でもある．
- 洞不全症候群におけるペースメーカー除細動器の植込み装着後は，一般的に禁忌と思われがちであるが，禁忌ではない．

解答 ❷

文献
1) 循環器病の診断と治療に関するガイドライン（2011年合同研究班報告）．心血管疾患におけるリハビリテーションに関するガイドライン（2012年改訂版）(http://www.jacr.jp/web/pdf/RH_JCS2012_nohara_h_2015.01.14.pdf)
2) 日本循環器学会/日本心不全学会合同ガイドライン．急性心不全・慢性心不全診療ガイドライン（2017年改訂版）(http://j-circ.or.jp/guideline/pdf/JCS2017_tsutsui_h.pdf)

問題 158

循環器疾患において，運動負荷試験の絶対的中止基準として正しいのはどれか．2つ選べ．

❶ 疲労
❷ 息切れ
❸ 筋肉痛
❹ チアノーゼ
❺ 被検者の中止依頼

解説

- 運動療法の開始に際しては，運動負荷試験を行うことが望ましい．
- 運動負荷試験の施行に際しては，循環器科医やリハビリテーション科医，心臓リハビリテーション指導士などの十分に知識を有する検者が行うことが勧められる．
- 運動負荷試験の中止基準を表に示す．
- 運動負荷試験の施行中に，負荷量の増加によって中止基準に該当する状況が生じた場合には，速やかに試験を中止し，運動療法はそれ以下の負荷を基準として注意して行う．
- 監視下運動での重篤な心血管イベントの発現率は 1/5〜1/12 万・時間程度の報告であり，150 万・時間当たりの致死例は 2 件と少ない．病態や個人の運動能力に応じた運動療法を処方することにより，安全に運動療法を実施することができる．

解答 ④ ⑤

表　運動負荷試験の中止基準

絶対的適応	相対的適応
・(aVR, aVL, V_1 以外の) 心筋梗塞の既往による既存の Q 波がない誘導で，ST 上昇 (>1.0 mm) がある ・作業負荷の増加にもかかわらず，>10 mmHg の収縮期血圧低下があり，虚血を示す他のエビデンスを伴っている場合 ・中等度〜重度の狭心症 ・中枢神経系の症状 (運動失調，めまい，失神寸前の症状など) ・血液灌流不良の徴候 (チアノーゼまたは蒼白) ・運動時の心拍出量の正常な維持に支障をきたす持続性心室頻拍 (ventricular tachycardia；VT)，または他の不整脈 (2 度または 3 度房室ブロック) ・心電図または収縮期血圧のモニタリングの技術的困難 ・被検者による中止依頼	・虚血の疑いのある患者における著明な ST 偏位 [J 点 (QRS 群の終点) から 60〜80 ms 後で測定した >2 mm の水平型または下降型の偏位] ・作業負荷の増加にもかかわらず，>10 mmHg の収縮期血圧低下があり (持続的なベースライン以下の低下)，虚血を示す他のエビデンスがない場合 ・胸痛の増悪 ・疲労，息切れ，喘鳴，こむらがえり，または跛行 ・悪化したり，あるいは血行動態の安定性に支障をきたす可能性のある，持続性 VT 以外の不整脈 (多源性期外収縮，心室性期外収縮 3 連発，上室性頻拍，徐脈性不整脈など) ・過度の高血圧反応 (収縮期血圧 >250 mmHg または拡張期血圧 >115 mmHg) ・ただちに VT との鑑別ができない脚ブロックの出現

(Fletcher GF, et al：Exercise standards for testing and training A statement for healthcare professionals from the American Heart Association. Circulation 104：1694-1740, 2001 より改変)

文献

1) Fletcher GF, et al：Exercise standards for testing and training：a statement for healthcare professionals from the American Heart Association. Circulation 104：1694-1740, 2001
2) 循環器病の診断と治療に関するガイドライン (2011 年合同研究班報告)．心血管疾患におけるリハビリテーションに関するガイドライン (2012 年改訂版) (http://www.jacr.jp/web/pdf/RH_JCS2012_nohara_h_2015.01.14.pdf)

問題 159

急性心筋梗塞に対する負荷試験の判定基準として，ステップアップを<u>許可できない</u>のはどれか．

① 胸痛の出現
② 軽い息切れの出現
③ 上室性期外収縮の散発
④ 収縮期血圧 10 mmHg の上昇
⑤ 運動時心拍数の安静時から 30 bpm の増加

解説

- 急性心筋梗塞では，心筋壊死の程度により種々の身体所見を呈し活動制限につながる．
- Killip 分類（表1）は，急性心筋梗塞における重症度評価や急性期治療の指標としてよく用いられており，他覚的指標として肺うっ血と心原性ショックの所見から急性心筋梗塞を4つに分類する．病型の進行に伴い死亡率の増加が示されている．
- 最近は急性心筋梗塞の治療に対してクリニカルパスを使用する施設も多く，診療の質の向上に有効である．
- 安静度やリハビリテーション治療のステップアップに対しては各段階で負荷試験を行い，自覚症状や心拍数，血圧，心電図変化などを観察し判定する（表2）．

解答 ①

表1　Killip の分類

Class I	心不全徴候なし（肺ラ音なし，Ⅲ音なし）
Class II	軽度〜中等度の心不全（肺ラ音を全肺野の 50％未満の領域で聴取，Ⅲ音あり）
Class III	重症心不全（肺ラ音を全肺野の 50％以上の領域で聴取，肺水腫）
Class IV	心原性ショック（血圧 90 mmHg 以下，末梢循環不全）

〔Killip T, et al：Treatment of myocardial infarction in a coronary care unit. A two year experience with 250 patients. Am J Cardiol 20：457-464, 1967 より改変〕

表2　急性心筋梗塞に対する急性期リハビリテーション負荷試験の判定基準

1. 胸痛，呼吸困難，動悸などの自覚症状が出現しないこと．
2. 心拍数が 120 bpm 以上にならないこと，または 40 bpm 以上増加しないこと．
3. 危険な不整脈が出現しないこと．
4. 心電図上 1 mm 以上の虚血性 ST 低下，または著明な ST 上昇がないこと．
5. 室内トイレ使用時までは 20 mmHg 以上の収縮期血圧上昇・低下がないこと．
（ただし 2 週間以上経過した場合は血圧に関する基準は設けない）

負荷試験に不合格の場合は，薬物追加などの対策を実施したのち，翌日に再度同じ負荷試験を行う．
〔日本循環器学会：心血管疾患におけるリハビリテーションに関するガイドライン（2012 年改訂版）．http://www.j-circ.or.jp/guideline/pdf/JCS2012_nohara_h.pdf（2018 年 10 月閲覧）より〕

文献
1) 日本循環器学会：心血管疾患におけるリハビリテーションに関するガイドライン（2012年改訂版）(http://www.j-circ.or.jp/guideline/pdf/JCS2012_nohara_h.pdf)
2) 循環器病の診断と治療に関するガイドライン（2012年合同研究班報告）．ST上昇型急性心筋梗塞の診療に関するガイドライン（2013年改訂版）(http://j-circ.or.jp/guideline/pdf/JCS2013_kimura_h.pdf)

問題 160

循環器のリハビリテーション診療における運動療法の効果で正しいのはどれか．

❶ 交感神経緊張亢進
❷ 嫌気性代謝閾値の低下
❸ 骨格筋毛細血管密度の減少
❹ 同一負荷強度での最大心拍数の減少
❺ 骨格筋のⅠ型からⅡ型への筋線維型の変換

解説

- 循環器のリハビリテーション診療における運動療法の主たる効果は，運動耐容能の増加と予後の改善である（表）．
- 運動耐容能の改善により，労作時呼吸困難や疲労感が軽減しADLやQOLが改善する．
- 冠動脈疾患においては，再入院を減らし，総死亡や心臓死などの生命予後を改善する．薬物治療やカテーテル治療に匹敵する予後改善効果を報告しているものもある．
- 心疾患者では持続的な交感神経の緊張亢進が生じている．交感神経緊張亢進の機序としては，骨格筋などの末梢組織から交感神経中枢への求心性刺激の増加や，圧受容体反射感受性（baroreceptor reflex sensitivity；BRS）の低下などが示唆されている．運動療法は求心性刺激を減少させ，BRSの改善や安静時血漿ノルアドレナリンの減少，筋交感神経の活動の低下によって交感神経の緊張低下と副交感神経の緊張増加に作用する．
- 嫌気性代謝閾値（AT）上昇などの運動耐容能の改善に関しては，心筋虚血に対する血流量の増加や同一労作時の仕事量の減少による心筋虚血閾値の上昇，骨格筋における毛細血管密度の増加やミトコンドリアの増加，筋内炎症性反応の抑制，Ⅱ型からⅠ型への筋線維型の変換などの末梢循環や骨格筋機能改善による末梢効果が考えられる．
- 運動療法によって最大心拍数は変わらないものの，同一労作で必要とされる心拍数や換気量は減少するため，日常労作の相対的運動強度の低下によって日常生活における息切れや疲労感などの症状も改善する．労作性狭心症においては心筋虚血閾値を上昇させ，狭心症発作を軽減する．

解答 ❹

文献
1) 日本循環器学会：心血管疾患におけるリハビリテーションに関するガイドライン（2012年改訂版）. http://www.j-circ.or.jp/guideline/pdf/JCS2012_nohara_h.pdf

表 運動療法の身体的効果

項目	内容	ランク
運動耐容能	最高酸素摂取量増加	A
	嫌気性代謝閾値増加	A
症状	心筋虚血閾値の上昇による狭心症発作の軽減	A
	同一労作時の心不全症状の軽減	A
呼吸	最大下同一負荷強度での換気量減少	A
心臓	最大下同一負荷強度での心拍数減少	A
	最大下同一負荷強度での心仕事量減少	A
	左室リモデリングの抑制	A
	左室収縮機能を増悪せず	A
	左室拡張機能改善	B
	心筋代謝改善	B
冠動脈	冠狭窄病変の進展抑制	A
	心筋灌流の改善	B
	冠動脈血管内皮依存性,非依存性拡張反応の改善	B
中心循環	最大動静脈酸素格差の増大	B
末梢循環	安静時,運動時の総末梢血管抵抗減少	B
	末梢動脈血管内皮機能の改善	B
炎症性指標	CRP,炎症性サイトカインの減少	B
骨格筋	ミトコンドリアの増加	B
	骨格筋酸化酵素活性の増大	B
	骨格筋毛細管密度の増加	B
	Ⅱ型からⅠ型への筋線維型の変換	B
冠危険因子	収縮期血圧の低下	A
	HDLコレステロールの増加,中性脂肪減少	A
	喫煙率減少	A
自律神経	交感神経緊張の低下	A
	副交感神経緊張亢進	B
	圧受容体反射感受性の改善	B
血液	血小板凝集能低下	B
	血液凝固能低下	B
予後	冠動脈性事故発生率の減少	A
	心不全増悪による入院の減少	A(CAD)
	生命予後の改善(全死亡,心臓死の減少)	A(CAD)

A:証拠が十分であるもの,B:報告の質は高いが報告数が十分でないもの,CAD:冠動脈疾患
〔日本循環器学会:心血管疾患におけるリハビリテーションに関するガイドライン(2012年改訂版).http://www.j-circ.or.jp/guideline/pdf/JCS2012_nohara_h.pdf(2018年10月閲覧)p.9 より〕

問題 161 心疾患に対する運動療法の運動強度設定について，誤っているのはどれか．

1. Borg Scale 15
2. 最大酸素摂取量の 40〜60%
3. Karvonen 法の係数 k＝0.4〜0.6
4. 血中乳酸濃度測定による乳酸閾値
5. 心肺運動負荷試験による無酸素閾値（AT）

解説

- 心疾患患者に運動療法を処方する際には，運動負荷試験が必要である．通常はトレッドミルや自転車エルゴメーターを用いた多段階漸増負荷試験を行うが，わが国では呼気ガス分析併用運動負荷試験（心肺運動負荷試験）を用いることが多い．
- 心肺運動負荷試験では，心電図，心拍数，血圧反応以外に呼気ガス分析による最大酸素摂取量（$\dot{V}O_2max$）や嫌気性代謝閾値（anaerobic threshold；AT），血中乳酸濃度測定による乳酸閾値（lactate threshold；LT）などを測定する．
- $\dot{V}O_2max$ は，1 分間に体重 1 kg 当たりに取り込むことができる酸素量（mL/kg/分）として表される（表1）．全身持久力の指標として用いられ，運動強度が高くなったり運動時間が長くなったりしても，体内に十分な酸素を取り入れ代謝することができる能力を示す．一般的に女性より男性のほうが高く，加齢に伴い低くなる傾向がある．
- AT は，有酸素運動から無酸素運動に切り替わる転換点となる運動強度のレベルである．
- 強度の高い運動を持続する場合，筋肉のエネルギー消費に必要な酸素供給が追いつかなくなり，血液中の乳酸濃度が急激に上昇する．この乳酸濃度が上がり始める手前の運動強度の限界点が概念的な AT であり，より具体的な指標として LT と呼ばれる．
- peak $\dot{V}O_2max$ の 40〜60% に相当する運動強度や AT レベルの運動強度，LT レベルの運動強度は，有酸素運動として心疾患患者の運動療法に推奨される．
- 心肺運動負荷試験が行えない場合は，心拍数などを用いた運動処方を行うこともある．予測最大心拍数の 50〜70%，心拍予備能の 40〜60% を処方心拍数とする．この場合，Karvonen の式を用いて処方心拍数を計算し，処方心拍数＝（予測最大心拍数－安静時心拍数）×k＋安静時心拍数となる．心疾患患者に対しては k＝0.4〜0.6 の係数を用いることが適切である．
- 本人の自覚症状によって運動強度を設定する場合もあり，簡便である．自覚的運動強度の設定には Borg Scale（表2）または修正 Borg Scale（表2）が用いられる．Borg Scale は 6〜20 までの 15 段階で，おおよそ心拍数 10 拍分を 1 段階とする尺度で設定されており，11（楽である）〜13（ややきつい）レベルが通常の AT レベルに相当する運動負荷と考えられる．修正 Borg Scale

表 1 性・年代別の最大酸素摂取量の基準（厚生労働省「健康づくりのための身体活動基準 2013」）

	18〜39 歳	40〜59 歳	60〜69 歳
男性	39 mL/kg/分	35 mL/kg/分	32 mL/kg/分
女性	33 mL/kg/分	30 mL/kg/分	26 mL/kg/分

表2 Borg Scale と修正 Borg Scale

Borg Scale		修正 Borg Scale	
6		0	
7	非常に楽である	0.5	非常に楽である
8			
9	かなり楽である	1	かなり楽である
10			
11	楽である	2	楽である
12		3	楽ではない
13	ややきつい	4	ややきつい
14			
15	きつい	5	きつい
16		6	
17	かなりきつい	7	かなりきつい
18		8	
19	非常にきつい	9	
20	もうだめ	10	非常にきつい

は 0〜10 に 0.5 を加えた 12 段階の尺度であり，酸素飽和度や血中乳酸濃度などを反映するとされ，4（ややきつい）レベルを目標として運動を行う．

解答 ❶

問題 162

慢性末梢閉塞性動脈疾患の運動療法について誤っているのはどれか．

❶ Fontaine 分類は運動療法の適応決定に有用である．
❷ 虚血性心疾患などの重要臓器の合併症の有無に注意する．
❸ 効果の 1 つとして歩行距離の延長がある．
❹ 監視下運動療法のほうが，非監視下より改善効果が大きい．
❺ 軽度でも跛行が生じた場合にはすぐに中断して休憩する．

解説

- 下肢閉塞性動脈疾患の重症度評価では，Fontaine 分類（表）や Rutherford 分類が用いられる．
- 「末梢閉塞性動脈疾患の治療ガイドライン」では，運動療法の適応となるのは間欠性跛行を有する患者である．全身の動脈硬化に対するリスクファクターの治療と生活習慣の改善を目的とした基本的治療に位置づけられ，間欠性跛行患者に対する治療戦略は第一選択として運動療法と薬物療法を行い，十分な効果が得られない場合に血行再建術を考慮する．
- 慢性末梢閉塞性動脈疾患では，末梢動脈のみならず全身の動脈に動脈硬化を生じる．そのた

表　Fontaine 分類

分類	症状
Ⅰ度	しびれ，無症状，冷感
Ⅱ度	少し歩くと足が痛む（→間欠跛行）
Ⅲ度	安静にしていても足が痛む（→安静時疼痛）
Ⅳ度	潰瘍，壊死

め，脳や頸動脈，冠動脈，腎動脈などの重要臓器と関連する合併症も多い．下肢閉塞性動脈硬化症（arteriosclerosis obliterans；ASO）での合併頻度は，冠動脈疾患が 30〜50％と最も多く，次いで脳血管疾患である．

- 運動療法の効果としては，歩行距離の延長やそれに伴う活動性の改善による ADL，QOL の向上，長期生命予後の改善などが報告されている．作用機序としては，主に側副血行路の発達による血行改善があげられるが，筋肉における酸化代謝能力の改善，痛み閾値の変化，血流分布の変化および毛細血管の増加などの多くの要因の関与が推定される．
- 監視下運動療法のほうが非監視下よりも改善効果が大きいというエビデンスがあり，多くのガイドラインで運動療法の第一選択として推奨されている．
- 方法は，トレッドミルまたはトラック歩行などの歩行訓練が主体であり，跛行を生じるのに十分な強度での歩行を行い，痛みが中等度になれば歩行を中断し休憩を行う．跛行出現直後に中断すると，最適なトレーニング効果は現れない．痛みが治るまで休憩し，また同様に中等度の痛みになるまで歩行する．週 3 回を基本として，1 回 30〜60 分間行い，少なくとも 3 か月は継続することを目標とする．

解答 ❺

📖 **文献**
1) 2014 年度合同研究班報告．末梢閉塞性動脈疾患の治療ガイドライン（2015 年改訂版）（http://j-circ.or.jp/guideline/pdf/JCS2015_miyata_h.pdf）
2) 循環器病の診断と治療に関するガイドライン（2011 年合同研究班報告）．心血管疾患におけるリハビリテーションに関するガイドライン（2012 年改訂版）（http://j-circ.or.jp/guideline/pdf/JCS2012_nohara_h.pdf）

問題 163

深部静脈血栓症（deep vein thrombosis；DVT）について正しいのはどれか．2 つ選べ．

❶ 運動療法は禁忌である．
❷ 術後の患者にはみられない．
❸ 診断には静脈造影が不可欠である．
❹ 予防には間欠的空気圧迫法が有効である．
❺ 肺血栓塞栓症予防に下大静脈フィルター留置がある．

💬 **解説**

- 静脈血栓の形成には，静脈内皮障害，血液凝固亢進，静脈血流停滞の 3 つの成因がある．

- 危険因子としては，喫煙，長期臥床，肥満，妊娠，長時間座位，中心静脈カテーテル留置，血管炎，抗リン脂質抗体症候群，膠原病，悪性腫瘍などがある．
- DVTは大部分が下肢に発症する．骨盤・大腿部ではカテーテルの穿刺や留置，内膜肥厚や解剖学的な圧迫が原因となり，下腿部では安静臥床により発生することが多い．頻度的には下腿部が多く，下腿部初発部位としてはヒラメ筋静脈が中心である．数日で消失する場合が多いが，約30％は数週以内に中枢側に伸展する．血栓中枢端や伸展血栓の遊離，静脈壁付着部のはがれなどから塞栓化する．塞栓化の時期は発生や伸展から1週間以内が多いが，血流状況により塞栓化を繰り返す場合もある．
- 症状は，膝窩静脈より中枢側では腫脹，疼痛，色調変化が三大症候であり，末梢側では疼痛や圧痛，浮腫・腫脹，下腿筋の硬結が重要であるが無症候である場合も多い．
- 臨床診断と合わせてDダイマーによる除外診断と画像診断を必要に応じて行う．画像診断は下肢静脈エコー検査が推奨され，他の画像検査で確定診断できない場合にのみ静脈造影検査は有用である．
- 肺血栓塞栓症(pulmonary thromboembolism；PTE)が疑われる場合には，肺動脈と腹部・下肢静脈の同時検査ができることから，造影CT検査が推奨される．
- PTEの重症度は塞栓子の大きさと頻度に関係するが，重症例の塞栓源としては膝窩静脈より中枢側，特に大腿静脈が多い．
- 歩行などの運動によって塞栓化しPTEが生じるという危惧から，歴史的にベッド上安静が優先されてきたが，抗凝固療法を行っていれば，早期離床や歩行によってPTEは増加せず，DVTの血栓伸展は減少し，疼痛も改善するという報告が多い．
- 「肺血栓塞栓症および深部静脈血栓症の診断，治療，予防に関するガイドライン(2017年改訂版)」では，「早期歩行および積極的な運動は予防の基本である」としており，急性期治療においても「抗凝固療法が行えた場合には，ベッド上安静より早期歩行を推奨する(推奨クラスⅡa，エビデンスレベルB)」と言及している．
- 下肢痛が強くない，巨大な浮遊血栓を伴わない，一般状態が良好などの条件も含めて，早期離床，早期歩行とリハビリテーション治療によりDVTの悪化防止と患者のADLやQOLの維持，向上が期待できる．
- 間欠的空気圧迫法は下肢静脈うっ滞を減少させ，DVTの発生率を有意に低下させる．
- 下大静脈フィルターは肺動脈血栓そのものに対する治療ではなく，またDVT予防やその伸展を防止するものでもないが，急性PTEの1次ないし2次予防を目的に使用される．ただし，PTEの予防および治療の原則は抗凝固療法であり，下大静脈フィルターの適応に関する十分なエビデンスは確立されていないが，一般的には，中枢型DVTで出血などにより十分な抗凝固療法の施行が困難である場合や十分な抗凝固療法にもかかわらずPTEが増悪・再発する場合などに使用される．

解答 ❹❺

文献
1) 肺血栓塞栓症および深部静脈血栓症の診断，治療，予防に関するガイドライン(2017年改訂版)
(http://j-circ.or.jp/guideline/pdf/JCS2017_ito_h.pdf)

問題 164 心房細動による脳卒中発症リスクを表すスコアとして CHADS₂ スコアがある．次の中で CHADS₂ スコアに含まれるのはどれか．2 つ選べ．

❶ 年齢
❷ 体重
❸ 糖尿病
❹ 脂質異常症
❺ 高尿酸血症

> **解説**

- わが国における心房細動の罹患は，2006 年の疫学調査によると約 71.6 万人で有病率は 0.56％ であった．特に年齢層による有病率では，70 歳台で 2.1％（男性 3.44％／女性 1.12％），80 歳 以上では 3.2％（男性 4.43％／女性 2.19％）となり加齢とともに大きく増加している．将来の人 口予測値から有病率を試算すると，2050 年には約 103 万人となり全人口の 1.09％ に達すると 考えられる．
- 心房細動をきたしやすい疾患には，僧帽弁疾患，心不全，心筋梗塞，高血圧，糖尿病，甲状 腺機能亢進症などがある．有意な器質性心疾患のない孤発性心房細動では遺伝子異常を伴う 家族性心房細動の病態が報告されている．
- 心房細動では，空間的にも時間的にも変動する複数のリエントリーが成立しており，心房は 統率のない興奮に陥っている．有効な心房収縮が消失し，心房内血流速度の低下や心房内皮 障害などにより左房内血栓形成を促進し，脳梗塞発症の非常に大きな危険因子となる．
- 左房内での血栓形成に関しては，基礎疾患が関与する血液凝固成分の変化も影響している．
- CHADS₂ スコアは，Gage らによって提唱された心房細動における脳梗塞発症リスク評価スコ アであり，Congestive heart failure，Hypertension，Age≧75，Diabetes mellitus，Stroke/TIA の 頭文字をとって命名された（表）．スコアの増加とともに脳梗塞発症率が上昇するが，重症度 とは相関しない．非常に簡便で有用であるため，脳梗塞リスクの評価としてまず行うべき評 価である．
- CHADS₂ スコア 1 点でワルファリンカリウムの投与を「考慮可」，2 点以上でワルファリンカ リウムと新規経口抗凝固薬であるダビガトラン，リバーロキサバン，アピキサバンの投与が 「推奨」される．

表 CHADS₂ スコア

危険因子	点数
Congestive heart failure	1
Hypertension	1
Age≧75	1
Diabetes mellitus	1
Stroke/TIA	2
合計	0〜6

解答 ①③

 文献

1) Gage BF, et al：Validation of clinical classification schemes for predicting stroke：results from the National Registry of Atrial Fibrillation. JAMA 285：2864-2870, 2001
2) 循環器病の診断と治療に関するガイドライン（2012年度合同研究班報告），心房細動治療（薬物）ガイドライン（2013年改訂版）（http://j-circ.or.jp/guideline/pdf/JCS2013_inoue_h.pdf）

9 呼吸器疾患

問題 165 次の組合せで正しいのはどれか．2つ選べ．

1. 気管支喘息 ——— 拘束性換気障害
2. 気管支拡張症 ——— 拘束性換気障害
3. 胸膜肥厚 ——— 閉塞性障害
4. 間質性肺炎 ——— 拘束性障害
5. 肺気腫 ——— 閉塞性障害

解説

- 呼吸器疾患に伴う換気障害は，拘束性，閉塞性，両者の混合性の3つに分けられる．呼吸機能検査（スパイロメトリー）において，実測された肺活量（vital capacity；VC）の性別，年齢，身長から算出された標準値に対する割合を%VC（対標準肺活量）といい，80%以下の場合は拘束性換気障害と診断される．同様に，実測された1秒量（$FEV_{1.0}$）の標準値に対する割合を%$FEV_{1.0}$（対標準1秒量）といい，70%以下の場合には閉塞性換気障害と診断される．%VCと%$FEV_{1.0}$がともに上記より低値である場合は，混合性換気障害となる．
- 拘束性障害をきたす呼吸器疾患としては，間質性肺炎や肺線維症が代表疾患である．これらは肺胞壁（間質）の肥厚や線維化による肺コンプライアンスの低下と拡散障害による低酸素血症を生じる疾患である．また胸郭異常により拘束性障害を生じる場合もあり，胸膜肥厚や胸膜炎，胸郭変形などがある．
- 閉塞性障害をきたす呼吸器疾患としては，気管支喘息や慢性閉塞性肺疾患（chronic obstructive pulmonary disease；COPD），びまん性汎細気管支炎，気管支拡張症などがある．
- COPDは，従来，慢性気管支炎や肺気腫と呼ばれてきた疾患の総称である．たばこ煙を主とする有害物質を長期間吸入することによって生じた肺の炎症性疾患であり，主に肺胞などの破壊が進行した気腫型と，主に気道病変が進行した非気腫型（気道病変型）がある．

解答 ④⑤

問題 166

平坦な道を約 100 m，あるいは数分歩くと息切れのために立ち止まる症状を有する慢性閉塞性肺疾患患者の，修正 MRC（Medical Research Council）息切れスケールとして正しいのはどれか．

❶ 0
❷ 1
❸ 2
❹ 3
❺ 4

解説

- 呼吸器疾患の活動制限は主として呼吸困難，息切れによる．
- 息切れの評価法として，わが国では Hugh-Jones 分類（→185 頁）が使われることも多いが，海外では MRC 息切れスケール（Medical Research Council Dyspnea Scale）が一般的である．わが国でも，呼吸困難の程度の把握には修正 MRC 質問票（表）の使用が推奨される．

解答 ❹

表 修正 MRC（mMRC）質問票

グレード分類	あてはまるものにチェックしてください（1 つだけ）	
0	激しい運動をしたときだけ息切れがある．	☐
1	平坦な道を早足で歩く，あるいは緩やかな上り坂を歩くときに息切れがある．	☐
2	息切れがあるので，同年代の人より平坦な道を歩くのが遅い，あるいは平坦な道を自分のペースで歩いているとき，息切れのために立ち止まることがある．	☐
3	平坦な道を約 100 m，あるいは数分歩くと息切れのために立ち止まる．	☐
4	息切れがひどく家から出られない，あるいは衣服の着替えをするときにも息切れがある．	☐

問題 167

在宅酸素療法の適応として誤っているのはどれか．

❶ 高度慢性呼吸不全では PaO$_2$ 55 mmHg 以下
❷ 高度慢性呼吸不全では PaCO$_2$ 50 mmHg 以上
❸ NYHA 分類で ClassⅢ以上でチェーンストークス呼吸を認める慢性心不全
❹ 肺高血圧症
❺ チアノーゼ性先天性心疾患

解説

- 在宅酸素療法の対象疾患は，高度慢性呼吸不全，肺高血圧症，慢性心不全，チアノーゼ型先天性心疾患および重度の群発頭痛である．

- 高度慢性呼吸不全では，在宅酸素療法導入時に動脈血酸素分圧 55 mmHg 以下，および動脈血酸素分圧 60 mmHg 以下で睡眠時または運動負荷時に著しい低酸素血症をきたす状態であり，医師が必要性を認めた症例が適応となる．
- 慢性心不全では，NYHA III度以上であり睡眠時のチェーンストークス呼吸がみられ，無呼吸低呼吸指数（1時間当たりの無呼吸数および低呼吸数）が20以上であることが睡眠ポリグラフィー上で確認されている症例が適応となる．
- 群発頭痛では，群発期間中であり，1日平均1回以上の頭痛発作を認める状態が適応となる．
- 在宅酸素療法の効果としては，低酸素血症を持続的に改善し，生存率や運動耐容能，QOLの改善が報告されている．
- 在宅酸素療法は呼吸器疾患のリハビリテーション治療の一環として実施され，運動療法や栄養療法などと一緒に実施することにより，さらに治療効果の向上が期待できる．

解答 ❷

問題 168

慢性閉塞性肺疾患（COPD）のリハビリテーション治療で適切でないのはどれか．

❶ 呼吸数が毎分 30 回以上で運動療法を中止
❷ 吸気：呼気＝2：1 の呼吸パターン
❸ 口すぼめ呼吸
❹ 不安への対処方法指導
❺ 全身持久力（心肺機能）訓練

解説

- COPDの治療は，薬物治療と非薬物治療に分けられる．
- 非薬物療法にはリハビリテーション治療，患者教育，栄養指導，酸素療法などが含まれるが，第一は禁煙指導である．
- 労作時呼吸困難により身体活動性の低下を生じやすい安定期COPD患者に対しては，負のスパイラル（図）の予防，脱却を目標に運動療法を行う．
- 運動療法は持久力（心肺機能）訓練，筋力増強訓練，ADL訓練などから構成され，患者に合わせて個別に作成される．さらに運動習慣を日常生活に取り込み，身体活動を高めることが重要である．
- 運動療法では全身持久力（心肺機能）訓練が最も推奨される．平地歩行や階段昇降，踏み台昇降，自転車エルゴメーター，トレッドミルなどがある．
- 持久力（心肺機能）訓練に筋力強化訓練を併用するとより効果的である．
- 運動強度については，低強度（peakVO$_2$ 40〜60%），高強度（peakVO$_2$ 60〜80%）ともに臨床的に有効であるとガイドラインでは定められており，年齢や継続性などを考慮して行う．
- 実際の呼吸訓練では，口すぼめ呼吸や腹式呼吸などがある．口すぼめ呼吸では吸うことよりも吐くことを意識して，吸気が1に対して呼気が2となるように行う．腹式呼吸では腹部に手を置き，吸気での腹部のふくらみを意識し，呼気では口すぼめ呼吸でゆっくりと息を吐きだす．口をすぼめて呼気を行うと気道内が陽圧となり，末梢気道の虚脱を防ぎ，呼気時間が

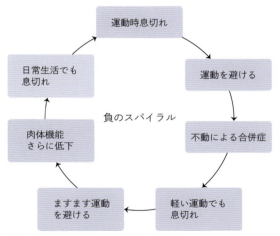

図　呼吸障害による負のスパイラル

延長することで呼気を十分に行うことができる．
- 患者自身による疾患の理解を深め，安定期・増悪期におけるセルフマネジメント能力を教育することも重要である．
- 運動療法は SpO_2 が 90％以上を維持できるように行い，低下した場合には一時中止し回復を待って再開する．その他，修正 Borg 指数での 7〜9 の呼吸困難の出現，胸痛や動悸，疲労，めまい，ふらつき，チアノーゼなどの自覚症状を認めたとき，年齢別最大心拍数の 85％に達したとき，運動負荷によって心拍数が減少したとき，収縮期血圧が低下したとき，呼吸数が毎分 30 回以上となったときは，いずれも運動を中止する．

解答 ❷

文献
1) 佐竹將宏，他：運動療法．COPD Frontier 5：75-83，2006
2) 日本呼吸器学会 COPD ガイドライン第 5 版作成委員会（編）：COPD（慢性閉塞性肺疾患）診断と治療のためのガイドライン 2018．メディカルレビュー社，2018

問題 169

術後肺合併症の治療手技と目的の組合せで**誤っている**のはどれか．

❶ インセンティブ・スパイロメトリー ── 呼気機能改善
❷ ハッフィング（huffing） ── 気道分泌物の移動
❸ 体位変換 ── 下側肺障害予防
❹ 硬膜外ブロック ── 疼痛コントロール
❺ 呼吸介助手技 ── 排痰促進

解説
- 胸部や腹部などの外科手術後は，手術に伴う疼痛や呼吸能力の低下に伴い，無気肺や肺炎などの術後肺合併症を生じやすい．この術後合併症を予防するため，リハビリテーション治療が有効である．

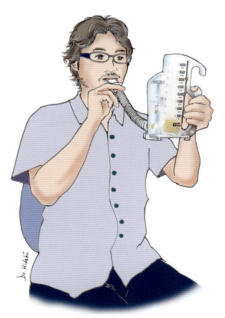

図　インセンティブ・スパイロメトリー

- 胸腹部の手術のために全身麻酔をかけると，術後の肺活量は術前に比して40〜60％に減少し，術前レベルまでの回復には1週間以上を要する，との報告もある．
- 術前は禁煙指導，インセンティブ・スパイロメトリーを含む深吸気の練習，肩甲帯や頸部ストレッチを含む排痰方法の練習などを行う．これらの指導，訓練を術前から行うことで，円滑に術後訓練に移行することができる．
- インセンティブ・スパイロメトリーは，手術前後の呼吸訓練に使用する器具(図)であり，術後呼吸器合併症予防や呼吸機能の早期回復を目的として使用する．深呼吸を促し，特に総吸気量を視覚的にフィードバックできることから，吸気をしっかりと行うことで肺を広げる効果が期待できる．動機付けが良く継続性が高い．
- 術後はベッド上での体位変換により，臥床で下側となる肺への障害(下側肺障害)を予防する．仰臥位〜半側臥位を続けると重力によって気道分泌物が下側(背側)に貯留するため無気肺を生じ，シャント効果により酸素化能が低下する．できるだけ早期から離床を行い，歩行などの運動を開始する．
- 術後は疼痛などにより排痰が困難となりやすく，また強く咳嗽しようとすると気道が狭くなりさらに排痰が困難となる．自己での排痰方法として，ハッフィング(huffing)を術前から練習する．ハッフィングは気道内分泌物の移動を目的として，声門を開いたまま強制呼出を行う方法であり，深吸気の後，「ハッ，ハッ」と強く短い，速い呼気を行う．数回繰り返し痰を喀出しやすくする．
- 呼吸介助とは，胸郭運動を徒手的に他動的に介助することであり，呼気に合わせて胸郭を生理的な運動方向に圧迫し，続いて吸気では圧迫を解放する方法を繰り返すことによって，相対的な吸気量の増大による換気の改善，気道内分泌物の移動，呼吸仕事量の減少，呼吸困難の軽減などの効果をもたらす．
- 術後の疼痛管理は最重要事項の1つであり，鎮痛が不十分であると排痰や活動性の低下から

術後肺合併症のリスクが増大する．神経ブロックは硬膜外鎮痛が主体であり，局所麻酔薬とオピオイドを併用した鎮痛方法が推奨される．

解答 ①

📖 **文献**
1) 日本リハビリテーション医学会がんのリハビリテーションガイドライン策定委員会(編)：がんのリハビリテーションガイドライン．金原出版，2013

問題 170

70歳，男性．慢性閉塞性肺疾患(COPD)．平地では同年代の健常者と同様に歩けるが，坂・階段の昇降は健常者に劣る．Hugh-Jones 分類で適切なのはどれか．

❶ 1度
❷ 2度
❸ 3度
❹ 4度
❺ 5度

💬 **解説**

- 1952年に Hugh-Jones は Fletcher らが使用していた息切れスケールを用いた研究成果を報告し，以降，わが国では Hugh-Jones 分類(表)として使用されている．
- わが国では呼吸困難，息切れスケールとして最も広く用いられているが，国際的な認知度は低く，海外ではほとんど用いられない．

解答 ②

表　Hugh-Jones 分類

1	同年代の健常者とほとんど同様．
2	坂，階段の昇降は健常者並みにはできない．
3	健常者並みには歩けないが，自分のペースでなら 1.6 km(1 mile) 以上歩ける．
4	休みながらでなければ 50 m 以上歩けない．
5	会話，着物の着脱にも息切れを感じ，外出できない．

問題 171

70歳，男性．肺炎球菌による肺炎に罹患し入院した．呼吸不全を伴っている．胸部CT検査では左S9領域全体に浸潤影を認める．排痰のための体位として最も有効なのはどれか．

❶ Fowler 位
❷ 右側臥位
❸ 左側臥位
❹ 仰臥位
❺ 腹臥位

> 解説

- 肺は，心臓，血管（大動脈，上下大静脈，肺動脈，肺静脈），気管，食道，リンパ節からなる縦隔を取り囲むように左右に1つずつ存在する．「葉(lobe)」と呼ばれる部分に分かれており，右肺では上葉(upper lobe)，中葉(middle lobe)，下葉(lower lobe)の3葉，左肺では上葉と下葉の2葉に分かれる（図）．
- 空気は口腔，鼻腔から咽頭，喉頭を経て気管(trachea)に入る．気管は左右の気管支(bronchiole)に分岐し肺に至る．気管支はさらに葉気管支，細気管支と枝分かれを繰り返しながら細分化され，最終的には肺胞を形成し酸素と二酸化炭素の交換，換気を行う．
- 体位ドレナージは，クッションや枕を使用して痰のある肺区域を高い位置におくことで，重力を利用して気道末端からより太い気道に向けて喀痰を移動させ，喀出しやすくする方法である．重篤な症例では体位変換はモニターなどを確認しながらゆっくり行うことや，ラインやドレーン，チューブなど医療機器の長さや位置に注意が必要である．
- 仰臥位，腹臥位，側臥位などの体位変換を，10～20分を目安としながら行う．痰の性状や呼吸状態，病態によって体位を保持する時間は異なるため注意深い観察が必要である．頭低位は頭蓋内圧上昇や不整脈誘発のリスクがあり，無理に行う必要はない．
- Fowler位は主にS1，仰臥位はS1，S3，S8，腹臥位はS6，S10，側臥位はS9，患側肺野全体，前傾側臥位(45°)はS2，S6，S10，後傾側臥位(45°)はS4，S5などの排痰ドレナージに有効である．

> 解答 ❷

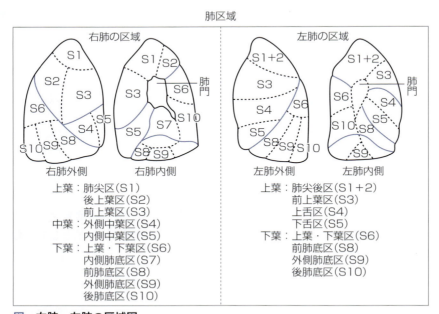

図　右肺，左肺の区域図

腎疾患

問題 172　保存期の慢性腎臓病（chronic kidney disease；CKD）に対するリハビリテーション治療として誤っているのはどれか．

① 身体活動の低下は心血管疾患による死亡リスクを増大させる．
② 持久力（心肺機能）訓練はどの重症度においても可能である．
③ 過労を避けた十分な休養は重要である．
④ 過度の安静は避ける．
⑤ 安定した状態であっても，筋力増強訓練は禁忌である．

解説

- CKD は尿蛋白・クレアチニン比が 0.15 g/gCr 以上の蛋白尿（30 mg/gCr 以上のアルブミン尿）と糸球体濾過量（glomerular filtration rate；GFR）＜60 mL/分/1.73 m で診断し，重症度は原因（Cause：C），腎機能（GFR：G），蛋白尿（アルブミン尿：A）による CGA 分類で評価する．
- CKD 患者では，身体活動量の低下や炎症性サイトカインの増加，性ホルモンの減少，インスリン抵抗性の亢進，活性型ビタミン D の低下，代謝性アシドーシス，食欲低下による栄養摂取量不足などからサルコペニアやフレイルの罹患率が高い．骨格筋量や筋力の低下は身体機能や生命予後などに大きな影響を及ぼすことから，持久力（心肺機能）訓練や筋力増強訓練によって身体機能や ADL，QOL の維持，向上を図ることは重要である．
- 保存期 CKD 患者では，快適歩行速度や 6 分間歩行距離，TUG（timed up and go test）などが健常者より明らかに低下しており，全死亡率と関連している．
- CKD のすべてのステージにおいて，過労を避けた十分な睡眠や休養は重要であるが，安静を強いる必要はない．保存期 CKD 患者において，適度な運動は腎機能に悪影響はなく，むしろ運動耐容能や QOL の向上，糖・脂質代謝の改善などの効果から日本腎臓学会や米国スポーツ医学会（The American College of Sport Medicine；ACSM）のガイドラインで推奨されている．
- ACSM による CKD 患者のためのガイドラインでは，身体活動の低下は心血管疾患による死亡リスクを増大させるため，持久力（心肺機能）訓練はどの CKD ステージにおいても推奨される．また，筋力増強訓練に関しても，病状の安定した CKD 患者に対しては持久力（心肺機能）訓練との併用を含めて総体的な健康，および歩行能力や ADL 維持のために重要である．
- CKD に推奨される運動処方を表で示す．

解答 ⑤

文献

1) Fahal IH：Uraemic sarcopenia：aetiology and implications. Nephrol Dial Transplant 29：1655-1665, 2014

表　CKDに推奨される運動処方

頻度	持久力(心肺機能)訓練：3～5日/週 筋力増強訓練：2～3日/週
強度	持久力(心肺機能)訓練：中等度強度〔すなわち酸素摂取予備能の40～60％，Borg指数(RPE)6～20点(15点法)の11～13点〕． 筋力増強訓練：1 RMの70～75％
時間	持久力(心肺機能)訓練：持続的な持久力(心肺機能)訓練で20～60分/日，不可の場合，3～5分間の間欠的運動曝露で計20～60分/日． 筋力増強訓練：10～15回反復で1セット．患者の耐容能と時間に応じて，何セット行ってもよい．大筋群を動かすための8～10種類の異なる運動を選ぶ． 柔軟体操：健常成人と同様の内容が勧められる．
種類	持久力(心肺機能)訓練：ウォーキング，サイクリング，水泳など． 筋力増強訓練：マシーンあるいはフリーウエイトを使用する．
特別な配慮	**血液透析を受けている患者** ・訓練は非透析日に行う．透析中では，低血圧反応を避け，透析時間の前半に行う． ・心拍数よりRPEを重視する．動静脈シャントのある腕で運動を行ってよい． **腹膜透析を受けている患者** ・持続的携帯型腹膜透析中の患者は，透析液を除去することがすすめられる． **移植を受けている患者** ・拒絶の期間中は，運動の強度と時間は減少されるべきであるが，運動は継続して実施してよい．

RPE：rating of perceived exertion(自覚的運動強度)，1 RM：1 repetition maximum(最大1回反復重量)．
〔American College of Sports Medicine：ACSM's Guidelines for Exercise Testing and Prescription, 9th ed, Lippincot Williams & Wilkins, Philadelphia, 2014 より改変〕

2) Roshanravan B, et al：Association between physical performance and all-cause mortality in CKD. J Am Soc Nephrol 24：822-830, 2013
3) ACSM：ACSM's guideline for exercise testing and prescription(8th Edition). Lippincoh Williams & Willkins, Philadelphia, 2009

問題 173

腎不全透析患者における運動療法の効果として誤っているのはどれか．

❶ 最大酸素摂取量の増加
❷ 左室収縮機能の改善
❸ 貧血の改善
❹ 抑うつの改善
❺ 前腕静脈径の減少

解説

- 腎臓の機能としては，(1)代謝産物の排泄，(2)細胞外液量や浸透圧の調節，(3)水・電解質代謝の平衡維持，(4)酸・塩基平衡の調節，(5)内分泌機能などがある．
- 慢性に経過する腎疾患を慢性腎臓病(chronic kidney disease；CKD)と総称し，CKDの進行により糸球体濾過量(glomerular filtration rate；GFR)が低下した状態が慢性腎不全である．

表 腎不全透析患者に対する運動療法の効果

1. 最大酸素摂取量の増加
2. 左心室収縮能の亢進
3. 心臓副交感神経系の活性化
4. 心臓交感神経過緊張の改善
5. MIA 症候群の改善
6. 貧血の改善
7. 睡眠の質の改善
8. 不安・うつ・QOL の改善
9. ADL の改善
10. 前腕静脈サイズの増加
11. 透析効率の改善
12. 死亡率の低下

〔Kohzuki M：Renal rehabilitation：present and future perspectives. Suzuki H(ed)：Hemodialysis. Intech, pp743-751, 2013 より〕

- 内科的治療で対応できる時期が保存期慢性腎不全，進行して内科的治療では生命の恒常性の維持が不可能となった状態が末期腎不全であり，腎代替療法(透析療法)が必要である．
- 透析患者では，腎性貧血をはじめ，低栄養・炎症・動脈硬化複合体症候群(malnutrition-inflammation-atherosclerosis syndrome；MIA)などの透析合併症により活動量が低下しやすく，骨格筋減少や筋力低下，運動耐容能低下，ADL や QOL の低下に陥りやすい．
- 透析患者への運動療法は，心肺機能改善，運動耐容能改善，低栄養・炎症・動脈硬化複合体症候群改善，蛋白質異化抑制，QOL 改善などの多くの効果がある(表)．
- 非透析日の運動療法としては，週3～4日，1回30～40分の歩行やエルゴメーターなどの中等度持久力(心肺機能)訓練を中心に行い，低強度での筋力増強訓練，ストレッチなどを追加する．
- 透析中の運動療法としては，電動アシスト付きエルゴメーターを用いた下肢運動，ゴムバンドやボールを用いた筋力増強訓練などを行う．エルゴメーターでの下肢運動は透析開始から原則2時間以内とし，10～15分間の運動と休憩を繰り返す．

解答 ❺

文献

1) Kohzuki M：Renal rehabilitation：present and future perspectives. Suzuki H(ed)：Hemodialysis. Intech, London, pp743-751, 2013
2) ACSM：ACSM's guideline for exercise testing and prescription(8th Edition). Lippincoh Williams & Willkins, Philadelphia, 2009

11 内分泌代謝性疾患

問題 174

糖尿病の運動療法について正しいのはどれか．2つ選べ．

❶ 食前より食後の運動が望ましい．
❷ 糖尿病性腎症による透析患者では禁忌である．
❸ 運動強度は，最大酸素摂取量の 90％が適切である．
❹ β遮断薬を内服している場合，特に運動制限はない．
❺ 筋肉におけるインスリン感受性の改善を期待して行う．

解説

- 糖尿病の運動療法としては食後1～2時間ごろに行うと食後の高血糖が改善する．
- 透析患者の運動療法は，非透析日か，透析日では低血圧を避け透析前，または透析中に行う．透析中に行う場合は透析の前半に行い，エルゴメーターを用いた下肢運動と，ゴムバンドやボールなどを用いた筋力増強訓練を行う．透析の後半および透析直後の運動療法は避ける．
- 糖尿病患者の運動強度としては最大酸素摂取量の40～60％の有酸素運動を行う．
- β遮断薬を内服している場合，Karvonen の式（→174頁）を用いた心拍数予備能は運動強度の指標として使用できないため，運動負荷試験による最大酸素摂取量の測定や Borg Scale などの自覚的運動強度を用いて運動強度を決定する必要がある．
- 糖尿病の運動療法ではインスリンの感受性の改善が報告されている．

解答 ❶❺

文献
1) 日本リハビリテーション医学会（監）：リハビリテーション医学・医療コアテキスト．pp231-232, 医学書院，2018

問題 175

糖尿病性腎症を有する症例の運動療法で誤っているのはどれか．

❶ 激しい運動は避ける．
❷ 微量アルブミン尿がみられたら運動を中止する．
❸ 腎不全期でも散歩は可能である．
❹ 合併高血圧の程度により運動強度を調整する．
❺ 増殖性網膜症による新鮮な眼底出血では運動を制限する．

解説

- 激しい運動により腎血流量は低下するため，腎障害患者が過激な運動を行うと腎機能障害が悪化する可能性がある．
- 微量アルブミン尿や軽度の顕性蛋白尿では特に運動制限の必要性はない．顕性腎症後期以降では，積極的な運動療法は制限するが，ゆっくり散歩させるなどして日常の活動量を極端に低下させないように指導する．
- 腎機能障害合併例ではクレアチニン・クリアランスにより障害の程度が分類される．糖尿病性腎症患者の血糖管理については，血糖コントロールを強化することで微量アルブミン尿あるいは顕性アルブミン尿への進展リスクを軽減する．身体活動により骨格筋のインスリン抵抗性を改善し，血糖値を低下させる効果が期待されるため，運動を控えるべきとはいえない．ガイドラインによると，全体として4〜5メッツまでの活動は推奨されている．
- 運動強度としては(1)嫌気性代謝閾値(anaerobic threshold；AT)による運動療法，(2)最大酸素摂取量の40〜60%または最大心拍数(220−年齢または実測値)の50〜70%，(3)自覚的にややきつい(Borg Scale 13)と感じる程度などを目安として行う．
- 運動療法が制限されるのは，(1)糖尿病の代謝コントロールが極端に悪い場合(空腹時血糖250 mg/dL以上，尿ケトン体中等度以上陽性)，(2)増殖性網膜症による新鮮な眼底出血(眼科医と相談)，(3)虚血性心疾患や心肺機能の異常(専門医の意見を求める)，(4)骨，関節疾患がある場合(専門医の意見を求める)，(5)高度の糖尿病自律神経障害，(6)急性感染症，(7)進行した糖尿病性壊疽などである．

解答 ❷

文献
1) 日本腎臓学会(編)：CKD診療ガイド2012．東京医学社，2012
2) 日本リハビリテーション医学会(監)：リハビリテーション医学・医療コアテキスト．pp231-232，医学書院，2018

12 集中治療室におけるリハビリテーション診療

問題 176

ICU-AW（ICU-acquired weakness）の診断基準について正しいのはどれか．2つ選べ．

① 脳神経支配筋の障害がある．
② 筋緊張亢進がみられる．
③ 重症疾患罹患後に生じる．
④ 左右非対称の筋力低下がある．
⑤ ほかに筋力低下をきたす原因がない．

解説

- 敗血症などの重症疾患のため集中治療室（intensive care unit；ICU）へ入室後，入室から数日以内の比較的早期に急性のびまん性筋力低下を呈する症候群がICU-AW（ICU acquired weakness）と呼ばれている．
- ICU-AWの病態としては，CIM（critical illness myopathy）とCIP（critical illness polyneuropathy）の2つがあり，発症頻度は46％との報告もあるが，現在のところ，発症予防や治療に確立されたものはない．
- ICU-AWの診断には，表のような診断基準が用いられる．ただし，正確な判断のためには，適切な意識状態であることが必要である．

解答 ③⑤

表　ICU-AWの診断基準

下記1，2，3もしくは4，5の計4つを満たす．
1. 重症疾患罹患後に全身の筋力低下が進展．
2. 筋力低下はびまん性，左右対称性，弛緩性であり，脳神経支配筋は障害されない．
3. 24時間以上あけて2回行ったMRC（Medical Research Council）scaleの合計が48点未満，または検査可能な筋の平均MRC scale*が4点未満．
4. 人工呼吸器に依存している．
5. ほかに筋力低下をきたす原因がない．

＊：MRC scale：両側上下肢（肩関節外転・肘関節屈曲・手関節伸展・股関節屈曲・膝関節伸展・足関節背屈）計12部位の筋力を0〜5点の徒手筋力テストで評価するもの（計60点）．

文献

1) 日本リハビリテーション医学会（監）：リハビリテーション医学・医療コアテキスト．p236，医学書院，2018
2) 日本集中治療医学会，他（編）：日本版敗血症診療ガイドライン2016（J-SSCG2016）ダイジェスト版．真興交易，2017

13 摂食嚥下障害

問題 177

改訂水飲みテストで「嚥下はあるが，ムセまたは湿性嗄声を認める」のは何点か．

① 1点
② 2点
③ 3点
④ 4点
⑤ 5点

解説

- 改訂水飲みテスト（Modified Water Swallowing Test；MWST）は，反復唾液嚥下テスト（Repetitive Saliva Swallowing Test；RSST），フードテスト（Food Test；FT）などとともに，摂食嚥下障害のスクリーニングテストに分類される．
- 改訂水飲みテスト：3 mL の冷水を嚥下させて，誤嚥の有無を判定するテストである．
- 評定は表のようになる．
- 4点以上であれば，最大でさらに 2 回繰り返し，最も悪い場合を評点とする．
- カットオフ値を3点とすると，誤嚥有無判別の感度は 0.70，特異度は 0.88 とされている．

解答 ③

表　改訂水飲みテストの評定

1点	嚥下なし，むせる and/or 呼吸切迫
2点	嚥下あり，呼吸切迫
3点	嚥下あり，呼吸良好，むせる and/or 湿性嗄声
4点	嚥下あり，呼吸良好，むせなし
5点	4点に加え，反復嚥下が 30 秒以内に 2 回可能

問題 178 嚥下造影検査（VF）について正しいのはどれか．2つ選べ．

❶ ガストログラフイン®は造影剤として適している．
❷ 発泡剤を使用する．
❸ 正面像と側面像を撮影する．
❹ 喉頭侵入は健常者にもみられる．
❺ 不顕性誤嚥は検出できない．

解説

- 摂食嚥下機能障害の評価に最も用いられる検査には嚥下造影検査（videofluoroscopic examination of swallowing；VF）と，嚥下内視鏡検査（videoendoscopic evaluation of swallowing；VE）がある．
- VFで使用する造影剤には，「VF用の造影剤」として定められて市販されているものはなく，硫酸バリウムや低浸透圧性非イオン性ヨード系造影剤が用いられる．
- 硫酸バリウム混濁液は各種の濃度に調整し，検査食に添加して使用する．硫酸バリウムは，大量の誤嚥さえしなければ比較的安全である．
- 低浸透圧性非イオン性ヨード系造影剤は，比較的肺毒性が少ないと考えられているが，ヨードアレルギーのある患者には使用できない．
- 消化管造影剤であるガストログラフイン®は，誤嚥した場合の肺毒性が報告されており，使用は不適切である．
- VFでの撮影の原則は，まず側面の透視を行い，次に正面の透視を行う．口腔，咽頭，食道の食塊通過を確認することで，嚥下機能を評価する．嚥下時の咽頭収縮や喉頭挙上など嚥下関連機関の動きを観察し，また喉頭侵入や誤嚥を検出する．正面像では，左右差を観察し，また側面像で観察が困難である食道の中・下部の通過状態もあわせて調べる．
- VEは，ベッドサイドでの検査が実施可能であり，また実際に提供されている食事を用いて検査をできるという点で，急性期病院や在宅医療において有用であるが，嚥下反射中はホワイトアウトしてしまうため，反射中の誤嚥の観察は困難であり，摂食時の不顕性誤嚥の検出には不向きである．

解答 ❸❹

文献
1) 日本摂食嚥下リハビリテーション学会医療検討委員会：嚥下造影の検査法（詳細版）．日摂食嚥下リハ会誌　18：266-186，2014
2) 藤島一郎：6. 摂食嚥下障害．最新リハビリテーション医学，第3版，pp129-139，医歯薬出版，2016

問題179 嚥下障害と治療の組合せで誤っているのはどれか．

❶ 水分誤嚥 ──────── 増粘剤の使用
❷ 咀嚼障害 ──────── 頸部回旋
❸ 嚥下反射遅延 ────── アイスマッサージ
❹ 送り込み不良 ────── 体幹角度の調整
❺ 輪状咽頭筋弛緩不全 ── バルーン拡張法

解説

- 水分誤嚥とは固形物などの喉頭侵入はないが，水分摂取時に喉頭侵入，誤嚥が起きる病態のことである．喉頭蓋反転不良や，嚥下反射惹起の遅延などが原因として起きることが多い．水分の喉頭侵入，誤嚥を予防する目的で，増粘剤を使用して水分にとろみをつけることが推奨されている．
- 咀嚼障害は，偽性球麻痺や舌がん術後などで典型的にみられる．重度障害ではまったく咀嚼，食塊形成ができないため，ゼリーやプリンを丸飲みするか，ピューレ食や液体を物理的に咽頭に流し込む以外には嚥下不可能となる．
- 頸部回旋は，食道がん術後やWallenberg症候群などが原因で起きる反回神経麻痺などにより，片側の梨状陥凹の通過障害をきたした際などに行う．麻痺側に頸部を回旋させることで，通過障害側への食塊流入を減少させることができ，食道通過量の確保や，喉頭侵入，誤嚥リスクの軽減が得られる．
- 嚥下反射の惹起遅延に対するリハビリテーション治療として，アイスマッサージが用いられる．アイスマッサージとは，凍らせた綿棒に水分をつけ，前口蓋弓，舌根部，咽頭後壁などの粘膜面を撫でたり，押したりすることで嚥下反射を誘発させる手法である．水による化学的刺激，圧による物理的刺激，冷刺激など複合的な刺激により嚥下反射の惹起を促すとともに，口腔内を潤す，口腔ケアとしての意義もある．
- 咽頭や奥舌への送り込みが不良な症例では，リクライニング車椅子などを使用して体幹角度を後傾させ，重力を利用し物理的に咽頭へ食塊を流入させることで嚥下しやすくさせる．また，体幹角度の調整により嚥下中の誤嚥や咽頭残留物の誤嚥を防ぐこともできる．
- 食道入口部の開大が十分でない症例の輪状咽頭筋弛緩不全に対しては，食道入口部をバルーンカテーテルで機械的に拡張するバルーン拡張法が用いられる．バルーン拡張法などで良好な改善が得られない場合には，輪状咽頭筋切除術や喉頭挙上術などの外科的治療が行われることがある．

解答 ❷

1）日本リハビリテーション医学会(監)：リハビリテーション医学・医療コアテキスト．pp238-243，医学書院，2018

14 リハビリテーション診療における栄養管理

問題 180　栄養に関する指標について<u>誤っている</u>のはどれか．

① 上腕三頭筋皮下脂肪厚が指標とされる．
② Rapid turnover protein にはプレアルブミンがある．
③ 3 か月間に 5％以上の体重減少で低栄養の診断となる．
④ 基礎エネルギー消費量は性別，身長，体重，年齢から推定される．
⑤ 総エネルギー消費量は，基礎エネルギー消費量に活動係数とストレス係数を乗じて求められる．

解説

- 栄養に関する代表的な身体計測としては，(1)身長・体重，(2)上腕三頭筋皮下脂肪厚(TSF)，上腕周囲長(AC)，上腕筋周囲長($AMC=AC-0.314 \times TSF$)，上腕筋面積($AMA=AMC^2/4\pi$)などがある．
- 血液生化学検査には，血清総蛋白，アルブミン，総コレステロール，コリンエステラーゼ，尿中クレアチニン，末梢血中総リンパ球数，プレアルブミンなどの rapid turnover protein がある．また，筋組織や脂肪組織などの評価方法には，生体電気インピーダンス分析法や 2 重エネルギー X 線吸収測定法(dual energy X-ray absorptiometry; DEXA)，CT 画像検査，MRI 画像検査が用いられることが多い．
- 基礎エネルギー消費量は性別，身長，体重，年齢から推定される．また，1 日の総エネルギー消費量は，身体活動・疾病・手術などにより変化する．よって，総エネルギー消費量の推定には，基礎エネルギー消費量に活動係数とストレス係数を乗じて求められる Harris-Benedict の式が用いられる場合が多い．
- 低栄養の診断は，食事制限や過度の運動を行っておらず，$BMI<18.4 \text{ kg/m}^2$ の場合，もしくは，下記(1)と(2)，または(1)と(3)を満たす場合とされている．
  (1) 期間によらず 10％以上，または 3 か月で 5％以上の体重減少がみられる場合．
  (2) $BMI<20 \text{ kg/m}^2$ 未満(<70 歳)または 20 kg/m² 未満(≧70 歳)．
  (3) 除脂肪量指数(FFMI)低値 15 kg/m² 未満(女性)または 17 kg/m² 未満(男性)．

解答 ③

1) 日本リハビリテーション医学会(監)：リハビリテーション医学・医療コアテキスト．p246, 医学書院, 2018

15

がん

問題 181

がんに対するリハビリテーション診療について誤っているのはどれか．

① 診断後早期より行われる．
② 多職種によるチームで取り組まれる．
③ がん患者の身体機能を表す指標に Performance Status がある．
④ 維持的リハビリテーションの主目的は機能障害の改善である．
⑤ 緩和的リハビリテーションの主目的は QOL 向上である．

解説

- がんに対するリハビリテーション診療の内容は，診断後早期の周術期や治癒を目指した化学・放射線治療から進行がん・末期がん患者まで，原発巣や治療目的・病期によらず対応する．リハビリテーション診療では，多くの職種がチーム医療としてかかわることが大きな特徴であるが，がん診療においても例外ではなく，患者の病状や問題点，希望，治療目標について共有しチームで取り組むことが重要である．

表　ECOG Performance Status（PS）日本語版

Score	定義
0	全く問題なく活動できる． 発病前と同じ日常生活が制限なく行える．
1	肉体的に激しい活動は制限されるが，歩行可能で，軽作業や座っての作業は行うことができる． 例：軽い家事，事務作業
2	歩行可能で自分の身の回りのことはすべて可能だが作業はできない． 日中の 50％以上はベッド外で過ごす．
3	限られた自分の身の回りのことしかできない．日中の 50％以上をベッドか椅子で過ごす．
4	全く動けない． 自分の身の回りのことは全くできない． 完全にベッドか椅子で過ごす．

〔Common Toxicity Criteria, Version2.0 Publish Date April 30, 1999
http://ctep.cancer.gov/protocolDevelopment/electronic_applications/docs/ctcv20_4-30-992.pdf
JCOG ホームページ　http://www.jcog.jp/　より〕

- リハビリテーションを実施する際は，Dietz の病期別分類に基づき，(1)予防的，(2)回復的，(3)維持的，(4)緩和的と大きく4段階に分けアプローチすることが多い．「予防的リハビリテーション」は，がんの診断を受けた治療開始前後の患者の機能障害予防，「回復的リハビリテーション」は治療後に生じた機能障害や能力低下の回復，「維持的リハビリテーション」は，がんの進行期に低下しつつある身体機能・ADL の維持，「緩和的リハビリテーション」は，終末期において dysmobility が増悪する状態にありながら QOL の維持・改善を図ることが目標とされる．
- がん患者の機能障害や能力低下を評価する代表的なスケールには，ECOG(Eastern Cooperative Oncology Group, USA)の Performance Status(PS)(表)や Karnofsky PS などがあり，より詳細なスケールとしては cFAS(cancer functional assessment set)がある．

解答 ❹

文献
1) 日本リハビリテーション医学会(監)：リハビリテーション医学・医療コアテキスト．pp248-257，医学書院，2018

問題 182

がん治療後の続発性リンパ浮腫について正しいのはどれか．

❶ 発症は急激である．
❷ 患肢は易感染性である．
❸ 強い疼痛を伴うことが多い．
❹ 下肢では左右対称の両側性浮腫となる．
❺ 進行するに従い圧迫痕がより著明となる．

解説

- リンパ浮腫は，発症原因が不明な原発性と，疾患や外傷，外科的治療後などにより発症する続発性に分類される．浮腫の診断は，病歴や発症様式が大きな手がかりとなる．リンパ浮腫では，一般的に発症は緩徐であり，片側性か両側性でも左右差がみられることが多い．また，炎症や二次的な静脈性浮腫を合併した場合は赤〜青紫色を呈することもあるが，原則的には疼痛，色の変化，潰瘍および静脈うっ滞はみられない．
- リンパ浮腫の進行度は，国際リンパ学会(International Society of Lymphology；ISL)の病期別分類で評価する(表)．発症早期では指で圧迫すると圧迫痕が残るが，慢性期には線維・脂肪組織が増え圧迫痕が残らなくなる．浮腫が進行すると，皮膚が乾燥し硬く，表皮の角化が著明となり，つまみあげにくくなる．さらに進行すると，いわゆる象皮症となる．
- リンパ浮腫の代表的な合併症には，蜂窩織炎などの急性炎症性変化がある．患肢は，細菌感染への抵抗性が低下し，わずかな外傷から感染し，患肢に強い炎症を起こすことがある．急性炎症性変化をきたした場合は，患肢の用手ドレナージや運動を一時中止し，安静・挙上・冷却・抗菌薬投与を行う．なお，全身状態や免疫力が低下している状態では，感染部位が同定できず，患肢以外の部位からの細菌感染が否定できない場合もあるが，皮膚の衛生管理と保湿などのケアにより皮膚のバリア機能を高め，浮腫増悪因子ともなる感染症発症リスクを最小限にすることは重要である．

表　国際リンパ学会(ISL)によるリンパ浮腫病期分類

0期	リンパ液の輸送に障害があるが，腫脹が明らかではなく，無症状の状態．浮腫を認めるようになるまで数か月から何年にもわたって続くことがある．
I期	疾患の発症初期にあたる．組織液の貯留は挙上により軽減する．圧迫痕を生じる．
II期早期	挙上のみにより腫脹が軽減することはほとんどない．圧迫痕が明らかである．
II期晩期	組織線維化が明らかになっているため，圧迫痕ができることもあれば，できないこともある．
III期	組織が硬くなり(線維性)，圧迫痕は生じない．肥厚，色素過剰，皮膚の皺襞の増生，脂肪沈着，疣贅過成長などの皮膚変化を認める．

〔辻哲也，他(編)：癌(がん)のリハビリテーション．pp384-403，金原出版，2006 より〕

解答 ❷

文献
1) 日本リハビリテーション医学会(監)：リハビリテーション医学・医療コアテキスト．pp253，医学書院，2018
2) 辻哲也，他(編)：癌(がん)のリハビリテーション．pp384-403，金原出版，2006

問題 183

がんの骨転移について正しいのはどれか．2つ選べ．

❶ 低カルシウム血症は，骨関連事象の1つである．
❷ 骨修飾薬を使用すると骨関連事象の発生頻度が減少する．
❸ 片桐スコアは長管骨病的骨折のリスクを評価する指標である．
❹ SINS(spinal instability neoplastic score)は，脊髄圧迫の程度を評価する指標である．
❺ 病的骨折に対する治療選択時には，予測される生命予後を考慮する．

解説

- 骨関連事象(skeletal related event；SRE)とは，骨転移が原因の病的骨折や脊髄圧迫による麻痺，骨転移に対する外科的治療や放射線治療，高カルシウム血症である．SREを生じた状態とは，骨転移が治療を要する状態であることを指し，SREを生じるとQOLが低下すると報告されている．
- 骨修飾薬とは，ゾレドロン酸(ビスホスホネート)やデノスマブ(抗RANKL抗体)であり，これらの投与により破骨細胞の働きを抑制することで，SREの発生が抑制される．「がんのリハビリテーションガイドライン」や「骨転移診療ガイドライン」で，ともに推奨グレードAでSREの予防に推奨されている．
- 片桐スコアとは，骨転移がある患者において，原発巣の種類(3段階)，内臓または脳転移の有無，血液検査異常(LDH, CRP, Alb, Ca, T. Bil, Plt)，ECOG PS(Performance Status)，化学療法既往の有無，多発骨転移の有無，の5項目の点数を合計して，予後を予測するスコアである(表1)．長管骨骨折のリスクを評価するスコアはMirels' scoreである．
- SINSとは，脊椎の不安定性を評価するスコアである(表2)．脊椎の固定術や装具の適応を決める際に参考になる．

表1 新片桐スコア

予後因子		スコア
原発巣の種類	• slow growth ホルモン治療感受性乳がん，ホルモン治療感受性前立腺がん，甲状腺がん，悪性リンパ腫，多発性骨髄腫	0
	• moderate growth 分子標的薬使用肺がん，ホルモン治療抵抗性乳がん，ホルモン治療抵抗性前立腺がん，腎がん，子宮体がん，卵巣がん，肉腫，二重がん	2
	• rapid growth 分子標的薬非使用肺がん，大腸直腸がん，胃がん，膵がん，頭頸部がん，食道がん，胆嚢がん，肝がん，泌尿器がん，悪性黒色腫，原発不明がん，その他	3
内臓または脳転移	なし	0
	結節性転移	1
	播種性転移	2
血液検査異常	• Normal	0
	• Abnormal（下記のいずれか） LDH＞250 IU/L，CRP＞0.3 mg/dL，Alb≦3.6 g/dL	1
	• Critical（下記のいずれか） 補正後血清Ca≧10.3 mg/dL，T. Bil≧1.4 mg/dL，Plt≦10万/μL	2
ECOG Performance Status 3〜4		1
過去の化学療法あり		1
多発骨転移		1
合計		__/10

(Katagiri H, et al：New prognostic factors and scoring system for patients with skeletal metastasis. Cancer Med 3：1359-1367, 2014 より)

- 病的骨折に対する手術や放射線の適応を決定したり，安静度を決定したりするためには，常に予後を考慮する必要がある．予想される生存期間に疼痛や骨折，麻痺を生じずに過ごすことが一番の目標となる．予後のほか，全身状態や合併症の状況に応じて治療方針を決定する．

解答 ❷❺

文献
1) 日本リハビリテーション医学会がんのリハビリテーションガイドライン策定委員会(編)：がんのリハビリテーションガイドライン，第5章CQ3，8. pp81-83，94-95，金原出版，2013
2) 日本臨床腫瘍学会(編)：骨転移診療ガイドライン，CQ1，7，12，13. pp12，20-21，29-32，南江堂，2015
3) 有賀悦子，他(監)：がんの骨転移ナビ．医学書院，2016

表2 SINS スコア

パラメーター	点数
部位	
移行部（C0〜C2，C7〜T2，T11〜L1，L5〜S1）	3
可動性がある部位（C3〜C7，L2〜L4）	2
可動性が乏しい部位（T3〜T10）	1
可動性がない部位（S2〜S5）	0
痛み	
持続的	3
時折みられる	1
なし	0
骨病変の性状	
溶骨性	2
混合性	1
造骨性	0
X線上の脊椎アライメント	
亜脱臼/すべり	4
脊椎変形あり（側弯，後弯）	2
正常	0
椎体の圧潰	
＞50％	3
＜50％	2
圧潰はないが転移が椎体の50％を超える	1
なし	0
後側方への進展	
両側	3
片側	1
なし	0

Score 0〜6：安定，Score 7〜12：軽度の不安定性，Score 13〜18：不安定．

問題 184 68歳，男性．食道がんのために開胸開腹術を受けた．手術1か月前まで40年間，1日平均20本のタバコを喫煙していた．術後翌日，右肺底区に痰の貯留を認めた．この患者のリハビリテーション治療で誤っているのはどれか．

❶ 深吸気を促す．
❷ ハッフィング訓練を行う．
❸ ギャッチアップ座位をとらせる．
❹ 疼痛が強ければ鎮痛剤を投与する．
❺ 右下側臥位での体位ドレナージを行う．

解説

- 開胸・開腹術中には，筋弛緩薬の影響で横隔膜緊張の低下や消失により腹圧を押し返す力が減弱し，横隔膜に隣接する肺底区の肺実質が圧迫される．また，肺の重量による下側肺の圧迫や下側肺領域の血流量増加による肺うっ血をきたすことでの肺胞圧迫も生じる．末梢気道の圧迫や気道内分泌物の貯留があると肺胞換気は著しく低下し，換気血流不均衡となり低酸素をきたす．
- このような荷重側肺障害の予防のためには，術後早期の体位交換・積極的なギャッチアップ，深吸気・ハッフィングなどの呼吸排痰訓練，早期離床，適切な疼痛管理を行うことが重要である．痰が貯留し無気肺となっている場合には，体位ドレナージも追加すると良い．外側肺底区(S9)，後上葉区(S2)，中葉・舌区(S4・S5)では，患側肺を上にした側臥位をとる．
- 近年は，fast-track rehabilitation，fast-track surgery，enhanced recovery after surgery(ERAS)などと呼ばれる麻酔・輸液・栄養・早期離床などの包括的な術後管理方法が普及している．早期離床を安全に進めるためには，呼吸循環器系を含めて全身状態が安定していることが必須であり，適切な全身管理と組み合わせたリハビリテーション治療が必要である．
- 加えて，食道がんのように侵襲の大きな術後は，持久力が大きく低下するため，術後1週間を目安にリハビリテーション治療内容を持久力(心肺機能)訓練に切り替える．通常，退院の時点で術前と同等の持久力まで改善していることはまれであるため，退院後もウォーキングなどの運動習慣を継続するよう指導する．

解答 ❺

文献

1) 日本リハビリテーション医学会(監)：リハビリテーション医学・医療コアテキスト．pp251-254，医学書院，2018
2) 日本がんリハビリテーション研究会(編)：がんのリハビリテーションベストプラクティス．金原出版，2015

16

スポーツ障害・外傷

問題 185

スポーツ障害・外傷のリハビリテーション診療について誤っているのはどれか．

❶ 通常のリハビリテーション治療に，スポーツ復帰に特化したプログラムを加える．
❷ 障害・外傷発生にかかわる身体的危険因子に対してリハビリテーション治療を行う．
❸ 精神的・心理的不安に対してリハビリテーション治療を行う．
❹ 再受傷予防を目的とした外的危険因子の排除に取り組む．
❺ スポーツ復帰の時期は，患者の判断に任せる．

解説

- 日常生活や社会生活への復帰を目指すリハビリテーション治療に加え，スポーツ復帰に特化したリハビリテーション治療を行うが，両者に明確な時間的境界はなく，早期からスポーツ復帰に特化したプログラムも同時にすすめる．
- 障害・外傷発生のメカニズムを十分に理解し，受傷部位以外の機能評価も行い，障害・発生にかかわる身体的危険因子に対してもリハビリテーション治療を行う．
- 受傷部位に生じた病態に加え，結果として受傷部位以外にも生じた身体的機能障害や精神的・心理的不安，社会的影響に対しても適切なリハビリテーション治療を行う．
- 再受傷予防を目的とした外的因子の排除にも取り組み，使用用具・環境，トレーニング方法，指導方法などの改善に向けた助言・提案を，選手，保護者（小児例），指導者に行う．
- 受傷部位の生物学的治癒過程を考慮し，同部位への力学的負荷が漸増するよう各ステップのプログラムを構成する．
- 選手には可能な限り具体的な復帰基準を提示し，その根拠を十分説明することにより，復帰へのモチベーションとリハビリテーション治療へのコンプライアンスの維持に努める．
- 復帰基準に達しない段階で復帰を希望する場合には，再受傷や新たな障害発生の危険性について，選手，保護者，指導者に十分に説明したうえで，種目やレベル，目標，試合の日程などを総合的に判断し，最終的な復帰時期を決定する．

解答 ❺

1) 日本リハビリテーション医学会(監)：リハビリテーション医学・医療コアテキスト．pp259-260，医学書院，2018

17 骨粗鬆症

問題 186 骨粗鬆症の予防と治療のガイドライン（2015年版）で原発性骨粗鬆症と診断されないのはどれか．

❶ 大腿骨頚部骨折を受傷し骨密度が YAM（young adult mean）の 90%
❷ 橈骨遠位端骨折を受傷し骨密度が YAM の 85%
❸ 腰椎圧迫骨折を受傷し骨密度が YAM の 80%
❹ 上腕骨頚部骨折を受傷し骨密度が YAM の 75%
❺ 骨脆弱性骨折がないが骨密度が YAM の 70%

解説

- 骨粗鬆症の予防と治療ガイドライン 2015 年度版では，原発性骨粗鬆症の診断は図の手順に従って行われる．
- ❶，❸ は脆弱性の大腿骨近位部骨折，腰椎圧迫骨折を生じているため，骨密度にかかわらず原発性骨粗鬆症．
- ❷ はその他の脆弱性骨折を生じているが，骨密度が YAM の 80% 未満ではないので原発性骨粗鬆症ではない．

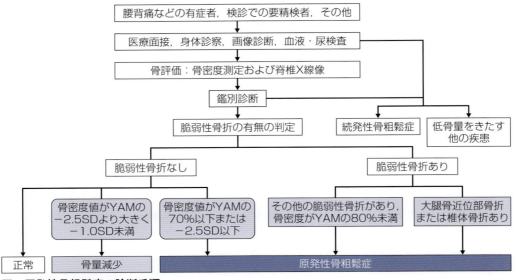

図　原発性骨粗鬆症の診断手順

- ❹はその他の脆弱性骨折を生じているが，骨密度がYAMの80%未満であり原発性骨粗鬆症．
- ❺は脆弱性骨折を生じていないが，骨密度がYAMの70%以下であるため原発性骨粗鬆症．

解答 ❷

文献
1) 日本リハビリテーション医学会（監）：リハビリテーション医学・医療コアテキスト．pp262，医学書院，2018
2) 骨粗鬆症の予防と治療ガイドライン作成委員会（編）：骨粗鬆症の予防と治療ガイドライン2015年度版．ライフサイエンス出版，2015

問題 187

骨吸収を促進するのはどれか．

❶ 副甲状腺ホルモン
❷ ビスホスホネート
❸ エストロゲン
❹ カルシトニン
❺ ビタミンD

解説

- 副甲状腺ホルモン（parathyroid hormone；PTH）は，骨形成促進薬であり，毎日または毎週皮下注射するが，安全性が確立されていないため使用期間は24か月に制限されている．骨形成，骨吸収ともに促進する作用があり，骨密度低下の強い骨粗鬆症やすでに骨折を生じている重篤な骨粗鬆症に用いられる．他の骨粗鬆症薬剤に比べて高価であるが得られる効果は大きい．原発性・転移性骨腫瘍，高カルシウム血症，副甲状腺機能亢進症，骨Paget病では禁忌である．
- ビスホスホネートは，強力な骨吸収抑制作用を有し，骨密度の増加効果に加え，骨微細構造の破壊抑制を介して骨折の予防効果を発揮する．副作用として，顎骨壊死，非定型大腿骨骨折などがあり，注意を要する．
- エストロゲンは，選択的エストロゲン受容体モジュレーター（selective estrogen receptor modulator；SERM）として投与される．SERMは乳房や子宮に対しては抗エストロゲン作用を示し，骨に対してはエストロゲン様作用により破骨細胞に作用して骨吸収を抑制する．エストロゲン製剤は早発閉経者の骨粗鬆症予防，および閉経後比較的早期の女性で更年期症状を伴う女性の骨粗鬆症の予防や治療に関し特に有用性が期待できる．重要な有害事象として，深部静脈血栓症がある．SERMのなかでラロキシフェンは椎体骨折の予防効果をもつが，バゼドキシフェンは，有効性，安全性，忍容性の改善を目的として創薬され，非椎体骨折の予防効果ももつ．
- カルシトニンは甲状腺から分泌されるホルモンであり，破骨細胞に作用して骨吸収を抑制する．骨からのカルシウムの放出を抑制し，骨へのカルシウムとリン酸の沈着を促進する．下行性疼痛抑制系（セロトニン神経系）に作用し鎮痛効果も有するため，骨粗鬆症による疼痛に対する鎮痛薬としても用いられる．
- 天然型ビタミンDは脂溶性ビタミンであり，従来は肝臓で25位，腎臓で1α位が水酸化を

受け 1α,25-ジヒドロキシビタミン D となり細胞核内に存在するビタミン D 受容体と結合し生理作用を発揮すると考えられていた．しかし最近では，1α 位の水酸化は全身の末梢組織で行われているとも考えられている．小腸からのカルシウム吸収促進を介したカルシウム代謝調節作用と副甲状腺ホルモンの生成・分泌抑制，および直接と思われる骨代謝調節作用を有しており，骨粗鬆症治療のほか，くる病，骨軟化症および慢性腎不全の骨病変の改善などに用いられる．カルシトールやアルファカルシドールなど，腎臓での 1α 水酸化による活性化を受けないでビタミン D 受容体と結合し作用を発揮する薬物を活性型ビタミン D 製剤と称するが，これらの薬剤はメタ解析により有意な転倒抑制効果が認められている．活性型ビタミン D 製剤の中でもエルデカルシトールは，アルファカルシドールと比較して骨密度上昇効果および骨折抑制効果が有意に高い．エルデカルシトールの骨密度上昇作用は，消化管からのカルシウム吸収促進作用に加え，強い骨吸収抑制作用によると考えられる．

解答 ❶

文献
1) 日本リハビリテーション医学会(監)：リハビリテーション医学・医療コアテキスト．pp262-263, 医学書院, 2018
2) 骨粗鬆症の予防と治療ガイドライン作成委員会(編)：骨粗鬆症の予防と治療ガイドライン 2015 年度版．ライフサイエンス出版, 2015

問題 188

ビスホスホネートの合併症はどれか．2 つ選べ．

❶ 顎骨壊死
❷ 大腿骨非定型骨折
❸ 骨転移巣の増大
❹ 深部静脈血栓症
❺ 乳がん

解説

- ビスホスホネートにより，非常にまれであるが顎骨壊死を生じることがある．顎骨は，口腔内の多数の常在細菌が，粘膜の損傷や歯科治療等により容易に感染を生じやすい環境にあるため，他の骨と比較して感染を生じやすいと考えられている．10 万人年当たり発生率は経口投与では 1.04〜69 人，静注患者では 0〜90 人とされている．
- ビスホスホネートや抗 RANKL 抗体であるデノスマブを長期間投与すると，大腿骨転子下に非定型な所見を伴う骨折をまれに生じる．骨粗鬆症に非典型的な転子下や骨幹部に骨折を生じるもので，骨折前に大腿部痛や違和感を訴えることもある．骨吸収抑制薬を長期に使用し，骨代謝回転が著明に抑制された結果として生じると考えられている(図)．
- 骨転移においては，腫瘍細胞がサイトカインを放出し破骨細胞が活性化されることで骨組織の破壊が進み，骨折や麻痺を生じる．骨転移に対してビスホスホネートであるゾレドロン酸やデノスマブを用いることで，破骨細胞の働きが抑えられ，骨関連事象が抑制されることが示されている(→199 頁)．
- 選択式エストロゲン受容体モジュレーター(selective estrogen receptor modulator；SERM)の副

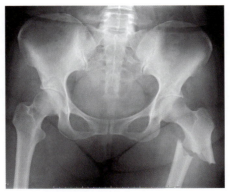

図　非定型大腿骨骨折
〔遠藤直人：骨粗鬆症．中村利孝・他(監)：標準整形外科学　第13版，p327，医学書院，2017より〕

作用として，深部静脈血栓症がある．SERMは，骨組織のエストロゲンレセプターに対してはエストロゲン作用を示すが，乳腺組織では抗エストロゲン作用があり，SERMの1つであるタモキシフェンは乳がんの治療薬として使用されている．

解答 ❶❷

文献
1) 日本リハビリテーション医学会(監)：リハビリテーション医学・医療コアテキスト．p263，医学書院，2018
2) 顎骨壊死検討委員会：骨吸収抑制薬関連顎骨壊死の病態と管理：顎骨壊死検討委員会ポジションペーパー 2016(http://www.perio.jp/file/news/info_160926.pdf)

問題 189

74歳，女性．骨粗鬆症により円背を呈し，軽度の腰背部痛が持続している．対応として適切でないのはどれか．

❶ 腰背部の伸筋群の筋力強化
❷ 体幹装具の長期間の着用
❸ 腰背部のホットパック
❹ 体幹ストレッチ運動
❺ 水中歩行訓練

解説

- 高齢女性では，骨粗鬆症の進行とともに椎体の多発圧迫骨折を生じることがある．
- 椎体変形の多くは多少なりとも椎体前壁が後壁より大きく圧潰するため，背筋力の低下も加わり，脊椎の後弯が増強し円背が発生する．この場合，代償性にバランスをとろうと頸椎，腰椎の前弯は逆に増強して，腰痛の原因になることがある．高齢者では，この他椎間板の変性に始まる変形性脊椎症により種々の姿勢変化がもたらされるほか，脊椎の腫瘍や感染性疾患(結核性，化膿性など)による椎体の破壊的病変によっても円背が生じうる．円背を生じる

と内臓が圧迫され，肺活量の低下，逆流性食道炎などを生じることがある．
- 体幹の筋力低下は，円背の原因であり，腰背部の伸筋群の筋力強化，水中歩行訓練による体幹筋力強化は，進行の予防に有効である．腰背部の筋肉の伸張により疼痛を生じることがあり，ストレッチ訓練やホットパックなどの温熱療法は疼痛改善に有効である．
- 体幹装具を長期間着用すると体幹筋力低下の原因となるため，骨粗鬆症が原因の円背では推奨されない．

解答 ❷

18

熱傷

問題 190

熱傷患者に対するリハビリテーションで正しいのはどれか．2つ選べ．

1. 急性期は装具療法の適応とならない．
2. 皮膚移植術直後は積極的に植皮部の伸長を行う．
3. 肥厚性瘢痕部はスプリントによる圧迫を避ける．
4. 温浴の際に関節可動域訓練を併用する．
5. 重症熱傷では電解質バランスに気をつける．

解説

- 熱傷の治療は，全身管理・局所管理・リハビリテーション治療という3つの要素が適切に提供される必要がある．
- 急性期には，良肢位（機能肢位）保持や瘢痕拘縮予防を目的としたスプリント装着など装具療法の適応となる．
- 皮膚移植直後は，皮膚の生着を促すため，数日～1週間の間，移植皮膚の安静を保つことが必要とされ，生着が確認されるまでは関節可動域訓練は慎重に行う．
- 肥厚性瘢痕は，熱傷の治癒過程で生じるコラーゲン線維の増殖性変化であり，受傷後2～3か月で創面の範囲内で盛り上がり始め，徐々に硬く厚くなり6か月でピークとなる．治療としては，肥厚性瘢痕の隆起部にあわせてスポンジを貼り，テープやサポーター，弾性包帯などを用いて，褥瘡に注意しながら長時間の圧迫固定を行う．
- 関節可動域訓練を実施する際は，感染した不良肉芽の除去，清潔，除痛効果も兼ねて，ハバードタンク内での実施も勧められる．
- 重症熱傷受傷後48～72時間のショック期には，大量の水分・ナトリウム・蛋白質の細胞移動が生じるため，電解質バランスに注意を要し，また，その後のショック離脱期には，refilling現象に基づく循環血漿量の増加による心肺負荷に注意を要する．

解答 ④⑤

文献

1) 日本リハビリテーション医学会（監）：リハビリテーション医学・医療コアテキスト．pp264，医学書院，2018
2) 千野直一（監）：現代リハビリテーション医学，改訂第4版．pp397-399，金原出版，2017

19 その他の重要事項

問題 191

感染症患者に接触する医療従事者が行う感染対策として適当でないのはどれか．

1. MRSA（Methicillin-resistant *Staphylococcus aureus*）保菌 ── 手袋装着
2. 多剤耐性緑膿菌 ── ベッドサイドでのリハビリテーション診療での対応
3. ノロウイルス ── 使用した道具のアルコール拭き上げ
4. *Clostridium difficile* 腸炎 ── 流水と石鹸を用いた手洗い
5. 細菌性肺炎 ── サージカルマスク着用

解説

- 院内感染対策の基本は，標準予防策である．
- 標準予防策は，患者の血液，体液（唾液，胸水，腹水，心嚢液，脳脊髄液などすべての体液），分泌物（汗は除く），排泄物，あるいは傷のある皮膚や，粘膜を感染の可能性のある物質とみなし対応することで，患者と医療従事者双方における病院感染の危険性を減少させる予防策である．
- 具体的な方法として，手指衛生や個人防御具の使用があげられる．
- 手指衛生は，患者に接触する前や患者環境に触れる前，体液曝露リスクの後，患者への接触後に行う．
- 個人防御具の種類として，手袋・マスク・ガウン・フェイスシールドなどがあげられ，患者への接触の有無や体液曝露リスクを考慮して個人防御具の着用と種類を選択する．
- 上記の方法に加え，病原体の感染力・薬剤耐性と感染経路を考慮し，感染経路別予防策を追加する．
- MRSA の感染経路は主に手を介した接触感染であるため，MRSA 保菌者には，手袋を装着して対応する．
- 多剤耐性緑膿菌の院内感染は，治療困難であるため，確実に予防する必要がある．標準予防策および接触感染対策を行ったうえで，隔離したうえでベッドサイドでのリハビリテーション診療で対応する．
- ノロウイルスに汚染された道具の洗浄には，アルコールでは不十分であり，200 ppm 以上の次亜塩素酸系の消毒剤を用いた水拭きを行う必要がある．
- *Clostridium difficile* 腸炎患者からの主な感染経路は，糞便からの接触感染であり，標準予防策と接触感染対策を徹底する．
- 細菌性肺炎の起因菌の大部分の感染経路は飛沫感染であり，その対策としてサージカルマス

クを着用する．

解答 ❸

文献
1) 厚生労働省：高齢者介護施設における感染対策マニュアル．2013(https://www.mhlw.go.jp/topics/kaigo/osirase/tp0628-1/dl/130313-01.pdf)

問題 192

Fried の定義するフレイルの症状として**誤っている**のはどれか．

❶ 易疲労感
❷ 握力低下
❸ 体重増加
❹ 歩行速度低下
❺ 身体活動量低下

解説

- 高齢者が要介護状態に陥る過程には，脳卒中などのように突然移行するケースのほかに，生理的予備能が低下することでストレスに対する脆弱性が亢進し，生活機能障害，要介護状態，死亡などの転帰に陥りやすい状態(中間的な段階)を経て，徐々に要介護状態に陥るケースがある．この中間的な段階を日本老年医学会はフレイルとして提唱している(図)．
- Fried の定義するフレイルの診断基準は，(1)意図しない体重減少，(2)疲れやすさ，(3)歩行速度の低下，(4)握力の低下，(5)身体活動量の低下，の5項目からなり，そのうち3項目以上該当するとフレイル，1または2項目だけの場合には，プレフレイルと診断される．
- フレイルは，可逆性を有する状態であり，早期発見と適切な対処により，生活機能の維持・向上を図ることが重要である．活動を促すアプローチが有効であり，規則正しい生活習慣・食生活の指導も行う．また，リスク因子である認知症や歯周病などの併存疾患への対応や，独居・経済的困窮などへの支援も必要である．

解答 ❸

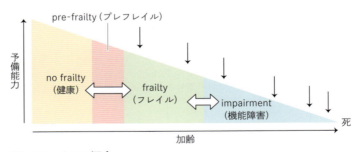

図　フレイルの概念
フレイルは「機能障害の前段階」「要介護状態の前段階」と位置づけることができる．

文献
1) 日本リハビリテーション医学会(監)：リハビリテーション医学・医療コアテキスト．pp266-267，医学書院，2018

問題 193 サルコペニアに関して正しいのはどれか．2つ選べ．

1. 運動療法は禁忌である．
2. 筋肉量の低下を認める．
3. 治療としては蛋白質より脂肪の摂取が重要である．
4. セルフチェック法として指輪っかテストがある．
5. 欧州ワーキンググループ（EWGSOP）では加齢に伴う場合2次性に分類される．

解説

- サルコペニアは，高齢期にみられる筋肉量の低下と，筋力もしくは身体機能（歩行速度など）の低下により定義される．
- サルコペニアの診断方法は，欧州ワーキンググループ（EWGSOP）の基準を基本として，全7種類の診断基準があるが，わが国の日常診療においては，アジアワーキンググループ（AWGS）の診断基準（図1）を用いることが推奨されている．また，簡便なセルフチェック法としては，椅子座位にて膝を90°に曲げ，非利き足の下腿の最も太いところを輪っかにした指で囲む「指輪っかテスト（図2）」がある．
- サルコペニアは，加齢が最も重要な要因であるが，活動不足，疾病（代謝疾患，消耗性疾患など），栄養不良が危険因子であり，EWGSOPでは，加齢に伴う場合は原発性，活動の低下や疾患に付随するもの，摂取エネルギーおよび／または蛋白質の摂取量不足に起因するものを2次性に分類している．

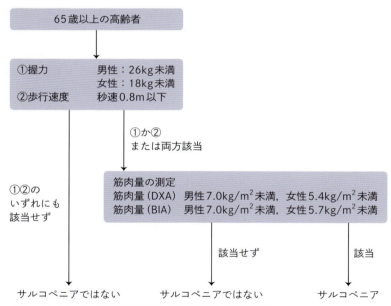

図1　サルコペニアの診断基準（AWGSの診断基準）
握力，歩行速度，筋肉量に基づいて診断が下される．
DXA：二重エネルギーX線吸収測定法，BIA：生体電気インピーダンス法．
〔Limpawattana P, et al：Sarcopenia in Asia. Osteoporos Sarcopenia 1：92-97, 2015 より改変〕

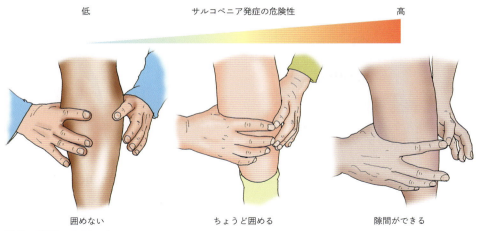

低　　　　　サルコペニア発症の危険性　　　　　高

囲めない　　　　　ちょうど囲める　　　　　隙間ができる

図2　指輪っかテスト
椅子に座って膝を90°に曲げて，非利き足側の下腿（ふくらはぎ）の最も太いところを輪っかにした指で囲む．「ちょうど囲める」から危険性が高まる．

- サルコペニア診療ガイドライン2017年版では，サルコペニア発症の予防・抑制として，運動習慣や1.0 g/適正体重1 kg/日以上の蛋白質摂取を推奨している．

解答 ❷❹

文献
1) 日本リハビリテーション医学会（監）：リハビリテーション医学・医療コアテキスト．pp267-268，医学書院，2018
2) サルコペニア診療ガイドライン作成委員会（編）：サルコペニア診療ガイドライン2017年版，ライフサイエンス出版，2017

問題194　ロコモティブシンドロームの重症度を判定するテスト（ロコモ度テスト）に当てはまるのはどれか．2つ選べ．

❶ 立ち上がりテスト
❷ Functional reach test
❸ ロコモ25
❹ ロコチェック
❺ Timed up and go test

解説
- ロコモティブシンドローム（ロコモ）とは，運動器の障害で「立つ」「歩く」といった，移動能力が低下した状態である．運動器の障害とは，加齢による運動機能の低下のほか，骨粗鬆症，変形性関節症，腰部脊柱管狭窄症といった運動器疾患があげられる．
- ロコモの重症度判定には，ロコモ度テストを用いる．これは，立ち上がりテスト，2ステップテスト（図1，2）と疼痛やADLのアンケートであるロコモ25の3つの検査からなる．重症度に応じて，ロコモ度1と2として判定される．

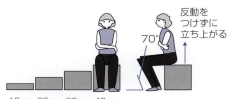

図1 立ち上がりテスト

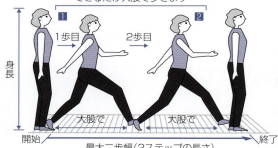

図2 2ステップテスト
〔ロコモチャレンジ公式サイト(https://locomo-joa.jp)より許可を得て引用〕

表　ロコチェック Locomotion Check

1）片脚立ちで靴下がはけない
2）家の中でつまずいたり滑ったりする
3）階段を上るのに手すりが必要である
4）家の中のやや重い仕事（掃除機の使用，布団の上げ下ろしなど）が困難である
5）2 kg 程度の買い物（1 L の牛乳パック 2 個程度）を持ち帰るのが困難である
6）15 分くらい続けて歩くことができない
7）横断歩道を青信号で渡りきれない

（2009 年 10 月 15 日改訂）

- ロコチェック（表）とは，ロコモのスクリーニングのために用いられる 7 項目の動作が可能かどうかについて問診するものであり，1 つ以上当てはまれば，ロコモの疑いがあるとされる．
- ロコモ度テストによりロコモティブシンドロームと判定されれば，運動器疾患の治療に加えて，ロコトレと呼ばれる，スクワットと，開眼片脚立位訓練を指導する．
- 近年，がん患者の運動器障害による移動機能の低下についてがんロコモという概念が提唱されており，がん患者の移動機能低下にも注目が集まっている．

解答 ❶❸

文献
1）日本リハビリテーション医学会（監）：リハビリテーション医学・医療コアテキスト．pp274-276，医学書院，2018
2）帖佐悦男：26 章ロコモティブシンドローム．中村利孝，他（監）：標準整形外科，第 13 版，pp414-417，医学書院，2017

問題 195

痛みについて**誤っている**のはどれか．

❶ 痛みには感覚と情動の側面がある．
❷ 鈍い痛みは Aδ 線維によって伝達される．
❸ 侵害受容器は神経の自由終末である．
❹ 外的刺激は一般に組織を傷害する可能性を有する侵害刺激である．
❺ 慢性疼痛の増悪には破局化思考が関与することが多い．

解説

- 侵害受容器である自由神経終末には，2種類の疼痛受容器があり，組織を傷害する可能性を有する侵害刺激に反応する高閾値機械受容器と非侵害刺激にも反応するポリモーダル受容器がある．
- 機械的刺激は，最も細い有髄神経であるAδ線維と無髄のC線維を通して，また，化学的・熱刺激は無髄のC線維を通して脊髄後角に至る．Aδ線維の伝播は，速く局在性の高い鋭い痛みを，また，無髄のC線維の伝播は，遅く局在性の低い鈍い灼けつくような痛みを惹起する．
- 疼痛は，病態別に侵害受容性疼痛と神経障害性疼痛に大別され，さらに侵害受容性疼痛は，侵害刺激が加わった組織に分布している痛覚線維の性質により，体性痛（皮膚・筋肉・骨関節などへの機械的刺激により生じる痛み）と内臓痛（管腔臓器の内圧上昇や実質臓器皮膜の急速な伸展などによる痛み）に分類される．いずれもAδ線維とC線維により脊髄へと伝えられるが，内臓では体性組織よりも線維が少なくC線維の割合が多い．
- 脊髄後角からの上行路は，視床を経て，体性感覚野へと伝わり痛みの感覚的側面を反映する経路と，視床より大脳辺縁系へ伝わり痛みの情動を反映する経路がある．
- 「急性疾患の通常の経過あるいは創傷の治癒に要する時期を超えて持続する痛み」は，慢性疼痛と定義されるが，痛みが長期間持続することにより病態が複雑化し，疼痛に関する悲観的な解釈（破局化思考）が不安や恐怖を引き起こし，さらに抑うつ症状や不動による合併症が生じることで増悪すると言われている（fear-avoidance model）．
- 慢性疼痛への対応としては，薬物療法や神経ブロック・リハビリテーション治療・心理療法など多職種による集学的治療が推奨されており，痛みの程度の改善にとらわれず，ADLの改善・QOLの向上を目標にすることが重要である．

解答 ❷

文献
1) 日本リハビリテーション医学会（監）：リハビリテーション医学・医療コアテキスト．p270, 医学書院, 2018

問題 196

長期臥床に伴って身体に生じる病的変化で正しいのはどれか．

❶ 血管運動反射の低下
❷ 最大酸素摂取量の増加
❸ 筋線維直径の増大
❹ 循環血漿量の増加
❺ 尿中Caの減少

解説

- 長期臥床や身体の不動では，骨萎縮，筋萎縮といった，運動器の問題以外にも，呼吸器，循環器，消化器，泌尿器，精神機能など，全身に悪影響を及ぼす．
- 循環血液量は臥床により低下し，最大酸素摂取量は低下，また血管運動反射も低下する．

表　不動による合併症

器官	臓器	現象
筋骨格	筋	筋萎縮，筋力低下
	骨・関節	骨萎縮，関節拘縮
呼吸器	肺	最大酸素摂取量低下，沈下性肺炎，無気肺
循環器	心	起立性低血圧，心拍出量低下，心筋の菲薄化，左心室終末拡張期容量の低下
	血管	深部静脈血栓症
消化器	消化管	食欲低下，便秘
泌尿器	腎，尿路	高カルシウム血症，高カルシウム尿症，腎結石，尿路結石，尿路感染症
精神		認知機能低下，せん妄
神経		疼痛閾値の低下
その他		褥瘡

- 筋萎縮により，筋線維直径は減少し，骨萎縮による骨からのCa流出により，尿中Caが増加する．
- 表に示すように全身の機能低下が起こる．

解答 ❶

● 文献
1) 日本リハビリテーション医学会(監)：リハビリテーション医学・医療コアテキスト．pp272-273，医学書院，2018

問題 197

長期臥床により起こりやすい関節拘縮はどれか．2つ選べ．

❶ 頚部伸展
❷ 肩関節内転
❸ 肘関節伸展
❹ 股関節屈曲
❺ 膝関節伸展

解説

- 臥床による関節拘縮は臥床時にどのような体位を取りやすいかを考えるとよい(図)．
- 臥床により頚部は屈曲し，上肢においては，肩関節は内転，肘関節は屈曲する．手指，手関節も屈曲する．下肢においては，股関節，膝関節は屈曲し，足関節は底屈して尖足位となる．

解答 ❷❹

その他の重要事項

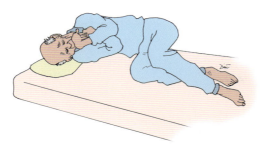

図　長期臥床により起こりやすい体位

問題 198

褥瘡について正しいのはどれか．

❶ NPUAP分類 Stage I ではポケットを伴うことが多い．
❷ 踵部に最も発生しやすい．
❸ 血清アルブミン値が発生リスクの指標となる．
❹ 寝返りが自立していない患者では3〜4時間ごとに体位変換を行う．
❺ 車椅子に座るときには，骨盤後傾位で座るように指導する．

解説

- 米国褥瘡諮問委員会（National Pressure Ulcer Advisory Panel；NPUAP）によると褥瘡は，身体に加わった外力と，骨との間の組織に剪断力と圧迫力が加わることで，病変が皮膚から生じ，徐々に深部に達すると定義されている．
- 褥瘡の深達度については NPUAP 分類が用いられる（図）．Stage I は最も軽症である．
- 褥瘡の予防は除圧と保清，栄養管理が重要である．仙骨に最も好発するが，後頭隆起，肩甲部，胸椎棘突起，大腿骨大転子，腓骨頭，足関節外果，踵骨にも好発する．
- 栄養状態による発症リスクについてはアルブミンやプレアルブミンなどを測定することが一般的であり，体位変換は2時間ごとに行うのが一般的なルールである．座位時に骨盤後傾位になると，仙骨部の圧迫が増加し，褥瘡の原因となる．

解答 ❸

 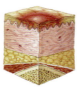 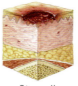

deep tissue injury　　Stage I　　Stage II　　Stage III　　Stage IV

図　褥瘡の深達度分類
米国褥瘡諮問委員会（NPUAP）による Stage 分類，2007年新たに deep tissue injury の概念が追加された．

文献

1) 日本リハビリテーション医学会（監）：リハビリテーション医学・医療コアテキスト．pp274-276, 医学書院，2018
2) 日本褥瘡学会教育委員会ガイドライン改訂委員会：褥瘡予防・管理ガイドライン（第4版）．褥瘡会誌 17：487-557，2015

問題 199

Alzheimer 型認知症でみられにくい症状はどれか．

❶ 振り返り徴候
❷ 取り繕い反応
❸ 健忘失語
❹ 時刻表的生活
❺ もの盗られ妄想

解説

- Alzheimer 型認知症の診断基準には，米国精神医学会による精神疾患の診断・統計マニュアル第 5 版(DSM-5)，あるいは，米国国立老化研究所と Alzheimer 協会による診断基準の使用が薦められている．
- 診断のポイントは，(1)潜在性に発症し，緩徐に進行する，(2)近時記憶障害で発症することが多い，(3)進行に伴い，見当識障害や遂行機能障害，視空間障害が加わる，(4)アパシーやうつ症状などの精神症状，病識の低下，取り繕い反応といった特徴的な対人行動がみられる，(5)初老期発症例では，失語症状や視空間障害，遂行機能障害などの記憶以外の認知機能障害が前景に立つことも多い，(6)病初期から著明な局所神経症候を認めることはまれである．なお，上記(2)のため，他の認知症疾患やせん妄状態，健常人(生理的健忘)との鑑別に，記憶検査の遅延再生課題は有効である．
- 振り返り徴候(問診の際など，他者からの質問に対し近くにいる付き添い者のほうを振り向いて確認を求める行動)や取り繕い反応(重篤な記憶障害や見当識障害を取り繕い忘れてしまったことを憶えているかのように振る舞う態度)は，特徴的な対人行動の 1 つ．
- 健忘失語は特徴的な症状の 1 つで，喚語困難のため迂言が多くなる．語性錯誤も目立ち言語理解が不良となるが，復唱や流暢性は比較的末期まで保たれる．
- 時刻表的生活は，前頭側頭型認知症に多くみられ，常同行動(特定の行為，行動を繰り返す状態)が時間軸上に展開される．毎日決まった時刻に起床し，食事や散歩，テレビの時間などすべてスケジュール通りに行い，同じ時刻に就眠するような生活をいう．
- 妄想の頻度は 36% であり，そのうち，もの盗られ妄想が最多とされている．

解答 ❹

文献
1) 日本リハビリテーション医学会(監)：リハビリテーション医学・医療コアテキスト．p277, 医学書院, 2018
2) 日本神経学会(監)：認知症疾患診療ガイドライン 2017. 医学書院, 2017

問題200 Lewy小体型認知症における周辺症状として正しいのはどれか．

❶ 保続
❷ 脱抑制
❸ 常同行動
❹ 自発性低下
❺ 妄想性誤認

解説

- Lewy小体型認知症は，αシヌクレインの神経細胞内への異常蓄積を主病変とし，Lewy小体と呼ばれる封入体を形成．疾患の進行とともにLewy小体の分布も広がるが，中枢神経系以外，心臓などの末梢交感神経節や消化管などの内臓自律神経系での存在が報告され，全身性疾患としての理解が広まっている．
- 臨床診断には，国際ワークショップ診断基準改定版が使用され，2017年6月に新たな基準が発表された．その他には，米国精神医学会による精神疾患の診断・統計マニュアル第5版（DSM-5）による診断基準も示されている．
- 国際ワークショップ診断基準改定版（2017年）では，中核的な特徴として，(1)注意や明晰さの著明な変化を伴う認知の変動，(2)繰り返し出現する構築された具体的な幻視，(3)認知機能の低下に先行することもあるレム期睡眠行動異常症（REM sleep behavior disorder；RBD），(4)特発性のパーキンソニズムの以下の症状のうち1つ以上（動作緩慢・寡動・静止時振戦・筋強剛）があげられており，これまでの基準では示唆的特徴にとどめられていたRBDが中核的特徴として新たに位置づけられている．
- また，すべての患者にみられるわけではないが，中核症状に伴って生じる行動症状・心理症状があり周辺症状（behavioral and psychological symptoms of dementia；BPSD）と言われている．Lewy小体型認知症に多くみられるBPSDには妄想性誤認がある．器質的な問題で生じる中核症状に対して，BPSDは，寂しさや不安などの心理的な要因，痒い・痛いなどの体の状態，音がうるさい・光がまぶしいといった環境，性格などによって生じる二次的な症状であるため，認知リハビリテーション治療や運動療法・環境調整などの非薬物的介入が重要であると考えられている．

解答 ❺

1) 日本リハビリテーション医学会（監）：リハビリテーション医学・医療コアテキスト．p277，医学書院，2018
2) 日本神経学会（監）：認知症疾患診療ガイドライン2017．医学書院，2017

問題201 地域包括ケアシステムについて誤っているのはどれか．

❶ 保険者である自治体が重層的な支援体制を構築する．
❷ 核となるのは訪問看護ステーションである．
❸ 本人の選択と本人・家族の心構えが基盤となる．
❹ 支援体制の組織の中には民間企業も含まれる．
❺ 地域包括ケアの単位は中学校区程度である．

解説

- 地域包括ケアシステムとは，重度の要介護状態となっても，住み慣れた地域で自分らしい暮らしを人生の最後までできるよう，住まい，医療，介護，予防，生活支援が，個々人の抱える課題に合わせて一体的に専門職によって提供されるように設計された制度である（図）．
- 本人の選択と本人家族の心構えがもととなり，その上に，住まい，そして介護予防，生活支援があり，さらにその上に専門職の医療，看護，介護，リハビリテーション，保健，福祉があるとされている．
- 支援体制については行政，NPO，医療機関，介護事業者，ボランティアのほか，民間企業も含めた重層的な仕組みを作ることが求められており，市町村が設置する地域包括ケアセンターが核となり，おおむね30分以内に必要なサービスが提供できる日常生活圏域（中学校区程度）が単位となっている．

解答 ❷

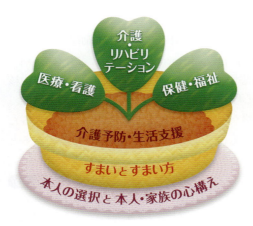
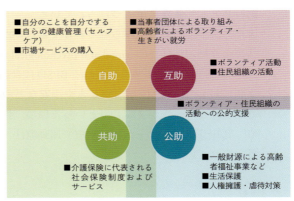

図　地域包括ケアシステムの概要
〔地域包括ケア研究会：地域包括ケアシステムと地域マネジメント（地域包括ケアシステム構築に向けた制度及びサービスのあり方に関する研究事業），平成27年度厚生労働省老人保健健康増進等事業，2016より〕

文献
1) 日本リハビリテーション医学会（監）：リハビリテーション医学・医療コアテキスト．pp279-780, 医学書院，2018

問題 202

身体障害者更生相談所が行う業務はどれか．2つ選べ．

❶ 地域保健事業
❷ 補装具適合判定
❸ 療育手帳の認定
❹ 職業訓練適正判定
❺ 自立支援医療（更生医療）の判定

解説

- 身体障害者更生相談所は，身体障害者福祉法第 11 条の規定に基づいて都道府県が設置する機関であり，医師，保健師，身体障害者福祉司などが勤務する．身体障害者に関する専門的な知識および技術を必要とする相談および指導業務や身体障害者の医学的・心理学的および職能的判定業務，市町村が行う援護の実施に関し，市町村に対する専門的な技術援助および助言，情報提供などの業務を行う．
- 具体的には以下の業務がある．
    (1) 自立支援医療（更生医療）の要否判定：障害の軽減・除去，機能回復のために行われる自立支援医療（心臓手術，人工関節置換術，肝移植，人工透析，抗 HIV 療法など）の要否判定を行う．
    (2) 補装具の支給要否，処方，適合判定：補装具（義肢，装具，車椅子，電動車椅子，座位保持装置，重度障害者用意思伝達装置，補聴器など）の要否判定，処方および適合判定を行う．定期相談事業と巡回相談事業がある．
    (3) 身体障害者福祉法に基づく身体障害者手帳の審査・交付事務：指定医の診断書に基づき審査を行う．
- 地域保健事業の関係機関は保健所や市町村保健センターである．
- 療育手帳は都道府県や政令指定都市・中核市などの自治体が知的障害児・者に交付する手帳である．
- 公的職業訓練（ハロートレーニング）には雇用保険受給者が対象となる公共職業訓練と雇用保険受給終了または受給できないものが対象となる求職者支援訓練があり，いずれもハローワークを通じて申し込み，各訓練実施施設で選考が行われる．

解答 ❷❺

問題 203

身体障害者手帳の交付対象と<u>ならない</u>のはどれか．

❶ 言語障害
❷ 記憶障害
❸ 小腸機能障害
❹ 肝臓機能障害
❺ そしゃく機能障害

解説

- 身体障害者手帳は身体障害者福祉法第15条に基づき都道府県知事,政令指定都市・中核市の長が交付する.身体障害の種類は**表**のように定義され,都道府県知事の指定を受けた医師が診断書・意見書を作成することができる.
- 第15条指定医となるには,医師免許取得後に大学病院またはそれに準ずる病院の当該診療科で5年以上の臨床経験を有する医師が都道府県知事に申請することが必要である.
- リハビリテーション科医は障害の医療に関係のある診療科として,平衡機能障害,音声・言語・そしゃく機能障害,肢体不自由,心臓機能障害,呼吸機能障害の記載を行うことができる.
- 高次脳機能障害は器質的精神障害に位置づけられ,精神障害者保健福祉手帳が交付される.

解答 ❷

表　身体障害の種類

- 視覚障害
- 聴覚または平衡機能の障害
- 音声機能,言語機能または咀嚼機能の障害
- 肢体不自由
- 心臓,腎臓または呼吸器の機能の障害
- 膀胱または直腸の機能の障害
- 小腸の機能の障害
- ヒト免疫不全ウイルスによる免疫の機能の障害
- 肝臓の機能の障害

問題 204　身体障害者福祉法に定める等級について正しい組合せはどれか.2つ選べ.

❶ 左肩関節離断 ──────── 1級
❷ 上腕の2/3を欠く右上腕切断 ── 2級
❸ 右股関節離断 ──────── 3級
❹ 大腿の2/3を欠く左大腿切断 ── 4級
❺ 下腿の2/3を欠く右下腿切断 ── 5級

解説

- 身体障害者障害程度等級表には1級から7級までの等級が定められており,1級から6級までが身体障害者手帳の交付対象である.同一の等級について2つの重複する障害がある場合は1つ上の級とする.異なる等級について2つ以上の重複する障害がある場合については,障害等級の等級別指数を合計することにより障害の程度を勘案して等級を認定する.ただし,音声機能,言語機能またはそしゃく機能の障害の重複には上記は適用されない.
- 肢体の機能障害の程度の判定は義肢,装具等の補装具を装着しない状態で行う.全廃とは,(他動的)関節可動域が10°以内,筋力では徒手筋力テストで2以下(5点法)に相当するもの

表 肢体不自由の障害程度等級表（本問と関係する部分のみ身体障害者障害程度等級表から抜粋）

級別	上肢	下肢
1級	・両上肢を手関節以上で欠くもの	・両下肢を大腿の 1/2 以上で欠くもの
2級	・一上肢を上腕の 1/2 以上で欠くもの	・両下肢を下腿の 1/2 以上で欠くもの
3級	・一上肢のすべての指を欠くもの	・両下肢をショパー関節以上で欠くもの ・一下肢を大腿の 1/2 以上で欠くもの
4級	―	・一下肢を下腿の 1/2 以上で欠くもの
5級	―	―
6級	―	・一下肢をリスフラン関節以上で欠くもの
7級	―	

をいう（肩関節では関節可動域 30°以内，足関節では関節可動域 5°以内）．
- 機能の著しい障害とは，関節可動域が日常生活に支障をきたすとみなされる値（概ね 90°）のほぼ 30%（概ね 30°以下）のものをいい，筋力では徒手筋力テストで 3 に相当するものをいう（肩関節では関節可動域 60°以内，足関節では関節可動域 10°以内）．
- 軽度の障害とは，日常生活に支障をきたすとみなされる値（概ね 90°で足関節の場合は 30°を超えないもの．）または，筋力では徒手筋力テストで各運動方向平均が 4 に相当するものをいう．
- 左肩関節離断は 2 級，大腿の 2/3 を欠く左大腿切断は 3 級，下腿の 2/3 を欠く右下腿切断は 4 級である（表）．

解答 ❷❸

問題 205 介護保険の第 2 号被保険者の特定疾病に該当する疾患はどれか．2 つ選べ．

❶ 脳挫傷
❷ 脳性麻痺
❸ 脳血管疾患
❹ 多発性硬化症
❺ 脊髄小脳変性症

解説

- 2000 年に介護保険法が施行され，40 歳以上に介護保険への加入が義務付けられた．介護保険制度の被保険者は，(1)65 歳以上の者（第 1 号被保険者），(2)40～64 歳の医療保険加入者（第 2 号被保険者）となっている．介護保険サービスは(1)は原因を問わず要支援・要介護状態となったときに，(2)は 16 の特定疾病が原因で要支援・要介護状態になった場合に受けることができる．
- 特定疾病はがん末期，関節リウマチ，筋萎縮性側索硬化症，後縦靱帯骨化症，骨折を伴う骨粗鬆症，初老期における認知症，進行性核上性麻痺・大脳皮質基底核変性症・Parkinson 病（Parkinson 病関連疾患），脊髄小脳変性症，脊柱管狭窄症，早老症，多系統萎縮症，糖尿病性

神経障害・糖尿病性腎症・糖尿病性網膜症，脳血管疾患，閉塞性動脈硬化症，慢性閉塞性肺疾患，両側の膝関節または股関節に著しい変形を伴う変形性関節症である．

解答 ③⑤

問題 206 脳梗塞による片麻痺患者の自宅退院に際して，介護保険により給付を受けられる内容で誤っているのはどれか．

① 四点杖貸与
② 短期入所生活介護
③ 自宅内の手すりの設置
④ 短下肢装具支給
⑤ 訪問リハビリテーション

解説

- 介護保険の原則は，被介護者の自立をサポートする「自立支援」，被介護者本人が自由に選択することで介護サービスを総合的に受けられる「利用者本位」，納めた保険料に応じてサービスや給付金を受ける「社会保険方式」である．
- 要介護認定の申請申し込みをすると，訪問調査の後，コンピューターによる一次判定が行われる．その後，一次判定の結果をもとに，介護認定審査会が二次審査を行い，判定結果を市区町村に通知する．認定を受けると，各市区町村の指定を受けた事業者の介護支援専門員（ケアマネジャー）により介護サービス計画書（ケアプラン）が作成され，ケアプランに沿ったサービスを受けることができる．利用者の自己負担額は所得に応じて1〜2割である．
- 介護保険で受けられるサービスには，居宅サービス，施設サービス，地域密着型サービスの3種類がある．
- 居宅サービスは，介護福祉士や訪問介護員が利用者の自宅を訪問し，日常生活の介助を行う訪問介護，利用者がデイサービスセンターなどを訪れて介護サービスを受ける通所介護など，自宅で生活しながら受けられるサービスであり，訪問看護やショートステイ，特定施設（ケアハウスなどの有料老人ホーム）への入居，福祉用具のレンタルも含まれる．
- 施設サービスとして認められるのは，介護老人保健施設（老健），介護老人福祉施設（特別養護老人ホーム），介護療養型医療施設（療養病床）の3つである．地域密着型サービスは2006年に開始された，市区町村によって指定された事業者がその市区町村に住む利用者を対象として行うもので，要介護状態の高齢者が住み慣れた環境で地域住民と交流をもちながら介護サービスを受けられることを目的とする．地域密着型の小規模多機能型居宅介護の利用や，24時間対応が可能な介護職員による定期巡回サービス，認知症の高齢者だけに特化した認知症対応型サービスなど利用者に合わせたサービスが可能となる．
- 短下肢装具は，医療保険制度を利用した治療用装具や障害者総合支援法による更生用装具として支給される．

解答 ④

20

社会貢献

問題 207
障がい者スポーツについて正しいのはどれか.

❶ 聴覚障害はパラリンピックに出場可能な障害のタイプである.
❷ 小人症はパラリンピックに出場可能な障害のタイプである.
❸ 内部障害はパラリンピックに出場可能な障害のタイプである.
❹ 自律神経過反射を用いたブースティングは禁止されていない.
❺ スポーツ基本法には障がい者スポーツについて触れられていない.

解説

- 2011年にスポーツ基本法が制定され,障害の有無にかかわらず,スポーツを行える環境整備,心のバリアフリー,共生社会の実現を目指している.
- リハビリテーション医学,治療においても,障害の治療および社会参加の手段として,障がい者スポーツは重要である.近年はパラリンピックなど,競技能力を追求した競技スポーツとしても広がっている.
- 各競技スポーツの大会によって,出場可能な障害のタイプは異なり,パラリンピックでは表に示すとおりになっている.
- 聴覚障害,内部障害はパラリンピックに出場可能な障害のタイプではない.聴覚障害はデフリンピックに出場可能である.
- 競技スポーツの場合,障がい者スポーツであっても,ドーピングにも留意する必要があり,さまざまな薬剤のほか,自律神経過反射のブースティングも禁止事項である.禁止項目は毎年改訂されており,詳しくは公益財団法人アンチ・ドーピング機構の禁止表国際基準を参考にする.

解答 ❷

表 パラリンピックに出場可能な障害のタイプ

①筋緊張亢進,②運動失調症,③アテトーゼ,④四肢欠損,⑤筋力低下,⑥他動関節可動域制限,⑦小人症,⑧脚長差,⑨視覚障害,⑩知的障害

聴覚障害,内部障害,精神障害,知的障害の一部は含まれない.

文献

1) 日本リハビリテーション医学会(監):リハビリテーション医学・医療コアテキスト.pp282-283,医学書院,2018

21 リハビリテーション医療の展開

問題 208

経頭蓋磁気刺激（transcranial magnetic stimulation；TMS）で正しいのはどれか．2つ選べ．

❶ シナプスのみが刺激される．
❷ 皮質脊髄路の評価に有用である．
❸ 痙攣を引き起こすことはない．
❹ 運動閾値は内服薬による影響を受けない．
❺ 発生する磁束は生体内に渦電流を引き起こす．

解説

- 経頭蓋磁気刺激は，頭部表面に設置したコイルから電磁波を焦点を絞って照射し，大脳皮質の神経細胞へ刺激を行う方法である．実際には，大脳皮質に達した磁場は磁場に対して垂直方向に渦電流を生じ，大脳皮質の介在ニューロンへ作用する．
- TMSは検査機器として承認されており，一次運動野から筋肉への接続経路の状態を評価することができ，皮質脊髄路の評価に有用である．治療目的に用いることは保険算定上認められていないことに留意する必要がある．
- 大脳皮質に電流を発生させることから，痙攣のリスクが存在する．また，運動閾値は筋弛緩薬などの投与により上昇するため，薬剤の影響を受ける可能性があることに留意する必要がある．

解答 ❷❺

文献

1) 安保雅博，他（編）：脳卒中後遺症に対するrTMS治療とリハビリテーション．pp9-11，金原出版，2016
2) 日本リハビリテーション医学会（監）：リハビリテーション医学・医療コアテキスト．pp290-292，医学書院，2018

問題 209

ボツリヌス療法について正しいのはどれか．2つ選べ．

❶ 効果は永続的である．
❷ 抗体産生は効果を減弱させる．
❸ ボツリヌス毒素は神経筋接合部に作用する．
❹ 本邦では重症筋無力症に対して使用が認められている．
❺ 本邦では痙縮に対する1回あたりの施注上限単位は上肢と下肢で同じである．

解説

- ボツリヌス毒素治療の保険上の適応は，眼瞼痙攣，片側顔面痙攣，痙性斜頸，上肢痙縮，下肢痙縮，2歳以上の小児脳性麻痺患者における下肢痙縮に伴う尖足，重度の原発性腋窩多汗症，斜視，痙攣性発声障害となっており，筋肉の痙縮を低減させることにより，効果を得る．
- ボツリヌス毒素は標的筋に注入されたのち，神経筋接合部で神経終末に取り込まれて，アセチルコリンの放出阻害に働く．これにより筋肉の弛緩が得られる．
- 痙縮軽減効果は投与後1〜2日から発現し，通常3〜4か月で消失する．蛋白質製剤のため，分子標的薬や生物学的製剤のように，薬剤に対する抗体が産生され，効果が減弱する可能性がある．また投与は3か月以上開けて行う必要がある．施注上限は上肢240単位，下肢300単位である．
- 投与禁忌として，全身性の神経筋接合部障害をもつ患者(重症筋無力症，Lambert-Eaton症候群，筋萎縮性側索硬化症など)があげられている．

解答 ❷❸

文献
1) 日本リハビリテーション医学会(監)：リハビリテーション医学・医療コアテキスト．p293，医学書院，2018
2) ボトックス　添付文書．

問題 210

国際生活機能分類(International Classification of Functioning, Disability and Health：ICF)の用語と意味の組合せで正しいものはどれか．2つ選べ．

❶ 心身機能 ── 身体の解剖学的部分
❷ 活動 ── 個人が活動を行うときに生じる難しさ
❸ 参加 ── 社会生活へのかかわり
❹ 環境因子 ── 人々が生活している物的・社会的環境
❺ 個人因子 ── 家族との直接的な接触

解説

- 障害の分類として1980年にWHOは国際障害分類(ICIDH)を制定した．障害を3つの階層に分けて，機能障害(心身の構造や機能の障害)，能力低下(個人の活動レベルの障害)，社会的不利(能力低下による社会参加への障害)に分類した．たとえば脳梗塞の患者であれば，機能障害は，右片麻痺であり，能力低下は歩行不能，社会的不利は通勤ができないというように分類できる．これにより，障害に対して，階層ごとにアプローチすることで，包括的なリハビリテーション医療が提供でき，現在でもよく用いられている．ただ，ICIDHは障害を悪いものとして捉えているが，障害は本来個人の生涯にわたるもので，個性として捉える必要がある．
- 2001年WHOは国際生活機能分類(ICF)(図1)として，これを訂正した．心身機能・身体構造が，機能および機能障害に相当する．そして，活動(activity)は2017年から公益社団法人日本リハビリテーション医学会が育むべきものとして掲げているものであり，参加(participa-

tion)は「活動を育む」視点からして「社会での活動」そのものである(図2).
- 環境因子とは，人々が生活している物的・社会的環境であり，生活機能と障害へ外から影響する．一方，個人因子は個人的な素因・特徴そのものであり，生活機能と障害へ内から作用する．

解答 ③④

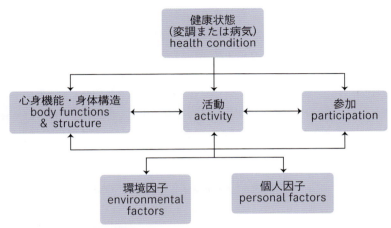

図1　国際生活機能分類(ICF)モデル

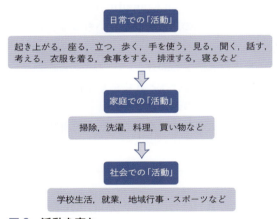

図2　活動を育む

文献
1) 日本リハビリテーション医学会(監)：リハビリテーション医学・医療コアテキスト．pp3-8, pp294-295, 医学書院，2018

問題 211 診断されるとただちに自動車運転免許証が取り消しとなる疾患はどれか．

❶ 脳梗塞
❷ てんかん
❸ そううつ病
❹ 統合失調症
❺ 血管性認知症

 解説

- 道路交通法の改正により，75 歳以上で，認知症の疑いのあるものは，医師の診断書の提出が義務化され，発症が認められれば「運転免許」が停止や取り消しになる．
- 認知症の中でも，Alzheimer 型認知症，血管性認知症，Pick 病，Lewy 小体型認知症については，拒否または取り消しと定められており，実質的に診断されれば取り消しとなる．
- 自動車などの運転に支障を及ぼすおそれのある病気などとして，免許の拒否または取消しなどの事由とされている病気として，統合失調症，てんかん，再発性の失神，無自覚性の低血糖症，そううつ病，重度の眠気の症状を呈する睡眠障害などがあげられているが，これらは，自動車などの運転に支障を及ぼすおそれのある症状を呈するものでなければ，免許取得の可否または行政処分(取消しなど)の対象とはならず，病気の症状や程度により個別に判断する．

解答 ❺

文献
1）道路交通法条文
2）馬場美年子：認知症患者の自動車運転．日本老年医学会誌 53：216-222, 2016

口頭試験

口頭試験について

　口頭試験は専門医試験の全受験者を対象に，筆記試験の翌日に行われます．筆記試験と口頭試験の両方で合格点に達していた場合は，専門医試験に合格となります．筆記試験が専門医としての基礎知識を考査する目的で行われるのに対し，口頭試験は臨床を含めた専門医としての資質を確認する目的で行われます．したがって，臨床的な質問のほか，倫理，リスク管理などについても問うことになります．

　口頭試験は，受験者1名に対して2名の試験官の面接方式で行われ，標準問題に関する質問と症例報告（受験者が提出する30症例の報告）に関する質問から構成されています．標準問題は2問あり，その分野は事前に公表されます．それぞれの標準問題は大きく5問から構成され，以下に示すような内容が問われます．本書では過去の標準問題2問と解答例を示しますので，それらを参考にして口頭試験に備えてください．

❶ 情報収集/身体所見・機能評価
❷ リハビリテーション診療の目標の優先順位付けと治療計画立案
❸ リハビリテーション治療の内容（装具，ブロック療法等を含む）
❹ 患者・家族・コメディカルとのコミュニケーションスキル/傾聴能力
❺ リハビリテーション医療制度の知識/資源活用

脳血管障害・頭部外傷

問題 1

「脳血管障害の症例について質問します．この患者を担当し，リハビリテーション治療を行うことを想定してお答えください．」

65歳，男性，右利き．右被殻出血．発症後1か月が経過し，当院（回復期リハビリテーション病院）へ入院した．意識清明であるが，車椅子操作で左側をぶつける様子あり，高次脳機能障害が疑われる．Mini-Mental State Examination（MMSE）は26点．左片麻痺は Brunnstrom Stage で上肢Ⅲ，手指Ⅲ，下肢Ⅳ．Stroke Impairment Assessment Set で上肢 2-1A，下肢 3-3-3 を呈している．感覚障害は重度，左肩に可動域制限を認める．

質問 1

劣位半球損傷に特有の高次脳機能障害を評価するために，どのような検査を行いますか？ただし，言語機能を除きます．

解答例

- 線分2等分試験
- 線分抹消試験
- （立方体，double daisy 等）模写試験
- 行動無視検査日本語版（BIT）
- Kohs 立方体組み合わせテスト
- Trail Making Test
- 標準注意検査法（CAT）
  など

質問 2

左下肢に筋緊張の亢進があり，平行棒内での歩行では内反尖足を認めます．屋内歩行の自立を目標に設定した場合，どのようなリハビリテーション治療を行いますか？

解答例

- 歩行訓練
- 装具の処方

- 杖や歩行補助具の利用
- ストレッチ
- 筋弛緩薬
- ボツリヌス療法
- 神経ブロック
- （筋電・関節角度を用いた）バイオフィードバックの導入
- 機能的電気刺激
- トレッドミル訓練
- 歩行補助ロボットの導入

  など

質問3

発症後2か月が経過，左手背に熱感と腫脹が出現し，疼痛を訴えています．肩手症候群であった場合，どのような対応を行いますか？

解答例

- 三角巾・アームスリングの使用
- 機能的電気刺激
- NSAIDs の内服
- コルチコステロイドの内服
- ワクシニアウイルス接種家兎炎症皮膚抽出液（ノイロトロピン®）の投与
- 肩峰下滑液包へのステロイド注射
- 星状神経節ブロック
- 関節可動域訓練
- 温冷交代浴
- 渦流浴
- 近赤外線

  など

質問4

発症後3か月が経過し，左片麻痺，高次脳機能障害が残存していますが，車椅子でのADLは概ね自立レベルとなり，患者・家族に対して自宅退院に向けて，方針を説明することになりました．
私たちを患者・家族だと想定して説明をしてください．

解答例

- 一般的に脳血管障害（脳卒中）の発症後3か月ほどで麻痺などの機能回復は緩やかになると言われています．
- 今後は，これまでに獲得した機能を活用しながら自宅での生活を想定した動作や活動ができるようにすること，痙縮や関節痛などの後遺症を悪化させない動作を学習することがリハビ

リテーション治療の目標になります．
- 歩行については，残念ながら病前のような回復は期待できません．これからは，痙縮の増強や腰痛，膝痛などを予防するために適切な薬物治療や装具・杖を利用することで，失われた機能を補いながら負担の軽い，効率の良い歩行ができるように頑張りましょう．

> **質問 5**
> 自宅生活を行うために介護保険を導入することになりました．
> 介護保険ではどのようなサービスが利用できるか，説明をしてください．

解答例

- 訪問リハビリテーション
- 訪問入浴
- 通所介護
- 通所リハビリテーション
- 短期入所生活介護（ショートステイ）
- 福祉用具貸与
- 特定福祉用具販売
- 住宅改修
  など

2

切断

> **問題 1**
>
> 「下腿切断の症例について質問します．急性期病院でこの患者を担当し，リハビリテーション治療を行うことを想定してお答えください．」
>
> 32歳，女性．主婦．夫と子ども2人と同居．登山中の滑落事故により右下肢挫滅となり，緊急で下腿切断を行った．断端長は12 cm．切断後より弾性包帯による soft dressing を行い，術後2日目にドレーン抜去となった段階でリハビリテーション治療の依頼となった．

質問1

本患者を担当するにあたり，バイタルサイン以外にどのような点に留意して診察，情報収集を行いますか？　列挙してください．

解答例

- その他の外傷の有無
- 断端の状態（浮腫や創部）
- 創部痛，幻肢痛
- 股関節・膝関節の可動域，拘縮の有無
- 合併症（褥瘡や深部静脈血栓など）
- 血液生化学検査（筋挫滅による腎機能障害の有無など）
- 健側の下肢の状態（筋力，関節可動域など）
- 切断に伴う心理的な影響
- 住環境
  など

質問2

この患者に対する急性期のリハビリテーション治療に関して，
①リハビリテーション関連職種への処方内容
②注意点
をそれぞれ説明してください．

解答例

① リハビリテーション関連職種への処方内容：離床，筋力強化（患肢，健側肢，体幹など），ROM 訓練，ADL 訓練，弾性包帯の巻き直しやシュリンカーを含む断端管理，ソケットの製作と装着訓練，義足歩行訓練など

② 注意点：断端の創部の悪化，幻肢痛の有無，切断側股関節・膝関節の拘縮，転倒，心理的サポートなど

質問 3

術後 2 週間経過した頃より，切断肢の幻肢痛を訴えるようになりました．
対策について説明してください．

解答例

- 薬物による治療（抗うつ薬，プレガバリンなど）
- 義足の早期装着
- ミラーセラピー（鏡療法）
- 認知行動療法
- 正しい断端の管理
  など

質問 4

術後 1 か月が経過し，断端が成熟したので訓練用仮義足を製作し，回復期リハビリテーション病院への転院を提案しました．
患者さんに次のように聞かれたとしたら，どう答えますか．
「義足をつければすぐに歩けると思うので，それまでここ（急性期病院）で入院リハビリテーションを続けられませんか？」

解答例

- 義足製作後の義足適合と歩行訓練にある程度時間が必要なこと
- 自宅に戻り，家事などを無理なく行えるようになるにはもう少し集中的なリハビリテーション治療が必要なこと
- 回復期リハビリテーション病棟では集中したリハビリテーション治療をある程度の期間受けられること
- 外来でのリハビリテーション診療に対応できる病院の場合は，通院でのリハビリテーション治療を含めた治療方針について

質問 5

義足歩行が自立となり回復期リハビリテーション病院を退院し，外来を受診しました．退院後に本義足製作のために障害者総合支援法の利用希望があります．
手続きについて説明してください．

> 解答例

- 身体障害者手帳を既に取得しているかどうかを確認し，していないようであればまずは申請をしてもらう．
- 大腿切断は，身体障害者手帳（肢体不自由）の肢体不自由の対象であり，断端が下腿の 1/2 以下の場合は 4 級相当である．
- 申請は身体障害者福祉法第 15 条指定医の診断書を市区町村の障害福祉担当窓口に持参して行う．
- 身体障害者手帳を取得後，身体障害者更生相談所に義足製作の申請を行い，許可が出たら本義足の製作となる．
- 身体障害者手帳を持っていることで交通機関の割引や税金の控除，公共施設利用料の減免が受けられることがある．

索引

記号・欧文

χ二乗検定　27
γ運動神経　17

数

Ⅰa群線維　17
Ⅰa線維　18
Ⅱ群線維　17
1回換気量　20
1秒率　21
1秒量　20
10秒テスト　104

A

Action Research Arm Test（ARAT）　60
adenosine triphosphate（ATP）　25
ADL　118, 165
　——訓練　182
alveolar ventilation（VA）　21
Alzheimer型認知症　218
ankle foot orthosis（AFO）　42
anterior cerebral artery（ACA）　51
anterior inferior cerebellar artery（AICA）　52
AO分類　86
Apleyテスト　97, 102
arteriosclerosis obliterans（ASO）　137
Arthritis Impact Measurement Scale（AIMS）　35
ASIA Impairment Scale　115
ASIAの分類　116

B

Barré徴候　65
Barthel Index（BI）　36
Barton骨折　86
basic ADL　35
Benton視覚記銘検査　67, 70
Blount病　153
Borg指数　183
Boston brace　111
branch atheromatous disease（BAD）　73
Broca失語　56, 74
Broca野　55
Brunnstrom Stage　58, 80

Burger病　137

C

Category Fluency Test（CFT）　67
cella media index　78
cFAS（cancer functional assessment set）　198
$CHADS_2$スコア　178
Chairテスト　85
Charcot-Marie-Tooth病　31
chronic kidney disease（CKD）　187, 188
chronic obstructive pulmonary disease（COPD）　180, 182
CI療法　60
Clostridium difficile 腸炎　210
Cobb角　111
Codman体操　82
Colles骨折　86
complex regional pain syndrome（CRPS）　39, 60
COPD　180, 182
crouching posture　156
CRPS　39, 60

D

dead space（VD）　21
deep vein thrombosis（DVT）　176
Dejerine症候群　54
DENVERⅡデンバー発達判定法　146
developmental dysplasia of hip（DDH）　153
Duchenne型筋ジストロフィー　133
Duchenne現象　93
Duchenne歩行　32

E

early CT sign　64
ECOG performance status（PS）　198
Euro-QOL　35
Evans index　78
Evans分類　96

F

FAI　35
FAM　36

Femoral Nerve Stretch Test（FNST）　111
FIM　32, 34, 36
finger escape sign　104
fogging effect　64
Fontaine分類　175
Food Test（FT）　193
Forrester分類　167
Fowler位　186
Frankel分類　115
Frenchay Activities Index（拡大ADL尺度）　35
Frenkel体操　126
Froment徴候　91
Functional Assessment Measure（FAM）　36
Functional Independence Measure（FIM）　32, 34, 35

G

Galant反射　145
Garden分類　96
Gerstmann症候群　55
Glasgow Coma Scale（GCS）　28
grip and release test　104
Gross Motor Function Classification System（GMFCS）　148
Gross Motor Function Measure（GMFM）　148
Guillain-Barré症候群　127

H

H波　18
Halo（ハロー）装具　40
hanging cast　84
HAQ　166
Health-Related QOL（HRQOL）　35
Heel cushion　43
high intensity　38
Hoehn-Yahrの重症度分類　121, 123
Hoffer分類　151
Horner症候群　54
huffing　184
Hugh-Jones分類　181, 185
Hunter管　16

I

IADL　35

IADL 訓練　80
ICU acquired weakness(ICU-AW)　192
inclusive society　3
initial flexion　141
insertional activity　38
instrumental ADL　35
internal carotid artery(ICA)　51
Intrinsic minus 変形　87
Ischial-Ramal Containment socket（IRC ソケット）　139

J

Jackson テスト　103
Japan Coma Scale(JCS)　28
Jewett（ジュエット）　40

K

KABC-II　155
Karnofsky PS　198
KIDS 乳幼児発達スケール　155
Killip 分類　171
Kleinert 変法　88
Klenzak ankle joint　44
knee ankle foot orthosis(KAFO)　41
Kohs 立方体組み合わせテスト　68, 70, 233

L

L-P シャント術　80
Lachman テスト　97, 103
Landau 反射　145
Larsen のグレード分類　166
Letter Fluency Test(LFT)　67
Lewy 小体型認知症　219
Lhermitte（レルミット）徴候　126
lipohyalinosis　53
low intensity　38

M

Mann-Whitney U 検定　27
Manual Function Test(MFT)　60
Manual Muscle Testing(MMT)　30
McMurray テスト　97, 102
Medical Research Council Dyspnea Scale　181
Metatarsal bar　44
microatheroma　53
middle cerebral artery(MCA)　51
milestone　143
Milwaukee brace　111
minute ventilation(VE)　21

MMSE(Mini-Mental State Examination)　68
Modified Ashworth Scale　59, 60
modified HAQ　166
Modified Water Swallowing Test (MWST)　193
Moro 反射　144, 145
MOS 36-Item Short-Form Health Survey　35
motor unit action potential(MUP)　38
MRC 息切れスケール　181
MRSA　210
MR 画像　37
multiple system atrophy(MSA)　132
myelopathy hand　104

N

Neer 分類　83
NIHSS(National Institute of Health Stroke Scale)　61
Nohria-Stevenson 分類　167
NPUAP 分類　217
NYHA 分類　167

O

O 脚　152

P

PACE 訓練　69
Painful arc　83
painful tonic spasm　126
Parkinson 症候群　122
Parkinson 病　31, 120, 121, 123
patellar tendon bearing(PTB)　134, 138, 141
Patrick テスト　103
periventricular lucency(PVL)　78
Phalen テスト　91, 103
Pilon 骨折　100
pivot-shift テスト　97, 103
positron emission tomography(PET)　63
post-polio syndrome(PPS)　129
posterior cerebral artery(PCA)　51
posterior inferior cerebellar artery (PICA)　52
PQRST 法　68
proprioceptive neuromuscular facilitation(PNF)　65
pulmonary thromboembolism(PTE)　177

PVH(periventricular hyperintensity)　78

Q

quality of life(QOL)　35

R

Raven 色彩マトリックス検査　68
Repetitive Saliva Swallowing Test (RSST)　193
residual volume(RV)　20
respiratory quotient(RQ)　25
Rey の複雑図形再生課題　67, 70
rheumatoid arthritis(RA)　161
Risser sign　111
Rivermead 行動記憶検査(RBMT)　68
Romberg 試験　65
Rutherford 分類　175

S

SAS(Specific Activity Scale) 分類　167
scissoring posture　156
SF-36　35
Sharp score　166
Sharrard による下肢麻痺症状，発生頻度と歩行能力　159
Sharrard 分類　151
Shy-Drager 症候群　132
single photon emission computed tomography(SPECT)　63
SINS(spinal instability neoplastic score)　199
skeletal related event(SRE)　199
SLR(Straight Leg Raising) テスト　103, 111
Smith 骨折　86
SOMI 装具　40
social skill training(SST)　155
SPECT　63
spina malleolar distance(SMD)　16
Spurling テスト　103
Standard Language Test of Aphagia (SLTA)　56
Steinbrocker の Stage, Class 分類　165
Straight Leg Raising(SLR) テスト　103, 111
superior cerebellar artery(SCA)　51

T

t-PA　64
T-strap　43

240

T₁強調 MR 画像　37
T₂強調 MR 画像　37
Taylor（テーラー）型装具　40
therapeutic electrical stimulation（TES）　65
Thomas heel　43
Thompson テスト　99
Thomsen テスト　85
tidal volume　20
Timed Up and Go Test　79
Tinel 徴候　91
tissue-plasminogen activator（t-PA）　64
TMT（Trail Making Test）　66, 233
total surface bearing（TSB）　138, 141
transcranial magnetic stimulation（TMS）　226
Transient ischemic attack（TIA）　73
traumatic brain injury（TBI）　53
Trendelenburg 徴候　93
Trendelenburg 歩行　32, 101
t 検定　27

U

Uhthoff（ウートフ）徴候　120, 126
unilateral spatial neglect（USN）　57
urodynamic study（UDS）　36

V

V-A シャント術　80
V-P シャント術　80
videoendoscopic evaluation of swallowing（VE）　194
videofluoroscopic examination of swallowing（VF）　194
vital capacity　20

W

WAB 失語症検査　56
Wallenberg 症候群　54
Wechsler 式検査　155
Wechsler Memory Scale-Revised（WMS-R）　66
Wechsler 成人知能検査（Wechsler Adult Intelligence Scale；WAIS）　67, 68
Wernicke-Mann 肢位　77
Wernicke 失語　56, 75
Wernicke 野　55
Wilcoxon 順位和検定　27
Williams（ウィリアムス）型装具　41
windblown deformity　156
Wisconsin Card Sorting Test　67

Wolf Motor Function Test（WMFT）　60
Word Fluency Test（WFT）　67
Wright テスト　97, 103

Z

Zancolli 分類　116

和文

あ

アーチサポート　134
アームスリング　89
アイスマッサージ　195
アキレス腱断裂　98
朝のこわばり　162
アテトーゼ型脳性麻痺　149
アデノシン三リン酸　25
アテローム血栓性脳梗塞　53
アニオンギャップ　24
アルマ・アタ宣言　3
鞍関節　14

い

意識障害　28
移乗　33
異常歩行　31
痛み　214
一元配置分散分析　27
一過性脳虚血発作　73
移動　33
意味流暢性課題　67
医療ソーシャルワーカー　6
インセンティブ・スパイロメトリー　184

う

ウェクスラー記憶検査改訂版　66
烏口腕筋　11
内がえし　13
内頸動脈　51
運動失調　125
運動神経　18
運動耐容能　172
運動単位活動電位　38
運動発達　143
運動負荷試験　168, 170, 174
運動麻痺　151
運動療法　108, 175, 190, 191

え

栄養　196

エストロゲン　205
エネルギー代謝　25
円回内筋　91
嚥下造影検査　194
嚥下内視鏡検査　194
遠城寺式乳幼児分析的発達検査法　146
延髄外側症候群　54
延髄内側症候群　54
円背　207

お

横隔膜　19, 20, 106
横紋筋　20
オペラグラス手　164
オリーブ橋小脳萎縮症　132
温熱療法　81, 108

か

カーボン製長下肢装具　129
開胸開腹術　202
介護支援専門員　6
介護福祉士　6
介護保険　224
介護保険法　223
外側大腿皮神経　16
改訂 Ashworth スケール　59, 60
改訂水飲みテスト　193
外転歩行　138
回復期リハビリテーション病棟　5
回復期リハビリテーション病棟入院料　47
開放性脊髄髄膜瘤　158
外肋間筋　19
蛙足肢位　156
かがみ肢位　156
拡散強調 MR 画像　64
下肢伸展挙上テスト　111
下肢切断　137
下肢長　15
顆状関節　14
下垂足　42, 128
風に吹かれた変形　156
下腿義足　141
下腿三頭筋　13
肩関節可動域訓練　84
肩関節周囲炎　81
片桐スコア　199
カックアップスプリント　89
顎骨壊死　206
活動を育む　3
括約筋筋電図　36
家庭での活動　3

可動関節　14
果部骨折　100
カルシトニン　205
感覚障害　151
感覚神経　18
感覚脱失　113
換気障害　180
ガングリオン　10
間欠性跛行　31, 104, 175
看護師　6
監視下運動療法　176
環軸関節　14
間質性肺炎　180
関節可動域訓練
　　　80, 81, 83, 127, 133, 209
関節拘縮　216
関節リウマチ　87, 161, 162, 163, 165
観念運動失行　57, 76
寛容社会　3
管理栄養士　6

記憶障害　70, 76
気管支拡張症　180
気管支喘息　180
義肢装具士　5
義手　136
企図振戦　121
機能回復　3
機能的自立度評価法　32, 34
基本的ADL　35
逆ナックルベンダー　89
ギャッチアップ　202
球海綿体反射　114
球関節　14
吸気筋　19
球後視神経炎　126
急性期病院　5
急性心筋梗塞　171
胸郭出口症候群　103
胸鎖関節　14
胸鎖乳突筋　19
極超短波　39
虚血性ペナンブラ　63
居宅サービス　224
筋萎縮性側索硬化症　124, 130
近位尿細管性アシドーシス　24
禁煙指導　182, 184
筋ジストロフィー　31
近赤外線　39
金属支柱付きAFO　42
緊張性迷路反射　145
筋電図　18, 38

筋トーヌス　113
筋皮神経　92
筋皮神経障害　90
筋紡錘　17, 18
筋力増強訓練　80, 83, 96, 99, 127,
　　　129, 182, 187, 189, 190

屈筋支帯　9
靴べら式短下肢装具　42
頚からの立ち直り反応　145
くも膜下出血　71, 79
くる病　152
車椅子　45, 46
群発頭痛　182

け

ケアマネジャー　6
脛骨神経　9, 17
脛骨天蓋骨折　100
痙縮　32, 59, 234
頚髄損傷　116
痙性麻痺　113
痙直型脳性麻痺　149
痙直型両麻痺　148, 149
頚椎症性脊髄症　104
頚椎椎間板ヘルニア　103
経頭蓋磁気刺激　226
頚部回旋　195
鶏歩　31
傾眠　28
血清CK値　127
健康関連QOL　35
言語聴覚士　5
言語流暢性課題　67
幻肢　142
幻肢痛　142, 237
原始反射　144
肩手症候群　60
原発性骨粗鬆症　204
腱板断裂　82
健忘失語　56, 75, 218

こ

後下小脳動脈　52
後屈曲反射　113
後脛骨筋　9, 13
後脛骨筋腱　9
後脛骨動脈　9
高血圧性脳出血　52
交差伸展反射　144
高次脳機能障害　70, 76
高信号　38

口唇反射　145
構成障害　70
拘束運動療法　60
後大脳動脈　51
交代浴　39
行動無視検査日本語版（BIT）
　　　　　　　　57, 233
公認心理師　6
肛門反射　114
誤嚥性肺炎　122
股関節　14
呼気筋　19
小刻み歩行　31
呼吸機能検査　180
呼吸商　24, 25
骨格筋線維　17
骨間筋　8
骨関連事象　199
骨形成不全症　153
骨粗鬆症　83, 207
骨転移　199
骨軟化症　152
固有受容性神経筋促通法　65
昏睡　28
コンパートメント症候群　84
昏蒙　28

さ

細菌性肺炎　210
座位訓練　80
在宅酸素療法　181
座位保持装置　150
サイム切断　138
作業療法士　5
錯語　75
坐骨収納型ソケット　139
左右失認　55
サルコペニア　187, 212
猿手　87, 89
三角筋　11
残気量　20
サンディング　60
残尿量測定　36

し

歯科医　5
視覚イメージ法　69
弛緩性麻痺　113
持久力（心肺機能）訓練
　　　　　　182, 187, 189
死腔換気量　21
時刻表的生活　218
示指深指屈筋　92

脂質　25
視性立ち直り反射　146
施設サービス　224
膝関節　14
疾患別リハビリテーション　47
失見当識状態　28
失語症　55, 70, 74, 76
失算　55
失書　55
失調性構音障害　65
膝離断　137
自動車運転免許証　229
刺入時電位　38
四辺形ソケット　139
脂肪硝子変性　53
嗜眠　28
社会的行動障害　76
社会での活動　3
社会福祉士　6
斜角筋　19
尺側手根屈筋　13
尺側偏位　87, 163
車軸関節　14
尺骨神経　90, 92
ジャルゴン　56
重錘負荷　65, 124, 126
修正 Borg 指数　183
住宅改修　235
手根管症候群　90, 103
手指腱損傷　88
手指失認　55
手指の巧緻運動障害　104
手掌把握反射　144
手段的 ADL　35
ジュネーブ宣言　3
循環器のリハビリテーション　172
障害克服　3
障がい者スポーツ　6, 225
障害者リハビリテーション料　48
障害の受容　7
小指外転筋　8, 92
小指球筋　8
小指伸筋　8
小指対立筋　8
上肢長　15
小粥腫　53
上小脳動脈　51
踵打歩行　31
上橈尺関節　14
小脳性運動失調　64, 65
上腕筋　11, 12
上腕骨遠位部骨折　84
上腕骨外側上顆炎　85

上腕骨外側顆骨折　84
上腕骨顆上骨折　84
上腕骨近位部骨折　83
上腕三頭筋　11, 106
上腕長　15
上腕二頭筋　11, 13, 92, 106
上腕能動義手　136
初期屈曲角　141
褥瘡　217
食道がん　202
徐脈　113, 118
自律神経過緊張反射　118
自律神経過反射　114, 118
深吸気　202
針筋電図　38, 124
神経因性膀胱　36
神経根症　103
神経根障害　110
神経心理学的検査　67
神経線維　18
神経伝導速度検査　91, 124
心原性脳塞栓症　53
人工股関節全置換術　94, 101
人工骨頭置換術　94, 97
進行性核上性麻痺　122
進行性筋ジストロフィー　120
身体障害者更生相談所　221
身体障害者障害程度等級表　222
身体障害者手帳　222, 238
身体障害者福祉法　222
シンチグラフィー　63
心肺運動負荷試験　174
新版 K 式発達検査　155
深部腱反射　113
深部静脈血栓症　176
心不全　167
心房細動　178

錘外筋線維　17
遂行機能障害　76
水中運動浴　39
錘内筋線維　17
水分誤嚥　195
髄膜瘤　151
スウェーデン式膝装具　134
数唱　70
スカルパ三角　10
すくみ足　124
図形模写　70
スパイログラム　21
スパイロメーター　20
スパイロメトリー　180

スプリント　91
スポーツ復帰　203
スワンネック変形　87, 163

生活技能訓練　155
清拭　32
正常圧水頭症　78, 79, 123
正中神経　91, 92
正中神経麻痺　90
脊髄係留症候群　151
脊髄小脳変性症　31
脊髄ショック　113, 114
脊髄髄膜瘤　151
脊髄損傷　118
脊柱側弯症　111
摂食嚥下障害　131
前下小脳動脈　52
前脛骨筋　13, 93
前脛骨筋腱　9
前骨間神経　91
全失語　56
前十字靱帯　103
前十字靱帯損傷　97
線条体黒質変性症　132
尖足　31
前大脳動脈　51
先天性股関節脱臼　153
先天性内反足　153
前頭側頭型認知症　218
線分二等分課題　57, 70, 233
線分抹消試験　233
前方引き出しテスト　97, 103
前腕長　15

装具の処方　233
装具療法　209
総腓骨神経　16
僧帽筋　106
足関節可動域訓練　99, 100
足関節底背屈訓練　96
足底挿板　134
続発性リンパ浮腫　198
鼠径靱帯　10
底背屈訓練　100
組織型プラスミノーゲンアクチベーター　64
咀嚼障害　195
粗大運動能力尺度　148
粗大運動能力分類システム　148
足根管　9
足根管症候群　9

外がえし　13

た
第1背側骨間筋　92
体位ドレナージ　202
大規模災害支援　6
大胸筋　106
第3腓骨筋　13
代謝　24
代謝性アシドーシス　24
対称性緊張性頸反射　145
大腿義足　140
大腿筋膜張筋　9
大腿骨近位部骨折　96
大腿骨頸部骨折　95, 97
大腿骨転子部骨折　96
大腿骨頭　11
大腿骨頭壊死症　94
大腿骨頭回転骨切り術　94
大腿骨内反骨切り術　94
大腿三角　10
大腿四頭筋　93
大腿静脈　11
大腿神経　11, 16
大腿神経伸展テスト　111
大腿ソケット　139, 237
大腿直筋　14
大腿動脈　11
大腿二頭筋　9
大脳皮質基底核変性症　122
台乗せ反応　145
ダイヤルロック式膝継手付きKAFO　42
ダウン症　154
楕円関節　14
多関節筋　14
多系統萎縮症　122, 132
多剤耐性緑膿菌　210
タップテスト　79
田中ビネー知能検査　155
多発性筋炎　120, 128
多発性硬化症　120, 126
短下肢装具　42, 134
短期入所生活介護　235
短掌筋　8
短小指屈筋　8
弾性緊縛帯　65
短対立装具　89
断端荷重　137
短腓骨筋　13
短母指外転筋　8, 91, 92
短母指屈筋　8
短母趾伸筋腱　9

ち
地域包括ケアシステム　220
地域密着型サービス　224
チェーンストークス呼吸　182
注意障害　76
肘筋　12
中指伸展テスト　85
中大脳動脈　51
中殿筋　93
中殿筋歩行　32
肘部管症候群　90
虫様筋　8
長下肢装具　41
長期臥床　215, 216
長趾屈筋　9, 13
長趾伸筋　13
長掌筋　8
長橈側手根伸筋　13
長内転筋　11
長内転筋内縁　11
蝶番関節　14
長腓骨筋　13
長腓骨筋腱　9
超皮質性感覚失語　75
長母指外転筋　91
長母指屈筋　92
長母趾屈筋　9, 13
長母趾屈筋腱　9
長母趾伸筋　13
腸腰筋　93
直視下手根横靱帯切開法　91
治療的電気刺激　65

つ
墜下性歩行　101
椎間関節　14
槌指　87
通所介護　235
通所リハビリテーション　235

て
低信号　38
テニス肘　85
デノスマブ　206
手の内在筋　8
デフリンピック　225
伝導失語　56, 75

と
トイレ動作　33
動眼神経麻痺　71
橈骨遠位端骨折　86

橈骨手根関節　14
橈骨神経　91, 92
透析患者　189, 190
橈側手根屈筋　8, 106
橈側手根伸筋　92
疼痛　215
糖尿病　190
糖尿病性壊疽　137
糖尿病性ケトアシドーシス　24
糖尿病性腎症　190
逃避性歩行　101
同名半盲　57
動揺性歩行　31
トークンテスト　70
特異度　26
特発性側弯症　111
徒手筋力検査　30
取り繕い反応　218

な
内視鏡的手根横靱帯切開法　91
内側ホイップ　138
内反尖足　32, 42, 234
内反肘　84
内肋間筋　19
難病患者リハビリテーション料　48

に
日常での活動　3
二分脊椎　151, 158, 159
ニュルンベルク綱領　3
尿失禁　79
尿毒症　24
尿閉　113
尿流動態検査　36
尿流量測定　36
認知行動療法　108
認知症　79, 229

ね
熱傷　209

の
脳外傷　53
脳梗塞　64, 74, 178
脳室周囲低吸収域　78
脳室心房(V-A)シャント　78, 80
脳室腹腔(V-P)シャント　78, 80
脳出血　64
脳性麻痺　148, 149, 150, 156
脳卒中上肢機能検査　60
脳動脈瘤　71

伸び上がり歩行　138
ノロウイルス　210

は

パーキンソニズム　122
肺炎　185
バイオフィードバック　60, 234
肺活量　20
肺血栓塞栓症　177
肺線維症　180
排痰　184, 185
肺胞換気量　21
薄筋　9
はさみ脚歩行　32, 128
はさみ肢位　156
発育性股関節形成不全　153
発達障害　155
ハッフィング　184, 202
ハムストリングス　93, 117
パラシュート反応　145
パラフィン　39
パラリンピック　6, 225
バルーン拡張法　195
パンケーキ型スプリント　89
半月板損傷　102
半腱様筋　9
半側空間無視　57, 70, 76
半側身体失認　57
反張膝　31, 32, 42
反復唾液嚥下テスト　193
半膜様筋　9

ひ

肘関節　14
ビスホスホネート　205, 206
非対称性緊張性頸反射　146
ビタミンD　205
腓腹筋　14
びまん性軸索損傷　53
びまん性汎細気管支炎　180
表在反射　113
標準失語症検査　56
標準注意検査法(CAT)　233
表面筋電図　38

ふ

フードテスト　193
プーリー　60
複合性局所疼痛症候群　39
伏在神経　16
福祉用具　235
服薬　35
ブシャール結節　163

不全頸髄損傷　119
腹筋　19
プッシュアップ　116
フットスラップ　138
物品呼称　76
物理療法　39
プラスチックAFO　42
振り返り徴候　218
振り子運動　84
プリズム順応　57
フレイル　187, 211
フレンケル(Frenkel)体操　65
分時換気量　21
分回し歩行　31, 32, 138

へ

ペアレントトレーニング　155
平滑筋　20
米国・欧州リウマチ学会合同(ACR/EULAR)関節リウマチ分類基準　161
米国・欧州リウマチ学会合同分類基準　162
閉鎖神経　16
閉塞性動脈硬化症　137
平面関節　14
ペグ　80
ペグボード　60
ヘバーデン結節　163
ヘルシンキ宣言　3
変形性股関節症　101
扁平三角状変形　163

ほ

縫工筋　9, 10
膀胱直腸障害　151
膀胱内圧測定　36
放射性同位元素　63
訪問入浴　235
訪問リハビリテーション　235
歩行訓練　233
歩行障害　79
母指球筋　8
母指手根中手関節　14
母指対立筋　8
母指内転筋　8
ポストポリオ症候群　120, 129
ボタン穴変形　87, 163
発作性高血圧　118
ボツリヌス療法　77, 226, 234

ま

抹消課題　57, 70

末梢神経伝導速度　18
末梢閉塞性動脈疾患　175
松葉杖　47
麻痺性イレウス　113
麻痺側把持訓練　80
慢性呼吸不全　182
慢性腎臓病　187, 188
慢性心不全　182
慢性腎不全　188
慢性閉塞性肺疾患　180, 182

み

三宅式記銘力検査　70

め

酩酊歩行　31
メタタルザルサポート　134
メッツ(METabolic equivalents)　21

も

模写課題　57, 70, 233
文字流暢性課題　67
もの盗られ妄想　218

や

野球肘　85
薬剤師　6
薬剤性Parkinson症候群　123

ゆ

有痛性強直性攣縮　126
遊動継手付短下肢装具　134
有病率　26
指追い試験　65
指離れ徴候　104
指輪っかテスト　212

よ

陽性支持反応　145
腰椎椎間板ヘルニア　110
腰椎腹腔(L-P)シャント　78, 80
腰痛　107, 109
腰部脊柱管狭窄症　31

ら

ラクナ梗塞　53

り

リーメンビューゲル法　153
理学療法士　5
リスボン宣言　3
リハビリテーション医療チーム　3
両松葉杖歩行　47

リングロック式膝継手付き KAFO　42
臨床心理士　6
リンパ浮腫　198

ろ

ロコチェック　214
ロコトレ　214
ロコモティブシンドローム　213
ロコモ度テスト　213

わ

若木骨折　86
腕神経叢　106